Teratologie

Teratologie

Embryologische Grundlagen, experimentelle und klinische Teratologie

Herausgegeben von
R. Korte, J. Fanghänel, R. Gossrau

Walter de Gruyter
Berlin · New York 1993

Herausgeber

Dr. R. Korte
HAZLETON
Deutschland GmbH
Kesselfeld 29
48163 Münster

Prof. Dr. J. Fanghänel
Institut für Anatomie
Ernst-Moritz-Arndt-Universität Greifswald
Friedrich-Loeffler-Straße 23c
17487 Greifswald

Prof. Dr. R. Gossrau
Institut für Anatomie
Freie Universität Berlin
Königin-Luise-Straße 15
14195 Berlin

Die Deutsche Bibliothek – CIP-Einheitsaufnahme

Teratologie : embryologische Grundlagen, experimentelle und klinische Teratologie / hrsg. von R. Korte ... – Berlin ; New York : de Gruyter, 1993
ISBN 3-11-013528-0
NE: Korte, Rainhart [Hrsg.]

Druck: Gerike GmbH, Berlin. – Buchbinderische Verarbeitung: Dieter Mikolai GmbH, Berlin.
Umschlagentwurf: Rudolf Hübler, Berlin.
Printed in Germany.

Zum Geleit

Die Symposien der Arbeitsgemeinschaft Teratologie, organisiert und veranstaltet vom Institut für Anatomie der Universität Greifswald haben bereits Tradition. Dieses 7. Symposium stand unter einem besonders guten Stern, denn erstmals konnten Wissenschaftler aus Ost und West zwanglos ohne Einreisegenehmigungen zusammenkommen. Die Wiederherstellung der staatlichen Einheit Deutschlands beendete eine absurde Situation, die besonders auch bei Kontakten von Wissenschaftlern anläßlich nationaler und internationaler Tagungen auf entsetzliche Art deutlich wurde: Nur systemkonforme Wissenschaftler der ehemaligen DDR waren "würdig", in die BRD reisen zu dürfen. Man traf sich überwiegend - wenn überhaupt - auf internationalen Kongressen im Ausland; und auch dann noch wurde das persönliche Gespräch allzuoft gemieden, weil man "wachsame" Kongreßteilnehmer fürchtete. Die Wiederherstellung der deutschen Einheit ist daher durchgehend, gerade auch auf dem Gebiet der Wissenschaftskommunikation, mit Freude verbunden, Freude besonders über das Ende der Trennung, Entfremdung und Sprachverwirrung. Damit aber ist genügend Anlaß für einen Neubeginn gegeben, wobei die Wissenschaftler der alten und der neuen Bundesländer endlich die Möglichkeit haben, ohne Skrupel aufeinander zuzugehen und existierende Berührungsängste in beiderlei Richtungen abzubauen. Die persönliche Genugtuung über das Ende der Trennung sollte Anlaß für alle sein, Bedenken - so es nur Bedenken sind - zu den Akten zu legen und gemeinsam eine neue Periode gemeinsamen Handelns beginnen zu lassen. Dieses 7. Symposium geht mit gutem Beispiel voran, denn viele Wissenschaftler aus den alten und neuen Bundesländern sind gekommen, um über aktuelle Aspekte der Teratologie zu diskutieren.

Teratologie ist die Lehre von den Fehlbildungen, abgeleitet vom früheren Volksglauben, angeborene Fehlbildungen seien Wunderbildungen, Terata. Es wird angenommen, daß etwa 3 % aller Neugeborenen morphologisch faßbare Fehlbildungen aufweisen. Die Fehlbildungsrate steigt aber in den ersten Lebensjahren noch an, da eine Reihe funktioneller Defekte, etwa Taubheit oder Schwachsinn, erst später entdeckt wird. Nach Höpker (1984) sind zwei Drittel aller Fehlbildungen ätiologisch und pathogenetisch nicht geklärt, und auch Hinrichsen schreibt in seiner "Human-Embryologie" (1991), daß für etwa 65 - 70 % der bekannten Fehlbildungen eine Ursache noch nicht bekannt ist. Unser gegenwärtiger Wissensstand über die Häufigkeit und Interaktionen von Fehlbildungen ist also offenbar unzureichend. Die Katastrophen von Hiroshima und Nagasaki, die Thalidomid-Embryopathie - 1963 von Lenz beschrieben -, die Seveso-Katastrophe und zahlreiche kleinere "Unfälle" haben es offensichtlich nicht vermocht, unsere Aufmerksamkeit konsequent und vor allem kontinuierlich auf dieses Problem zu lenken. Dies ist angesichts der globalen Bedeutung, nicht zuletzt für die Zukunft unsrer Spezies, recht erstaunlich. Umsomehr ist es deshalb zu begrüßen, daß die "Arbeitsgemeinschaft Teratologie" im Zuge dieser speziellen Interessen 1977 ins Leben gerufen worden ist, und daß sich insbesondere Mediziner, Embryologen, Biologen, Toxikologen und Pharmazeuten der Ursachenforschung widmen und dafür sorgen, daß auslösende Noxen auch beseitigt werden, sobald sie in unserer zunehmend industrialisierten Umwelt bekannt sind.

Bei Durchsicht des diesjährigen Tagungsprogramms stellt man mit Staunen fest, wie vielfältig inzwischen die Verhandlungsthemen geworden sind. Zu Beginn dieses Jahrhunderts sind noch mit großer Akribi die Fehlbildungen bei Mensch und Tier morphologisch erfaßt, untersucht, klassifiziert und mit einer eigenen Nomenklatur bezeichnet worden, etwa von Ernst Schwalbe (1906/1907). Daraus erst hat sich unter Erweiterung zur experimentellen Forschung ein eigenes Wissenschaftsgebiet, eben die Teratologie entwickelt. Schaut man sich in der Geschichte der Anatomischen Gesellschaft um und fahndet dort nach entsprechenden Themen, dann kommt man an den großen Embryologen des vergangenen Jahrhunderts nicht vorbei. Besonders stark wurde die Diskussion um das Problem "Form und Geschehen" durch die von Leuckart um die Mitte des 19. Jahrhunderts vorausgesagte "Physiologie der Plastik", die Entwicklungsmechanik, gefördert. Ihr Begründer, Wilhelm Roux, bezeichnete es als Aufgabe, "die organischen Gestaltungsvorgänge auf die wenigsten und einfachsten Wirkungsweisen zurückzuführen und ihre Wirkungsgrößen zu ermitteln, somit auch den an diesen Wirkungen beteiligten Stoff-und Kraftwechsel zu erforschen". Zur Lösung der von ihm gestellten Fragen hatte Roux bekanntlich das Experiment in die Entwicklungsforschung eingeführt und damit der Entwicklungsphysiologie den Weg gebahnt. Ihre Erkenntnisse über Grundvorgänge der embryonalen Entwicklung wurden zunächst durch die Erforschung niederer

Formen gewonnen. Erst in neuerer Zeit hat man begonnen, Differenzierung, Wachstum und Genaktivierung an Furchungsstadien und Blastozysten von Säugetieren zu untersuchen, u. a. mit Hilfe subtiler Embryonal-Transplantationen, die uns über die einst nur geahnten wechselseitigen Beziehungen zwischen Keim und mütterlichem System Auskunft geben. Die experimentelle Embryologie mündet in die Reproduktionsbiologie und in die Teratologie ein. Daher wird auch die Embryologie als Grundlage der Teratologie bei diesem Symposium eine herausragende Rolle spielen, in mehreren Beiträgen werden die Methoden dieser speziellen Forschungsrichtung beleuchtet. Der Großteil der Beiträge hat experimentelle Ansätze zum Inhalt und schließlich wird über klinisch-angewandte teratologische Fragestellungen berichtet.

Möge auch dieses "7. Symposium der Arbeitsgemeinschaft Teratologie" zukunftsweisende Möglichkeiten der Erforschung von Fehlbildungen aufzeigen und deutlich machen, daß für dieses Ziel eine interdisziplinäre Zusammenarbeit unabdingbare Voraussetzung ist.

W. Kühnel
(Schriftführer der Anatomischen Gesellschaft)

Vorwort

Die Teratologie, die Auskunft über Abweichungen vom normalen Entwicklungsprozeß gibt, gewinnt gegenwärtig zunehmend an Bedeutung. Während in der älteren Literatur die Fragen nach der Formenentwicklung der Fehlbildungen eine dominierende Rolle spielen, ist in den letzten Jahrzehnten die Erforschung ihrer Ursachen mehr in den Vordergrund des Interesses gerückt. Aus der Zusammenarbeit zahlreicher Fachdisziplinen mit den ihnen eigenen Fragestellungen und Methoden ergibt sich für die teratologische Forschung ein immer breiter werdendes interdisziplinäres Spektrum, das sich von medizinisch-theoretischen Grundlagen bis hin zur klinischen Anwendung erstreckt.

Die Entstehung von Fehlbildungen beruht auf dem Zusammenwirken von genetischen und peristatischen Faktoren. Eine zunehmende Aufmerksamkeit haben die Umwelteinflüsse auf sich gelenkt, nachdem der australische Arzt Gregg 1941 beobachtet hatte, daß Rötelninfektion der Mutter während der Frühschwangerschaft schwere Fehlbildungen bei den Embryonen auslösen kann. Weitere Alarmsignale waren die Folgen der Atombombenabwürfe von Hiroshima und Nagasaki 1945, die Thalidomid-(Contergan-) Katastrophe 1959 bis 1962 sowie das Dioxin-Unglück in Seveso (Norditalien) 1976. Einen erheblichen Aufschwung erfuhr die teratologische Forschung aber auch mit der schnellen Entwicklung der Genetik, nicht zuletzt durch die 1956 eingeführte Technik der Chromosomendarstellung und ihrer exakten Identifikation. Angesichts der großen Aktivitäten und beachtlicher Erfolge erscheint es jedoch kontrovers, daß die Fehlbildungsrate nicht in dem Maß zurückgegangen ist wie die Frühgeburten- und Säuglingssterblichkeit. Daraus ergibt sich die Forderung, der Teratologie mit allen ihren Möglichkeiten und Erkenntnissen besondere Aufmerksamkeit zu schenken.

Die Stoffauswahl für dieses Buch ist so erfolgt, daß aktuelle Informationen aus der Grundlagenforschung und klinisch-angewandten Forschung bis hin zu Fragen der Ethik beleuchtet werden. Es handelt sich um Forschungsergebnisse, die auf dem 7. Teratologie-Symposium 1991 in Greifswald vorgestellt wurden. Für die Kapitel zeichnen die Autoren verantwortlich; von ihrer Sachkompetenz lebt der Inhalt dieses Buches.

Die technische Manuskriptvorbereitung wurde von Frau E. Erdmann vorgenommen. Weitere Mithilfe erfuhren wir von der Graphikerin I. Dirks und der medizinisch-technischen Assistentin M. Bansemir, alle Institut für Anatomie Greifswald. Die Herausgeber danken den Autoren sowie allen genannten und nicht genannten Helfern, die an der Vorbereitung dieses Buches mitgewirkt haben, sehr herzlich. Nicht zuletzt gilt unser besonderer Dank dem Walter de Gruyter Verlag Berlin für die harmonische und stets konstruktive Zusammenarbeit.

Möge dieses Buch nicht nur Rechenschaft vom bisher Geleisteten und den zahlreichen Bemühungen um eine fruchtbare interdisziplinäre teratologische Forschung Zeugnis ablegen, sondern auch dazu beitragen, den großen Problemkreis der angeborenen Fehlbildungen einer breiten Öffentlichkeit zugänglich zu machen. Weiterhin soll das Buch auch Anregungen für neue Forschungsvorhaben zur Förderung der Wissenschaftsentwicklung in der Teratologie geben und vermitteln.

Münster, Greifswald, Berlin

Rainhart Korte   Jochen Fanghänel   Reinhart Gossrau

Verzeichnis der Herausgeber und Autoren

Dr. Dr. Nicolas **Abou Tara**, Igelgrund 3, D-21149 Hamburg 92

Prof. Dr. Volker **Becker**, Pathologisches Institut der Universität Erlangen-Nürnberg, Krankenhausstraße 8 - 10, D-91054 Erlangen

Dr. Jochen **Buschmann**, Fraunhofer-Institut für Toxikologie und Aerosolforschung, Nikolai-Fuchs-Straße 1, D-30625 Hannover

PD Dr. Eberhard **Buse**, Anatomisches Institut der Christian-Albrechts-Universität Kiel, Olshausenstraße 40, D-24118 Kiel

Prof. Dr. Bodo **Christ**, Anatomisches Institut der Albert-Ludwigs-Universität Freiburg, Albertstraße 7, D-79104 Freiburg

Prof. Dr. Jochen **Fanghänel**, Institut für Anatomie der Ernst-Moritz-Arndt-Universität Greifswald, Friedrich-Loeffler-Straße 23c, D-17487 Greifswald

Prof. Dr. Gunter **Göretzlehner**, Kreiskrankenhaus Torgau, Abteilung für Gynäkologie und Geburtshilfe, Christianistraße 1, D-04860 Torgau

Prof. Dr. Reinhart **Gossrau**, Anatomisches Institut der Freien Universität Berlin, Königin-Luise-Straße 15, D-14195 Berlin

Milos **Grim**, DrSc. Anatomisches Institut der Karls-Universität Prag, U nemocnice 3, CS-12800 Praha 2

Dr. Lutz **Günther**, Klinik für Kiefer- und Gesichtschirurgie, Zentralkrankenhaus, St.-Jürgen-Straße, D-28205 Bremen

Dr. Rainhart **Korte**, Hazleton Deutschland GmbH, Kesselfeld 29, D-48163 Münster

Prof. Dr. Günther **Kraatz**, Klinik für Innere Medizin der Ernst-Moritz-Arndt-Universität Greifswald, Friedrich-Loeffler-Straße 23a, D-17487 Greifswald

Dr. Torsten **Kraußе**, Klinik für Hautkrankheiten der Ernst-Moritz-Arndt-Universität Greifswald, Walter-Rathenaustraße 43-45, D-17487 Greifswald

Prof. Dr. Michael von **Lüdinghausen**, Anatomisches Institut der Universität Würzburg, Koellikerstraße 6, D-97070 Würzburg

Prof. Dr. Dietmar **Kubein-Meesenburg**, Klinik und Poliklinik für Zahn-, Mund- und Kieferkrankheiten der Georg-August-Universität Göttingen, Robert-Koch-Straße 40, D-37075 Göttingen

OÄ Dr. Bärbel **Miehe**, Institut für Anatomie der Ernst-Moritz-Arndt-Universität Greifswald, Friedrich-Loeffler-Straße 23c, D-17487 Greifswald

Prof. Dr. Dr. Hans-Joachim **Neumann**, Klinik für Kieferchirurgie der Charité der Humboldt-Universität zu Berlin, Schumannstraße 20/21, D-10117 Berlin

T. Vidya N. **Persaud**, MD, Ph.D., Department of Anatomy, University of Manitoba, 730 William Ave., Winnipeg, Manitoba, Canada, R3E 0W3

Prof. Dr. Ralf-Johannes **Radlanski**, Institut für Klinisch-Theoretische Zahn-, Mund- und Kieferheilkunde der Freien Universität Berlin, Aßmannshauser Straße 4 - 6, D-14197 Berlin

Prof. Dr. Eva-Maria **Straube**, Institut für Arbeitsmedizin der Ernst-Moritz-Arndt-Universität Greifswald, Diagnostikzentrum Fleischmannstraße, D-17487 Greifswald

Prof. Dr. Josef **Svejcar**, Haagweg 20, D-61231 Bad Nauheim

Dr. Richard **Vogel**, Bundesgesundheitsamt, Thielallee 88-92, D-14195 Berlin

Prof. Dr. Dietmar **Wendler**, Institut für Anatomie der Medizinischen Akademie Magdeburg, Leipziger Straße 44, D-39120 Magdeburg

Prof. Dr. Siegfried **Wiersbitzky**, Klinik für Kindermedizin der Ernst-Moritz-Arndt-Universität Greifswald, Soldtmannstraße 15, D-17487 Greifswald

Dr. Jörg **Wilting**, Anatomisches Institut der Albert-Ludwigs-Universität Freiburg, Albertstraße 17, D-79104 Freiburg

PD Dr. Bernd **Zimmermann**, Institut für Anatomie der Freien Universität Berlin, Königin-Luise-Straße 15, D-14195 Berlin

Inhaltsverzeichnis

1. Entwicklungsbiologische Grundlagen der Teratogenese

B. Christ, B. Brand-Saberi, J. Wilting

1.1. Einleitung

Bei der Entwicklung eines vielzelligen Organismus entsteht aus einer befruchteten Eizelle eine Vielzahl unterschiedlich differenzierter Zellen, die an ihrer artspezifischen räumlichen Anordnung den Körper begrenzen und strukturieren. Der Realisation des **genetisch fixierten Körperplanes** liegt eine zeitlich und räumlich geordnete Aktivierung von Genen zugrunde, die zumindest bei den Vertebraten nicht als autonomer Prozeß abläuft. Die differentielle Genaktivierung beruht ganz wesentlich auf einer kommunikativen Verknüpfung der Zellen, die innerhalb des sich entwickelnden Systems jeweils ortsspezifischen Signalmustern ausgesetzt sind. Die Verwirklichung des genetisch fixierten Planes wird demnach über eine Reihe aufeinanderfolgender **epigenetischer Teilprozesse** erreicht, deren Steuerungsmechanismen eine gewisse Variationsbreite des Phänotypus zulassen.

Als **Ursachen von Fehlbildungen** kommen fehlerhafte genetische Informationen oder Störungen der epigenetischen Zelldialoge in Betracht, die auch durch äußere Noxen verursacht sein können, wie es die Röteln- oder Thalidomid-Embryopathie beispielhaft zeigen.

Wir wollen in diesem Beitrag wesentliche Teilprozesse der embryonalen Entwicklung unter dem Gesichtspunkt darstellen, wie Störungen ihrer Abläufe zu Fehlbildungen führen können. Dabei ist die zeitliche Abfolge der Entwicklungsschritte von Bedeutung, da Störungen, die zu einem bestimmten Zeitabschnitt wirksam werden, ein bestimmtes Schädigungsmuster hervorrufen. Es läßt sich andererseits vom Phänotyp auf den Zeitraum rückschließen, in dem die Fehlbildung angelegt sein muß. Jedes Organsystem hat seine eigene teratologische Determinationsperiode. Zusätzlich zur phasenabhängigen Wirksamkeit werden bei einer Reihe von Noxen bestimmte Organanlagen bevorzugt geschädigt. Dieser sogenannte **Organotropismus** ist besonders deutlich bei der Thalidomid-Embryopathie zu beobachten, die vorzugsweise zu Extremitätenfehlbildungen geführt hat.

1.2. Proliferation

Die Embryonalentwicklung ist von Anfang an durch eine Zellvermehrung gekennzeichnet. Sie ist neben der Größenzunahme einzelner Zellen und der Bildung von extrazellulärer Matrix eine entscheidende Ursache für das Wachstum des Organismus und seiner Teile (Abb. 1). Die Proliferationsrate wird durch ein fein abgestimmtes Steuerungssystem dem Bedarf an neuzubildenden Zellen angepaßt, wobei die entsprechenden Kontrollmechanismen in die einzelnen Phasen des Zellzyklus eingreifen. Die Cycline stellen als Regulatorproteine entscheidende Kontrollfaktoren für den Zellzyklus dar, wobei die Cycline C, D und E den Übergang von der G-1 Phase in die S-Phase und die Cycline A und B den Eintritt in die Mitosephase auslösen [30]. Die Wirkung der Cycline erfährt Modulationen durch das Zusammenspiel mit den Protoonkogenen und den Supressorgenen. Daneben üben auch bestimmte Schlüsselenzyme des Intermediärstoffwechsels, Wachstumsfaktoren sowie Zellkontaktmechanismen eine Kontrolle der Proliferationsrate aus. In der G-1-Phase entscheidet sich, ob sich eine Zelle erneut teilt oder ob sie in dieser Zyklusphase verbleibt. Überschreitet die Zelle den sogenannten Restriktionspunkt am Ende der G1-Phase, dann durchläuft sie normalerweise den nächsten Zellzyklus [22]. Zellen, die diesen Punkt nicht mehr überschreiten, bezeichnet man als postmitotisch; sie ruhen dann in der sogenannten G-0-Phase. Benachbarte Zellen eines Zellverbandes kommunizieren über Gap junctions. Der Austausch von Botenstoffen ist für den Eintritt in einen neuen Zellzyklus von Bedeutung. Andererseits stellen normale Zellen, sobald sie sich gegenseitig berühren, ihre proliferative Tätigkeit ein [11]. Dementsprechend ist die vorübergehende Auflösung der Zellkontakte eine Voraussetzung für die Proliferation. Für den Teilungsablauf der Zelle ist auch deren freie Beweglichkeit wichtig, die durch die Freisetzung von sogenannten Scatter-Faktoren ermöglicht wird [8]. Auf der anderen Seite wird die Beweglichkeit der Zellen durch bestimmte Zelladhäsionsmoleküle und Integrine wieder gebremst.

Die Proliferation erfährt eine Stimulierung durch bestimmte Hormone wie STH und Thyroxin, die Protoonkogene und die Wachstumsfaktoren [6]. Letztere lösen als mitogene Peptidhormone in den entsprechenden Zielzellen eine proliferative Aktivität aus, wobei sie zum Teil mit den Cyclinen kooperieren. Während der Embryogenese und bei der Gewebsregeneration spielt die autokrine Sekretion der Wachstumsfaktoren eine wichtige Rolle.

Gerät dieser Steuerungsmechanismus außer Kontrolle, so resultiert ein autonomes Zellwachstum: ein Tumor entsteht. Während der Embryonalentwicklung werden Wachstumsfaktoren auch parakrin sezerniert. So wird beispielsweise die Proliferationsrate im distalen Mesenchym der Extremitätenknospe durch Einflüsse der ektodermalen Randleiste hochgehalten [27]. Die Größe eines Muskels und damit die Anzahl der Muskelzellen wird durch Faktoren kontrolliert, die dem Muskelbindegewebe entstammen [4].

Einige Wachstumsfaktoren wirken auf bestimmte Zielstellen durch Beeinflussung der Protoonkogen-Expression proliferationsfördernd oder proliferationshemmend. Protoonkogene sind normale Gensequenzen, deren Analoga bei tumorerzeugenden Viren für die maligne Zelltransformation verantwortlich sind. Die Wachstumsfaktoren oder deren Rezeptoren sind zum Teil Genprodukte von Protoonkogenen [15]. Es gibt deutliche Hinweise dafür, daß die Protoonkogene innerhalb einer Zielzelle den Spiegel von wichtigen Zweitbotenstoffen regulieren bzw. im Zellkern die Aktivität der Transkriptionsmaschinerie modulieren. Eine unkontrollierte Zellproliferation wird durch Hemmstoffe verhindert. Dazu gehören die Supressorgene wie das RB1-Gen, dessen Wirkung durch Komplexierung mit bestimmten Cyclinen wieder aufgehoben werden kann [10].

Eine Verminderung der Proliferationsrate des Säulenknorpels der langen Röhrenknochen hat Zwergwüchsigkeit zur Folge. Eine erhöhte Proliferationsrate, die durch eine vermehrte Produktion bestimmter Wachstumsfaktoren verursacht wird, führt zum Riesenwuchs oder beim adulten Organismus zur Akromegalie.

1.3. Zelltod

Die Embryonalentwicklung wird nicht nur von der Bildung neuer Zellen, sondern bereits sehr früh von Zelluntergängen begleitet, die in der Regel lokal begrenzt auftreten (Abb. 2). Da nach Transplantation einer solchen prospektiven Nekrosezone der Zelltod von einem bestimmten Entwicklungsstadium an in der neuen Umgebung genau zu dem Zeitpunkt auftritt, zu dem er an seiner ursprünglichen Stelle efolgen würde, erweisen sich die

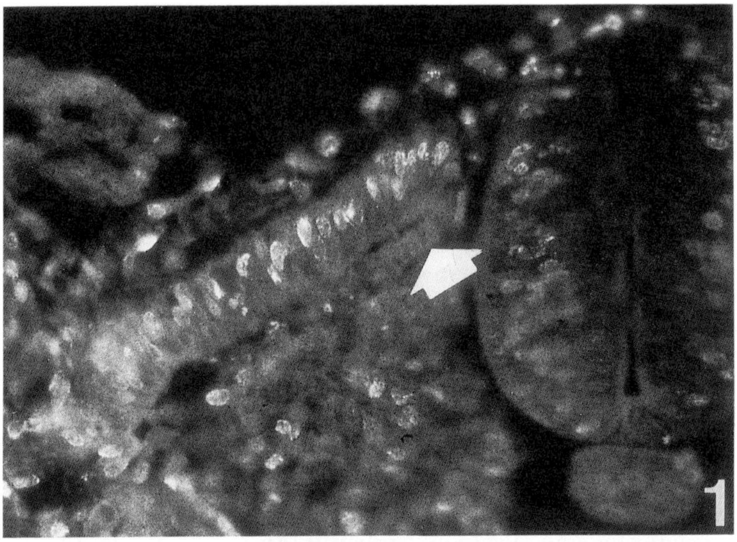

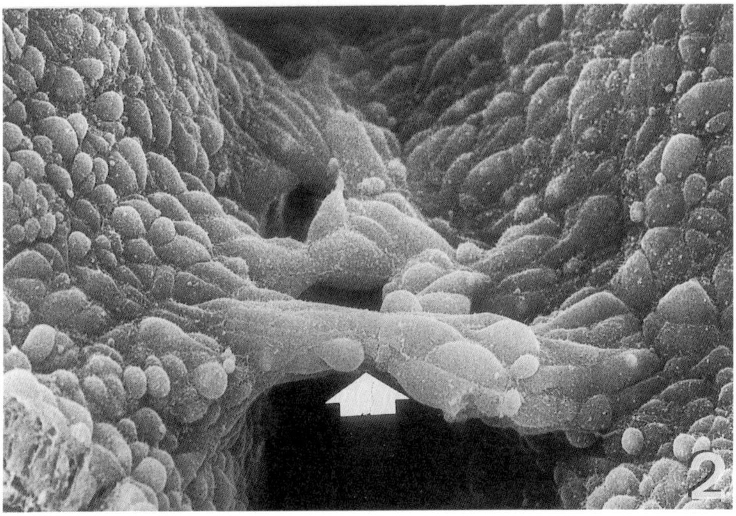

Abb. 1: Kryostatschnitt (transversal) von einem 2 Tage alten Hühnerembryo nach Behandlung mit 5-Bromo-deoxyuridin und anschließender Färbung mit anti-BrdU-Antikörper. Die markierten Zellkerne befinden sich in der S-Phase des Zellzyklus. Pfeil: Myotomzellen in der G-0-Phase.

Abb. 2: "Einreißende" Buccopharyngealmembran von einem 3 Tage alten Hühnerembryo. Pfeil: zugrundegehende Epithelzellen.

betreffenden Zellen hinsichtlich ihres Absterbens als programmiert. So treten beispielsweise während der Entwicklung der Gliedmaßenanlagen umschriebene Nekrosezonen auf [5, 21]. Sie führen zur Trennung von Radius und Ulna aber auch zur Separation der Finger (Abb. 3). Störungen dieses Nekroseprogramms können zu radio-ulnarer Synostose sowie zu Syndaktylien im Hand- und Fußbereich führen. Andere Nekroseprogramme führen zur Rückbildung der embryonalen Schwanzknospe und zur Fusion paarig angelegter Blasteme oder Organanlagen. So verschwindet das Gewebe zwischen den paarig angelegten Sternalanlagen. Embryonale Gangstrukturen wie der Wolff- oder der Müller-Gang werden duch Nekrosen zurückgebildet. Die Abstimmung des Nekroseprogramms ist an Zell-Zell-Kommunikation geknüpft. Der epitheliale Zelltod an den Gaumenplatten wird durch Signalstoffe gesteuert, die vom darunterliegenden Mesenchym gebildet werden [7]. Die interdigitalen Nekrosen in den Extremitätenanlagen werden durch Botenstoffe kontrolliert, die vom darüberliegenden Ektoderm ausgehen [20]. Der Müller-Gang der zunächst indifferent angelegten Geschlechtsorgane wird bei männlichen Individuen unter dem Einfluß eines über den Blutweg zugeleiteten Sertolizell-Faktors zurückgebildet [14]. Die Sensibilität der Zielzellen gegenüber derartigen Botenstoffen ist vermutlich durch ein übergeordnetes genetisches Programm festgelegt und hängt von den korrespondierenden Rezeptorstrukturen ab.

1.4. Determination und Differenzierung

Die Entwicklung eines vielzelligen Organismus geht auch mit einer Spezialisierung der Zellen einher, die in mehreren Schritten erfolgt (Abb. 4). Hat sich eine Zelle hinsichtlich ihres späteren Werdegangs definitiv festgelegt, ohne daß man ihr dies mit morphologischen oder biochemischen Untersuchungsmethoden ansehen kann, so bezeichnet man sie als determiniert. Dies bedeutet gleichzeitig, daß sich die betreffende Zelle wie auch die sich von ihr ableitenden Tochterzellen an die einmal getroffene Entwicklungsentscheidung erinnern. Dadurch wird beispielsweise sichergestellt, daß bei Reparaturprozessen der zerstörte Zelltyp ersetzt wird.

Zu den früh determinierten Zellinien gehören die primordialen Keimzellen, die Endothelzellen und die Herzmuskeln. Bei anderen Zelltypen ist eine allmähliche Einschränkung der Entwicklungspotenz nachweisbar. So können aus dem kranialen Ektoderm der Wirbeltiere zu einem früheren Zeitpunkt,der vor der Neurulation gelegen ist, einerseits Epidermis mit

Haaren und Drüsen andererseits auch Linse, Retina, Pigmentepithel, Cornea, Iris und Hirngewebe entstehen. Nach Abschluß der Neurulation und Abfaltung des Augenbechers können von dem oberflächlich verbliebenen Ektoderm nur noch Epidermis, Haare, Cornea und Linse und nach Abfaltung der Linsenplakode nur noch Epidermis und Cornea gebildet werden (Abb. 3).

Es ist davon auszugehen, daß Gene aus der Homeobox-Gruppe die Expression anderer Regulatorgene wie der Protoonkogene konrollieren, deren Genprodukte zum Zustand der Determination führen. Die Determination kann durch einen Induktionsvorgang ausgelöst werden. Durch die Induktion, die über eine Zell-Zell- oder Zell-Matrix-Interaktion vermittelt wird, erfährt die Zelle eine Festlegung auf einen bestimmten Entwicklungsweg. So induziert die Chroda dorsalis im Ektoderm die Entwicklung von Nervengewebe [26]; der Wolff-Gang induziert die Tubuli des Mesonephros [9]. Die molekulare Grundlage der induktiven Signale stellen Wachstumsfaktoren wie FGF und TGF-ß dar [25].

Nach einer anderen Auffassung soll die Determination durch Zellteilungen erfolgen. Dabei wird zwischen Mitosen unterschieden, die nur der Zellvermehrung dienen und sogenannten quantalen Mitosen, durch welche Tochterzellen entstehen, die andere Genaktivitäten aufweisen als die Mutterzelle [12]. Untersuchungen der Extremitätenentwicklung haben Hinweise dafür geliefert, daß Zellen die Anzahl der durchlaufenen Teilung zu registrieren vermögen [29]. Bei Störungen der Zellteilungsaktivität kann es zu Fehldifferenzierungen kommen, z. B. zur Bildung proximal oder intermediär defizienter Extremitäten, wie sie für die Phoko- bzw. Meromelie charakteristisch sind.

Hat sich eine Zelle biochemisch und/oder morphologisch faßbar für eine besondere Aufgabe spezialisiert, so spricht man von Differenzierung (Abb. 4). An diesem Prozeß sind Homeobox-Regulatorgene, im Zusammenspiel mit sogenannten Tumorsupressorgenen, Protoonkogenen und Wachstumsfaktoren beteiligt [31]. Normalerweise erfolgt die Determination vor der Differenzierung in einem ganz unterschiedlichen Stadium der Embryonalentwicklung. Der Differenzierung geht die Aktivierung von sogenannten Zinkfingerproteinen voraus, welche die Expression von Differenzierungsantigenen in Form von membranständigen Enzymen, HLA-Molekülen,

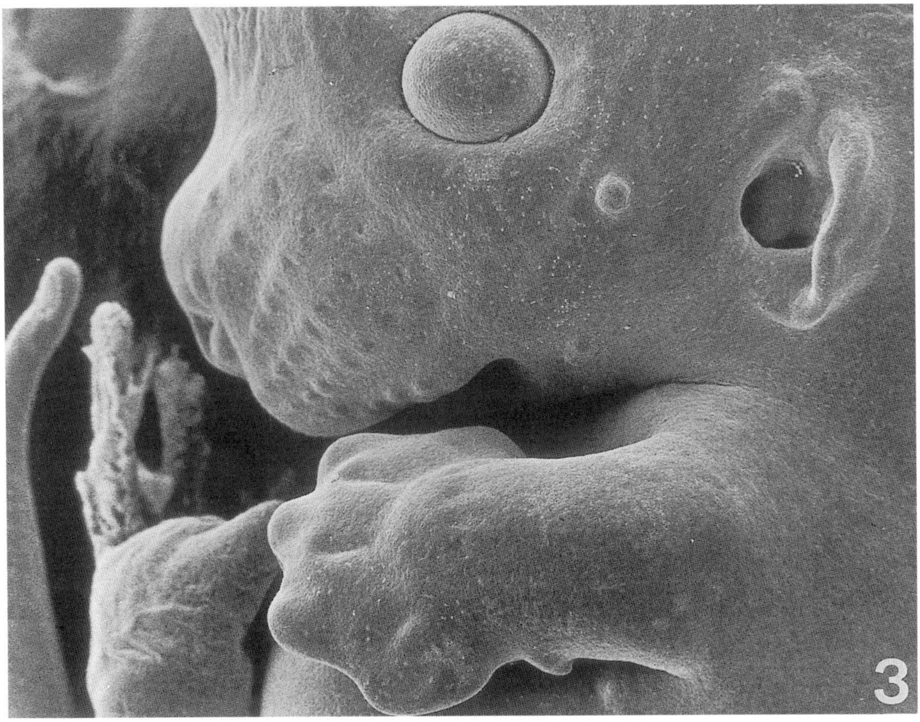

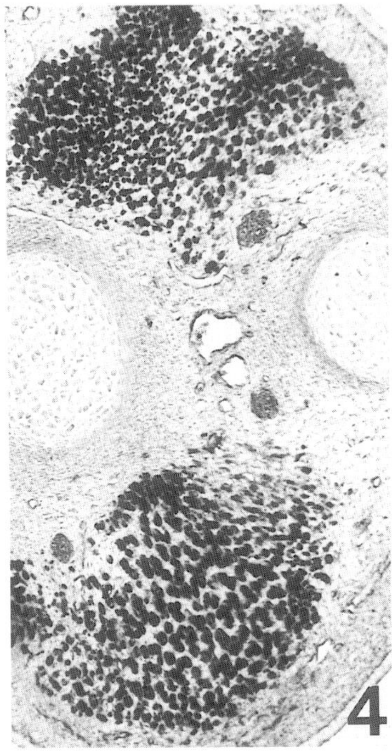

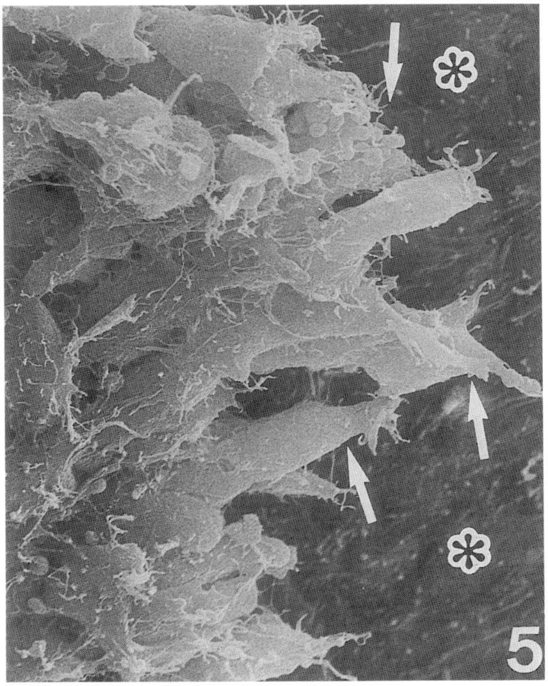

Abbildungsunterschrift siehe nächste Seite

Adhäsionsmolekülen, Zytoskelettbestandteilen und Rezeptoren kontrollieren. Wachstumsfaktoren wie TGF-ß steuern die Abgabe von Fibronektin und Laminin in die extrazelluläre Matrix.

1.5. Zellmigration

Ein wichtiges Prinzip sowohl für die Morphogenese wie auch für die Ausprägung bestimmter Gewebsmuster stellt die Wanderung unterschiedlich determinierter Zellen dar (Abb. 5). Besonders augenfällig ist die zum Teil über beträchtliche Entfernungen erfolgende Migration der Neuralleistenabkömmlinge, die sich zu Zellen des peripheren Nervensystems, zu Melanoblasten und Merkel-Zellen sowie im Kopfbereich zu Odontoblasten, Knochen- und Bindegewebszellen differenzieren [18]. Der partiellen Aganglionose des Colons (Morbus Hirschsprung) liegt beispielsweise eine defizitäre Besiedelung des Dickdarms mit neuroblastischen Zellen aus der Neuralleiste zugrunde. Neuralleistenzellen aus dem zervikookzipitalen Übergangsbereich sind für die normale Herzentwicklung unentbehrlich [17]. Beim Fehlen dieser Zellen resultieren bestimmte Herzfehlbildungen wie Septierungsstörungen der Ausflußbahn. Aus dem intermediären Mesoderm der Halsregion gliedern sich diejenigen Zellen ab, die den Urnierengang, den Harnleiter, das Nierenbecken sowie die Sammelrohre bilden [13]. Da dieses Zellmaterial die Entwicklung des eigentlichen Nierenblastems induziert, können Störungen der Zellmigration eine Nierenaplasie nachsichziehen (Abb. 6).

Die Muskelentwicklung in den Extremitäten geht von determinierten Vorläuferzellen aus, die zuvor aus den Somiten in die Gliedmaßen eingewandert sind [3]. Eine experimentell völlig oder teilweise unterbundene Einwanderung dieser Zellen führt zu Extremitäten mit

---

Abb. 3: Rasterelektronenmikroskopische Aufnahme eines 13,5 Tage alten Mausembryos.

Abb. 4: Dorsale und ventrale Vormuskelmasse in der Flügelanlage eines Hühnchens. Färbung mit anti-Desmin-Antikörper.

Abb. 5: Auf der Basalmembran des Ektoderms (Sterne) auswandernde Neuralleistenzellen (Pfeile) eines 2 Tage alten Hühnerembryos.

fehlender oder defizienter Muskulatur. Der Bildung von Blutgefäßen geht in vielen Fällen die Migration von Endothelvorläuferzellen voraus [23]. Primär avaskuläre Organanlagen wie das Neuralrohr, die Nieren oder die Muskelblasteme werden während der Ontogenese von Angioblasten besiedelt.

Der zeitlich und räumlich geordnete Ablauf der Zellmigration ist an verschiedene Bedingungen geknüpft. Die Zellen benötigen einen Motor, ein Startsignal, Informationen über Richtung und Weg, sowie Mechanismen der Zielerkennung. Den Motor stellt die vom Zytoskelett bewirkte ameoboide Eigenbewegung der Zellen dar. Als Startsignal dürften diffusible Substanzen wie Wachstumsfaktoren dienen. So stimuliert der Nervenwachstumsfaktor (NGF) das Auswachsen der Fortsätze von Spinalganglienzellen und sympathischen Nervenzellen [19]; die Endothelzellinvasion wird beispielsweise durch den Vascular Endothelial Growth Factor (VEGF) gesteuert [24]. Bei allen migrierenden Zellsystemen ist die Zellbewegung an Interaktionen mit der extrazellulären Matrix geknüpft. Diese bildet die Straßen, auf denen die Zellen wandern und dirigiert sie durch ihre Anordnung in bestimmte Richtungen. Als Mediatoren zwischen den fibrillären Bestandteilen der Extrazellulärmatrix und den auswandernden Zellen funktionieren Glykoproteine wie das Fibronektin, das über zellmembranständige Integrine mit dem Zytoskelett in Verbindung steht. Für die Zielerkennung dürfte die Zell-Zell-Adhäsion von Bedeutung sein, die kalziumabhängig über Zelladhäsionsmoleküle (CAM) und kalziumabhängig über Cadherin vermittelt wird [32].

1.6. Gewebliche Interaktionen

Die Komplexität des Organismus wird nicht zuletzt dadurch erreicht, daß embryonale Gewebe interagieren. Zunächst entstehen die Keimblätter Ektoderm, Entoderm und Mesoderm als abgrenzbare Schichten. Die Bildung des Mesoderms erfolgt dabei im Zuge der Gastrulation. Sie wird durch Proteine aus der Familie des transformierenden Wachstumsfaktors (TGF-ß) gesteuert, die lokal vom Entoderm gebildet werden und eine gerichtete Zellbewegung ermöglichen [28]. Die Keimblätter und ihre Derivate treten untereinander in Beziehung, wodurch zum Beispiel bei der Neurulation oder der Linsen- und Corneabildung induktive Signale weitergegeben wer-

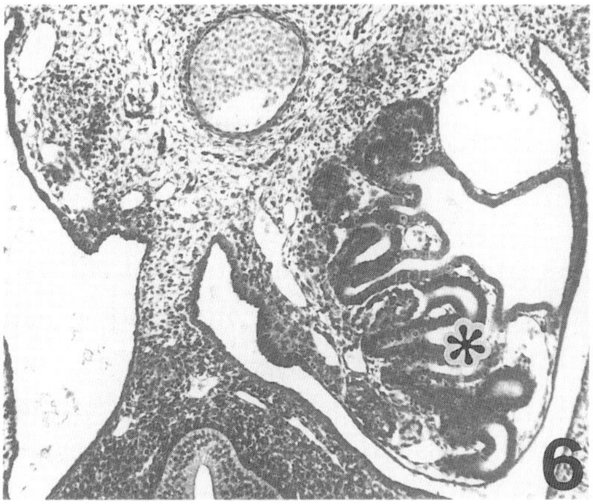

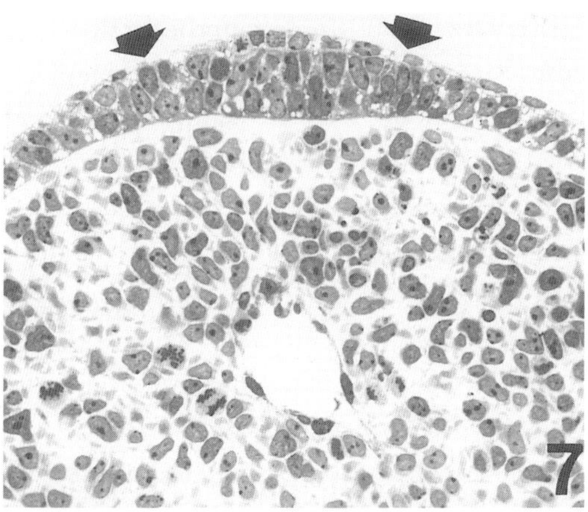

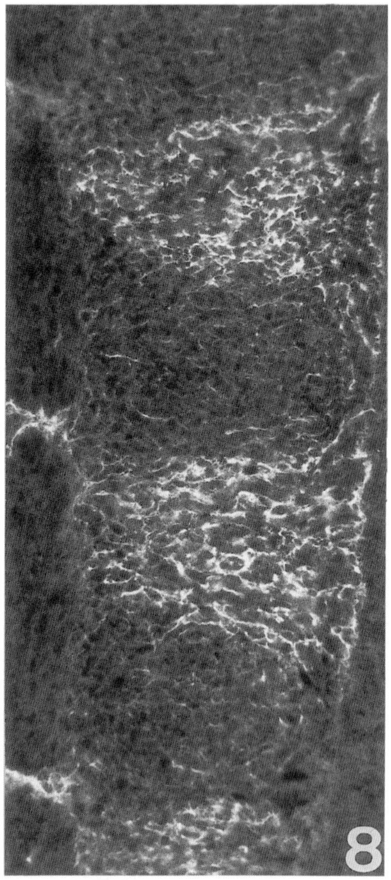

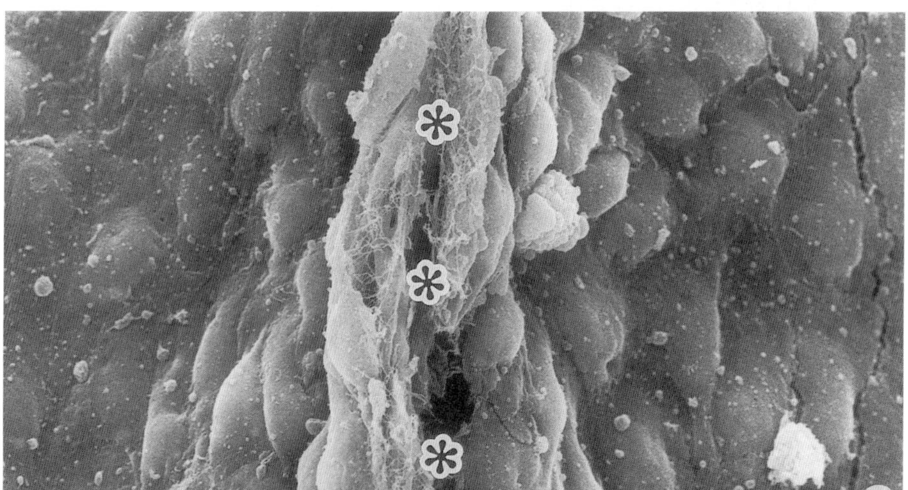

Abbildungsunterschrift siehe nächste Seite

den. Die Entwicklung von Lunge, Pankreas, Brust- und Speicheldrüsen setzt Interaktionen zwischen den epithelialen und mesenchymalen Strukturelementen voraus. Dabei wird der Verzweigungstyp des Gangsystems durch das Mesenchym determiniert, welches durch permissive Signale die Proliferation und Stabilisierung des Epithels kontrolliert [2]. Ekto-mesodermale Interaktionen sind bei der Entwicklung der Extremitäten von besonderer Bedeutung. So wird das appositionelle Wachstum der Extremitätenknospe durch die apikal gelegene ektodermale Randleiste kontrolliert (Abb. 7). Form und Funktion der Randleiste werden ihrerseits durch Signale des Extremitätenmesoderms beeinflußt, deren molekulare Grundlagen in der Abgabe von Wachstumsfaktoren und der Expression von Homeoboxgenen zu suchen sein dürften [31].

1.7. Musterbildung

Unter einem Muster versteht man Teile und Strukturen des Körpers, die sowohl bezogen auf den Gesamtorganismus (metamer, nichtmetamer, bilateral-symmetrisch, radiär-symmetrisch) als auch bezogen auf seine Unterabschnitte (z. B. Extremitäten) oder die Körperbedeckung (Behaarungstyp) räumlich geordnet sind (Abb. 8). Die Entstehung dieser Muster wird durch genetische und nichtgenetische (epigenetische) Faktoren kontrolliert. Kontrollfaktoren auf genetischer Ebene stellen die Musterkontrollgene (= homeotische Gene) dar. Die homeotischen Gene (= Hox-Gene) kodieren homeotische Proteine, die an spezifische DNS-Abschnitte binden können und damit die Transkription regulieren [1]. Sowohl für die Körperachse, als auch für die Extremitäten sind charakteristische Expressionsmuster von Hox-Genen nachgewiesen [31]. Das jeweils für einen bestimmten Abschnitt nachweisbare Muster wird als Hox-Code

Abb. 6: Hühnchen mit einseitiger Urnierenaplasie nach Entfernung des Wolff-Ganges. Stern: Urniere der kontralateralen Seite.

Abb. 7: Semidünnschnitt durch den Handteller eines 10 mm großen menschlichen Embryos. Pfeile: Ektodermale Randleiste.

Abb. 8: Sagittalschnitt eines 4 Tage alten Hühnerembryos. Färbung mit anti-Tenascin-Antikörper. Beachte das metamere Muster!

Abb. 9: Rasterelektronenmikroskopischer Einblick in die paarige Aorta eines Hühnchens unmittelbar vor der Fusion in der Medianebene (Sterne).

bezeichnet. Durch Applikation von Retinsäure oder anderen Vitamin-A-Analoga können homeotische Mutationen erzielt werden [16]. Das weist darauf hin, daß die Expression der Hox-Gene durch exogene Faktoren verändert werden kann.

1.8. Fusion

Organanlagen, die paarig angelegt sind und während der Entwicklung in der Medianebene aufeinander stoßen, fusionieren normalerweise. Dieser Prozeß kommt möglicherweise dadurch zustande, daß sich die gleichartig differenzierten Zellen identischer Organanlagen über ihre oberflächlichen Differenzierungsantigene erkennen und neu sortieren. So vereinigen sich die paarigen Neuralfalten und bilden das Neuralrohr. Die ursprünglich paarig angelegten Aorten verschmelzen zur unpaaren Aorta (Abb. 9). Aus den paarig angelegten Sternalleisten geht das unpaare Sternum hervor. Stoßen infolge von Materialdefekten paarige Organanlagen aufeinander, die sich normalerweise nicht berühren, so kommt es ebenfalls zu deren Verschmelzung. Auf dieser Weise entsteht die Hufeisenniere (Verschmelzung der beiden Nierenanlagen), die Zyklopie (Verschmelzung der beiden Augenstile) oder die Sirenenbildung (Verschmelzung beider Beine und Füße).

1.9. Schlußbemerkung

Die hier dargestellten Teilprozesse sind während der Entwicklung auf vielfältige Weise miteinander verknüpft. Dennoch erscheint die isolierte Betrachtung einzelner Entwicklungsschritte im Hinblick auf eine **kausale** Fehlbildungsanalyse unverzichtbar. Dieser Ansatz bietet die Möglichkeit, Informationen über die Art, den Ort und den Zeitpunkt der primären Störung zu gewinnen und den weiteren Verlauf der Teratogenese zu verfolgen.

Literaturverzeichnis

[1] Akam, M.: Hox and HOM: homologous gene clusters in insects and vertebrates. Cell 57 (1989) 347-349.

[2] Bernfield, M., S. D. Banerjee, J. E. Koda et al.: Remodelling of the basement membrane as a mechanism of morphogenetic tissue interaction. In: Trelstad (Hrsg.): The Role of Extracellular Matrix in Development, S. 545-572. Alan R. Liss, New York 1984.

[3] Christ, B., H. J. Jacob, M. Jacob: Experimental analysis of the origin of the wing musculature in avian embryos. Anat. Embryol. 150 (1977) 171-186.

[4] Christ, B., B. Jacob, H. J. Jacob et al.: Myogenesis: a problem of cell distribution and cell interactions. In: R. Bellairs, D.A. Ede, J.W. Lash (Hrsg.): Somites in Developing Embryos. Nato ASI Series 118 (1986) 261-276.

[5] Dawd, D. S., J. R. Hinchliffe: Cell death in the opaque patch in the central mesenchyme of the developing chick limb: a cytological, cytochemical and electron microscopic analysis. J. Embryol. exp. Morphol. 26 (1971) 401-424.

[6] Deuel, T. F.: Polypeptide growth factors: roles in normal and abnormal growth. Annu. Rev. Cell Biol. 3 (1987) 443-492.

[7] Ferguson, M. W. J.: Palate development. Development 103, Suppl. (1988) 41-60.

[8] Gherardi, E., J. Gray, M. Stoker et al.. Purification of scatter factor, a fibroblast-derived basic protein which modulates epithelial interactions and movements. Proc. Natl. Acad. Sci. USA 86 (1989) 5844-5848.

[9] Grünwald, P.: Zur Entwicklungsmechanik des Urogenitalsystems beim Huhn. Wilhelm Roux's Arch. 136 (1937) 786-813.

[10] Hansen, M. F., W. K. Cavenee: Retinoblastoma and the progression of tumor genetics. Trends Genet. 4 (1988) 125-129.

[11] Holley, T. W., J. A. Kiernau: Contact inhibition of cell division in 3T3 cells. Proc. Natl. Acad. Sci. USA 60 (1968) 300-304.

[12] Holtzer, H., J. Biehl, S. Holtzer: Induction-dependent and lineage-dependent models for cell diversification are mutually exclusive. In: Evans et al.: Adv. Neuroblastoma Res., S. 3-11. Alan R. Liss. Inc., New York 1985.

[13] Jacob, H. J., B. Christ: Experimentelle Untersuchungen am Exkretionsapparat junger Hühnerembryonen, S. 219-225. XIXth Morphological Congress Symposia Charles University Prague 1978.

[14] Josso, N., J. Y. Picard: Anti-Müllerian hormone. Physiol. Fevs. 66 (1986) 1038-1090.

[15] Kahn, P., T. Graf: Oncogenes and growth control. Springer, Berlin 1986.

[16] Kessel, M., P. Gruss: Homeotic transformations of murine vertebrae and concomitant alteration of Hox codes induced by retinoic acid. Cell 67 (1991) 1-20.

[17] Kirby, M. L., T. H. F. Gale, D. E. Stewart: Neural crest cells contribute to normal aorticopulmonary septation. Science 220 (1983) 1059-1061.

[18] Le Douarin, N. M.: The ontogeny of the neural crest in avian embryo chimeras. Nature 286 (1980) 663-669.

[19] Levi-Montalcini, R.: The nerve growth factor: Its role in growth, differentiation and function of the sympathetic adrenergic neuron. Progr. Brain Res. 45 (1976) 235-258.

[20] Macias, D., Y. Ganan, J. M. Hurle: Interdigital chondrogenesis and extra digit formation in the duck leg bud subjected to local ectoderm removal. Anat. Embryol. 186 (1992) 27-32.

[21] Menkes, B., M. Deleanu, A. Illies: Comparative study of some areas of physiological necrosis of the embryo of man, laboratory mammalians and fowl. Rev. Roum. Embryol. Cytol. 2 (1965) 161-172.

[22] Pardee, A. B.: A restriction point for control of normal animal cell proliferation. Proc. Natl. Acad. Sci. USA 71 (1974) 1286-1290.

[23] Risau, W., P. Ekblom: Production of a heparin-binding angiogenesis factor by the embryonic kidney. J. Cell Biol. 103 (1986) 1101-1107.

[24] Risau, W.: Angiogenic growth factors. Progress in Growth Factor Research. Vol 2., S. 79-81. Pergamon Press, London 1990.

[25] Slack, J. M. W., B. G. Darlington, J. K. Harth et al.: Mesoderm induction in early Xenopus embryos by heparin-binding growth factors. Nature 326 (1987) 197-200.

[26] Spemann, H.. Experimentelle Beiträge zu einer Theorie der Entwicklung. Springer, Berlin 1968.

[27] Stark, R. K., R. L. Searls: A description of chick wing development and a model of limb morphogenesis. Develop. Biol. 33 (1973) 138-146.

[28] Stern, C. D., G. W. Ireland, S. E. Herrick et al.: Epithelial scatter factor and development of the chick embryonic axis. Development 110 (1990) 1271-1284.

[29] Summerbell, D., J. H. Lewis, L. Wolpert: Positional information in chick limb morphogenesis. Nature 244 (1973) 492-496.

[30] Swenson, K. J., K. M. Farrell, J. V. Rudermann: The clam embryo protein Cyclin A induces entry into M phase and the resumption of meiosis in Xenopus oocytes. Cell 47 (1986) 861-870.

[31] Tabin, C. J.. Retinoids, Homeoboxes, and growth factors: toward molecular models for limb development. Cell 66 (1991) 199-217.

[32] Takeichi, M.: The cadherins cell-cell adhesion molecules controlling animal morphogenesis. Development 102 (1988) 639-655.

2. Kompensationsmaßnahmen der Plazenta - Anpassung und Plastizität

V. Becker

2.1. Einleitung

Die Rolle der Plazenta in der Teratologie ist klar definiert durch das, was sie nicht bewirken kann. Die Plazenta ist **niemals Ursache** einer Fehlbildung. Die Beteiligung der Plazenta bei der Fehlbildungsentstehung ergibt sich aus der extraembryonalen Situation. Beim Überblick über die "teratologischen Unfälle" bedienen wir uns der Zusammenstellung der Definitionen wie sie u. a. von Spranger [16] und Stöss [17, 18] formuliert werden (Abb. 1).

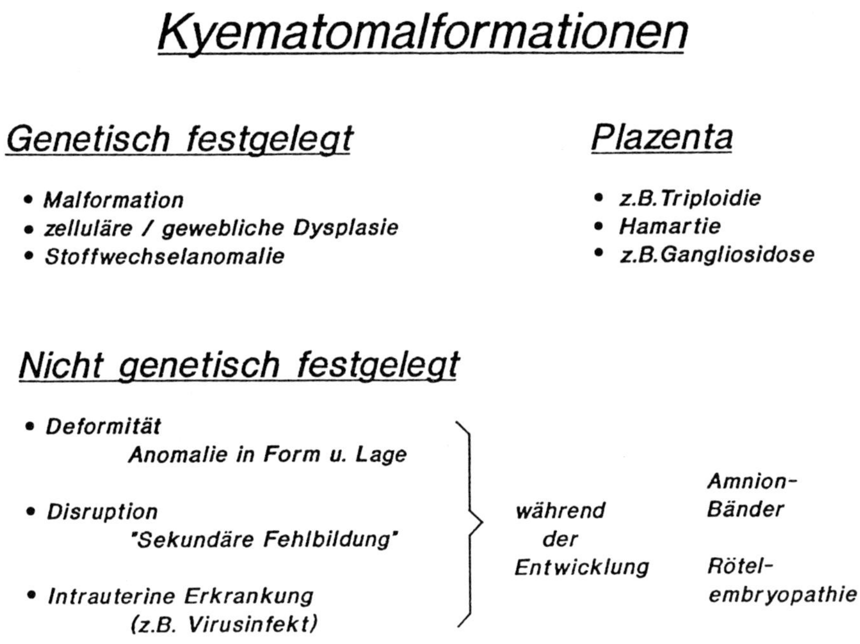

Abb. 1: Übersicht über Kyematomalformationen und deren Einteilung.

2.2. Genetisch festgelegte Fehlbildungen

Bei den genetisch festgelegten Fehlbildungen ist die Beziehung der Plazenta scheinbar einfach. Wie jedes andere Organ auch, ist sie mehr oder weniger deutlichen Schäden ausgesetzt und macht Umformungen mit. Das klassische Beispiel ist die Triploidie, bei der eine Teilmole vorkommt. In den restlichen, nicht molenartig umgewandelten Bezirken kann eine Ernährungsleistung des Feten erfolgen, die gelegentlich bis zum Schwangerschaftsende führt (Abb. 2). Die Kinder sind nicht lebensfähig.

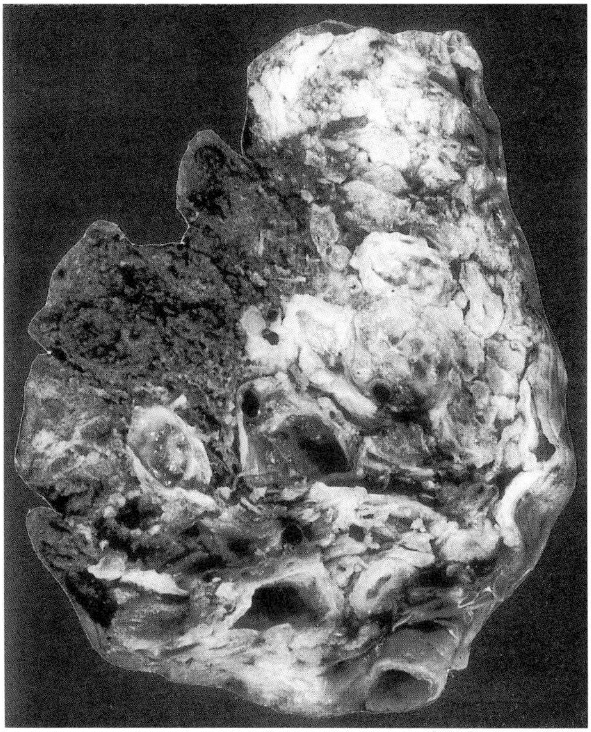

Abb. 2: Triploidie. Teilmolenbildung der Plazenta; blasige Auftreibung der Chorionzotten.

Schon bei den Trisomien ist die Lage schwieriger. Es gibt Hinweise bei der Abortplazenta, daß eine chromosomale Unregelmäßigkeit vorliegt, aber mit Sicherheit kann eine solche Diagnose am Abortmaterial nicht gestellt werden (wobei der Embryo ohnehin meist nicht zur Verfügung steht) [10, 13, 14].

Bei der Gruppe der zellulär geweblichen Dysplasien, z. B. der Osteogenesis imperfecta, findet man in der Plazenta keine charakteristischen

Merkmale. Dies ist verständlich, da es sich hier um Abnormitäten des Kollagen handelt, das im System der sich entwickelten Frucht, nicht aber in der Plazenta eine Rolle spielt.

Bei den Stoffwechselanomalien liegt das Problem anders. Einige Speicherungskrankheiten führen auch in der Plazenta wie in jedem anderen embryonalen Organ zu Speicherungen. Diese Speicherung stellt eine Kyematopathie dar, bei der Plazenta und Kind gleichermaßen die funktionsbedingten und funktionshindernden Fehlbildungen ausdrücken. Als Beispiel kann eine Gangliosidose gelten , bei der Haut, aber auch Milz sowie die Plazenta beteiligt ist. Es kann hier keine Rede davon sein, daß die Plazenta irgendwie ursächlich eine Rolle spielt.

2.3. Nichtgenetisch festgelegte Fehlbildungen

Auch bei den nicht genetisch festgelegten Fehlbildungen ist die Plazenta nicht ursächlich beteiligt. Sie kann den intrauterinen Fruchttod - frühzeitig als Abort, später durch eine plazentare Insuffizienz - verursachen. In einem wesentlichen Zeitraum der Embryogenese findet die Ernährung in der sog. histiotrophen Phase (15. - 30. Tag p. c.) statt. Dabei erfolgt die Ernährung durch den Trophoblasten, aber noch nicht plazentar. Erst wenn im sogenannten präintervillösen Raum [7, 8, 9] mütterliches Blut auf großen Flächen mit dem Trophoblasten in Berührung kommt, kann dieser durch das Einsprossen von Mesenchymanteilen regelrecht (sekundär) Zotten ausbilden. Sobald die Dottersackernährung erschöpft und eine Nabelschnur ausgebildet ist, übernimmt die Plazenta die ganze Verantwortung für die Ernährung - auch für den Mangel, auch für die Intoxikation - aber dann ist die Phase für die Entwicklung einer Organfehlbildung schon weitgehend vorüber.

Bei den nichtgenetisch festgelegten Fehlbildungen kommt zunächst die Anomalie nach Form und Lage in Frage. Die Plazenta kann eine Fehlbildung aufweisen in Form einer solitären Nabelschnurarterie. Dies ist der besondere Blickpunkt, der häufig herangezogen wird. Es sind Kombinationen dieser solitären Nabelschnurarterie mit anderen Fehlbildungen, insbesondere mit Dysphygien und mit Fehlbildungen des Urogenitaltraktes beobachtet worden. Dabei kann aber nicht von einer ursächlichen

Entstehung der Dysphygien, etwa durch die solitäre Nabelschnurarterie, gesprochen werden. Es handelt sich vielmehr um simultan entstehende Fehlbildungen. Die Kinder mit solitärer Nabelschnurarterie sind über lange Jahre nach der Geburt beobachtet worden. Dabei konnten körperliche noch geistige Unterschiede gegenüber denen, die 2 Nabelschnurarterien haben, gefunden werden [6]. Früchte mit fehlender Nabelschnursequenz sterben an den Komplikationen der andersartigen Fehlbildungen oder gehen bei der Geburt zugrunde. Der in Abb. 3 dargestellte Fall wurde spontan durch ein retroplazentares Hämatom in der 19. Woche ausgestoßen.

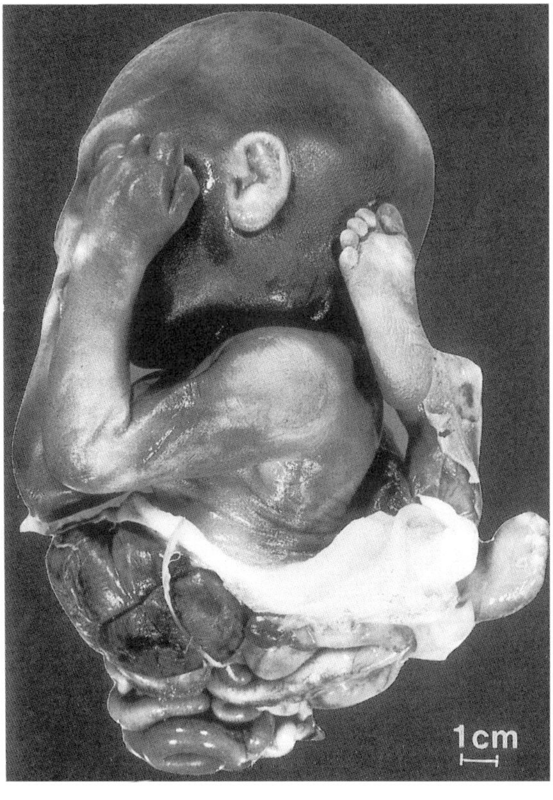

Abb. 3: Fehlende Nabelschnursequenz

Die sekundären Fehlbildungen oder die Disruptionen sind in der Abgrenzung etwas unscharf. Die Plazenta hat insofern eine Eingreifmöglichkeit, als amniotische Bänder gelegentlich zu intrauterinen Amputationen führen.

Amnionstränge können direkt mechanisch oder zirkulatorisch wirken. Deformitäten und Disruptionen sind nicht genetisch festgelegt; es handelt sich um während der Schwangerschaft entstehende Fehlbildungen.

Mit Einschränkung kann man die intrauterinen Erkrankungen hier anführen, bei denen Fehlbildungen nach der Geburt am Kind und auch an der Plazenta gefunden werden. Ein Beispiel ist die Rötelembryopathie. Für die Untersuchung der Plazenta ist wichtig, daß morphologische Veränderungen in allen Organen vorkommen. Endarteriitische Verschlüsse bei der Plazenta zeigen an, daß das Rötelvirus tatsächlich eine Infektion und auch eine Organveränderung verursacht hat (Abb. 4). Daß die Rötelembryopathie in der Plazenta als verschließende Endarteriitis angetroffen wird, hängt nur mit der besonderen Proliferrationsbereitschaft der Gefäße zusammen. Alle Viren, die in der Plazenta wirksam werden, (Coxsacki-Virus, Varizellen usw.), verursachen derartige Befunde. Damit sind schon die Beziehungen zu der Fehlbildungsentstehung in der Plazenta erschöpft.

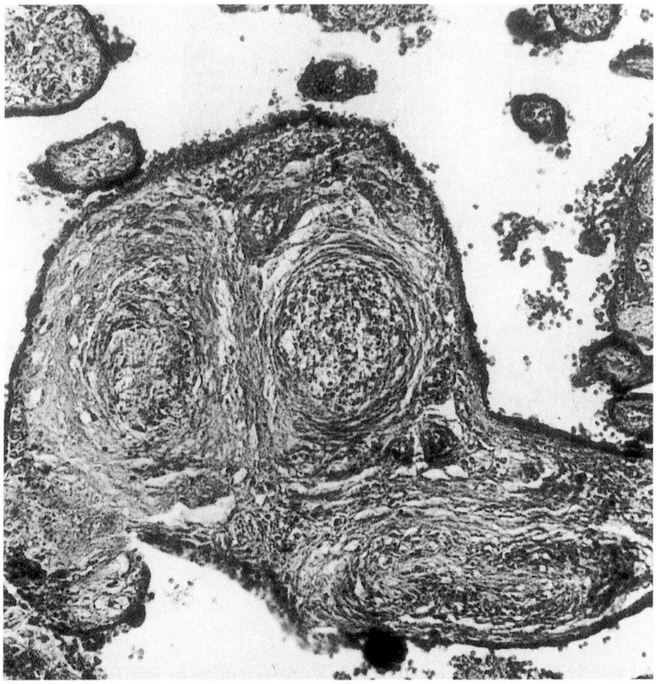

Abb. 4: Endarteriitis obliterans der Stammzottengefäße bei Rötelvirus-Infektion während des ersten Trimenon der Schwangerschaft.

Es gibt Deformitäten geweblicher und gestaltlicher Art, die während der Schwangerschaft entstehen und mehr als Anpassung, vielleicht sogar als frustrane Anpassung an veränderte Verhältnisse anzusehen sind. An dem Schema verwirrt der Gedanke, daß ein pathogenetischer Faktor, beispielsweise Hypoxie, zu einem frühen Zeitpunkt Fehlbildungen hervorrufen kann [15]; zu einem späteren aber die Plazenta zu Anpassungsmechanismen veranlaßt, die Schwangerschaft zu erhalten in der Lage sind. So ist bekannt, daß bei Bewohnern von Gegenden in großen Höhen die Plazenten regelmäßig besonders groß sind. Die Plazenta als vorgeschobenes Organ ist bei Schäden der Embryogenese oft sichtbar mitbetroffen, nie jedoch ursächlich beteiligt. Später - und das entspricht dem Vorgang der Fetalisation - vermag die Plazenta vielleicht durch die Auswahl der Transferstoffe, vor allem aber durch eine Anpassung die Schädigung des Feten abzuwenden.

Die bemerkenswerte Anpassung der Plazenta an den steigenden Bedarf der wachsenden Frucht besteht in der Ausreifung mit den verschiedenen Mechanismen der **inneren Ausgestaltung** [2]. Andererseits führen ungenügende oder verhinderte Anpassung zum intrauterinen Fruchttod, zu einer zu frühen Geburt oder zu Geburtskomplikationen. Der Gedanke der Schädigung "wie bei allen Organen" während der Embrogenese und die Abwehr und die Anpassung während der Fetalisation könnte hier hilfreich sein. Kann man so nicht auch das Phänomen der durch die Rh-Blutgruppenunverträglichkeit verursachten Umbildungen verstehen, nämlich den Hydrops der Plazenta und des Feten bei frühem Antikörperübertritt [19]. Dies wird bewiesen durch die Persistenz der Diffusionsplazenta (der embryonalen Form der Plazenta) und durch die Unmöglichkeit, die Fetalisation durch die Differenzierung des vaskulären Systems in den Zotten durchzuführen und damit eine Steigerung der Funktion zu erreichen. Bei fehlender Differenzierung kann - nach dem alten Prinzip - gewachsen werden und die Plazenta wird größer, so daß die Resorptionsfläche am Ende der Schwangerschaft ebenso groß wie die der reifen Plazenta ist [4, 5].

Nach erfolgter, d. h. hier ermöglichter Fetalisation ist der Plazenta bei Rh-Inkompatibilität nichts anzusehen, auch wenn das Kind durch die Anämie auffällig wird. Es gibt noch einen, allerdings seltenen Ausnahmefall, bei dem derartige Verhältnisse der Persistenz der Diffusionsplazenta beobachtet werden. Das ist die kongenitale Finnische Nephropathie. Die

Kinder werden mit besonders großer Plazenta geboren - bis 2000 g Plazentagewicht sind beobachtet worden, so daß allein schon am Plazentagewicht die Diagnose zumindestens als Verdacht gestellt wird. Die Kinder leiden an einem Nierenschaden, der genetisch verankert ist [1, 11], die Plazenta bleibt Diffusionsplazenta.

Zusammenfassend ergibt sich, daß die **Anpassung der Plazenta** an verschiedene Bedingungen eine der großartigen Leistungen ist, die unter Umständen mit einer Funktionsinsuffizienz erkauft werden muß.

Ein weiteres Beispiel der Anpassung an funktionelle Engpässe bringt das Instrument der inneren Ausgestaltung. Wenn eine Plazenta während der Schwangerschaft durch vielfältige Verödungsherde vorzeitig an Resorptionsfläche zu klein wird, wenn also eine plazentare Insuffizienz durch eine "zu klein gewordene" Plazenta entsteht, kommt es häufig vor, daß das Zottenareal besonders rasch ausreift. Ausreifung bedeutet die innere Ausgestaltung der Verkleinerung der Zottendurchmesser, die Ausbildung von Stoffwechselmembranen und vor allem die innere Vaskularisation sowie die Verdrängung des faserigen Zottenstroma. Die innere Ausgestaltung geht frühzeitig so weit, daß eine Steigerung der plazentaren Transferleistung nicht möglich wird. Man findet dann beim unreifen Kind eine durch verschiedenartige Verödungsherde zwar zu kleine aber nicht untergewichtig gewordene, voll ausgereifte, d. h. geburtsnotwendige Plazenta.

Derartige Asynchronien der Ausreifung zwischen Mutterkuchen und Kind, die als Maturitas praecox placentae anzusprechen sind, gibt es auch noch in anderer Weise. Die Ausreifung einer vielleicht sehr großen Plazenta bleibt aus, weil (?) sie das Kind nach wie vor gut ernähren kann. Die Funktion ist voll gewährleistet, die anatomische Ausreifung aber entspricht noch nicht dem Schwangerschaftsalter. Diese ist dem Bedarf, nicht aber dem Kalender angepaßt. Das Ergebnis ist eine unreife Plazenta bei reifer Frucht. Dieser Sachverhalt ist nicht ganz selten bei zeitlichen Übertragungen anzutreffen. Bei der zeitlichen Übertragung werden zumeist keine reifen oder sog. überreife Plazenten gefunden, sondern zum großen Teil unreife Plazenten, die die weiterwachsende Frucht durchaus noch zu ernähren vermögen.

Eine eigenartige Form einer - frustranen - Kompensation kommt gelegentlich wie folgt vor. Wenn wie bei der Maturitas praecox durch große Verödungen viele Abschnitte der Resorptionsfläche ausfallen, dann kann wie bei der Maturitas praecox placentae die Umgebung durch eine gesteigerte Vaskularisation eine Kompensation vornehmen. Es kann sein, daß die angrenzenden Abschnitte nicht im Sinne des dritten Reifezeichens die Vaskularisationsverbesserung durch Ausbildung von **Sinusoiden** vornehmen, sondern daß hier eine **Vermehrung** der Kapillaren erfolgt. Es kommen dann ganze Knäuel von Kapillaren in den großen Zotten zustande, die aber naturgemäß für die Verbesserung der Austauschmöglichkeiten keine Hinweise geben (Abb. 5). Es handelt sich hierbei um die sogenannte Chorioangiose, die als eine gewebliche Fehlbildung, als Hamartie, aufzufassen ist. In der Umgebung von Verödungsherden kann sie als frustrane Kompensation gelten.

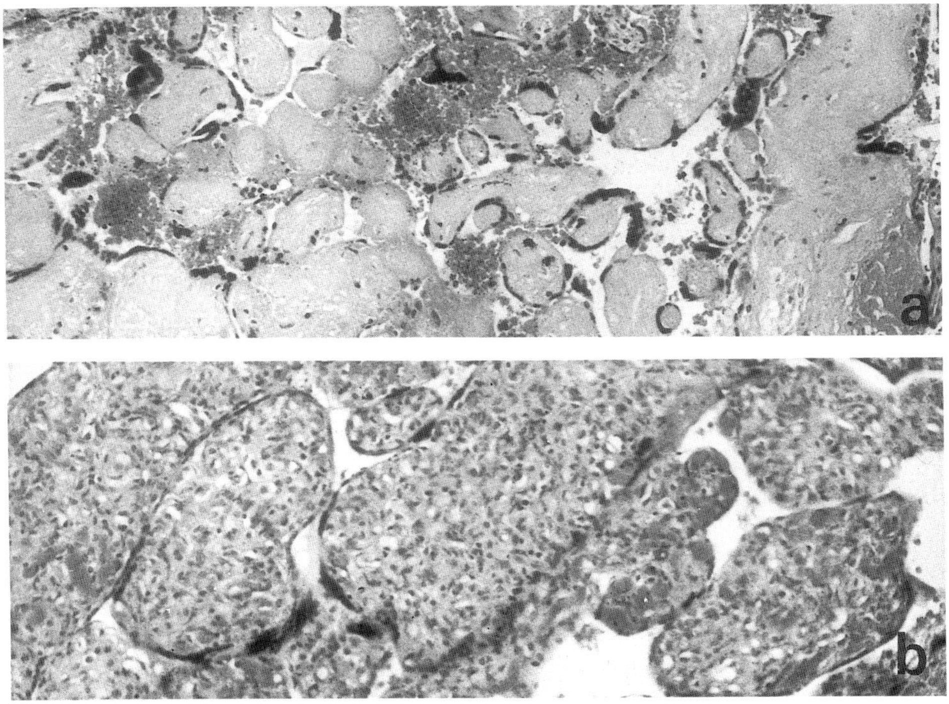

Abb. 5a, b: Frustrane Anpassung in der Umgebung von fetalen Verödungen (a). Chorioangiose, diffuse Kapillarvermehrung ohne Verbesserung der Austauschflächen (b).

Bei der Anpassung der Plazenta im dritten Trimenon an ihre Umwelt, das heißt, bei der Anpassung an die Uterushöhle, sind einige architektonische und wohl auch funktionelle Besonderheiten hervorzuheben. Bei fortgeschrittener Schwangerschaft steht die Fruchtblase, die aus nicht kompressiver Masse, nämlich dem Fruchtwasser, besteht, unter einem gewissen Druck des Uterus. Dieser ist wechselnd durch unterschiedlich starke Kontraktionen in den verschiedenen Regionen des Uterus. Der einzige Druck-Ausweg, der dem Feten und Fruchtwasser bleibt, ist die Abgabe von Blut in die Plazenta bzw. damit die Erweiterung der Resorptionszotten. Diese verdrängen vielleicht wieder maternes Blut und fördern nur wenige Kubikzentimeter von Raum. Bei diesem Druck von außen muß die Plazenta, die ein schwammartiges Organ darstellt, doch eine Festigkeit bieten. Gleichzeitig besteht die Notwendigkeit, daß eine gewisse Verschiebemöglichkeit zwischen der Chorionplattenebene und der Basalplattenebene existiert. Die Konstruktion der menschlichen Plazenta, die ja einen "queren" Blutaustausch zwischen den einzelnen Abschnitten - im Gegensatz zu der septierten Plazenta - erlaubt [2], erreicht die Festigkeit durch das kollagene Gerüst der Stammzotten, andererseits durch die Segel und Säulen, die von der Basalplatte in den intervillösen Raum hineinragen, aber doch nur selten einmal die Chorionplatte erreichen. Diese sogenannten Septen bilden keine eigentlichen Wände, sondern teilen nur gewisse Flutkammern ab. Schwierig wird die Adaptation während der Mehrlingsschwangerschaft, daß heißt also, wenn sich mehrere, etwa 2 (bis 5) Feten und gleichviel Plazenten miteinander den Raum teilen müssen. Kein Bild ist geeigneter, die natürliche Ungleichheit des Menschen darzustellen, als Mehrlingsschwangerschaften in der Uterushöhle, die bis hin zum Fetus papyraceus verformt und entwickelt sein können.

2.4. Schlußbetrachtung

In der Plazenta mit ihrer großen Anpassungsmöglichkeit, mit der Notwendigkeit von Adaptation und Kompensation sind die Grenzen von "Norm" und "Krankheit" offen und fließend, die Spanne zwischen Anpassung und pathologischem Zustand größer als anderswo; immer im Hinblick auf die zu erhaltende Schwangerschaft selbst, auf die Gefahr eines zu früh beginnenden extrauterinen Lebens. So sind häufig die morphologisch feststellbaren Krankheiten der Plazenta bis zu einem gewissen Grade angewandte Anpassung - "angepaßte Anatomie" - an veränderte Bedingungen, Anpassung an den vielleicht nicht ganz geraden Weg der Entwicklung.

Literaturverzeichnis

[1] Autio-Harmainen, H.: A Morphometric Study oft Placenta in Fetal Congenital Nephrotic Syndrome of Finnish Type. In: H. Autio-Harmainen (ed.): Pathology of Kidney and Placenta in Fetal Congenital Nephrotic Syndrome of the Finnish Type. Acta Universitatis Ouluensis Ser. D. Med. 60, 1980.

[2] Becker, V.: Bezugssystem Organ. In: V. Becker, K. Goerttler, H. H. Jansen (Hrsg.): Konzepte der Theoretischen Pathologie. Springer-Verlag Berlin-Heidelberg-New York 1980.

[3] Becker, V.: Pathologie der Ausreifung der Plazenta. In: Becker, V., T. H. Schiebler, F. Kubli (Hrsg.): Die Plazenta des Menschen. G. Thieme Verlag, Stuttgart 1981.

[4] Becker, V., G. Röcklein: Pathologie der weiblichen Genitalorgane. In: Doerr-Seifert-Uehlinger. Spezielle Pathologische Anatomoie 20/I. Springer-Verlag, Heidelberg 1989.

[5] Bender, H.-G.: Plazenta-Insuffizien. Morphometrische Untersuchungen am Modell der Rhesus-Placenta. Arch. Gynäkol. 216 (1974) 289-300.

[6] Bender, H.-G.: Morphologische Grundlagen und perinatologische Bedeutung der Plazenta-Isuffizienz. Habil.-Schr., Düsseldorf 1978.

[7] Dörr, W.: Kyematopathien und perinatale Krankheiten. Ärztl. Wschr. 121 (1957) 721.

[8] Fröhlich, L., A., T. Fujikura: Follow-up of infants with single umbilical artery. Pediatrics 52 (1973) 22.

[9] Grosser, O.: Frühentwicklung. Eihautbildung und Plazentation des Menschen und der Säugetiere. J. F. Bergmann, München 1927.

[10] Grosser, O.: Über die Bedeutung des intervillösen Raumes. Arch. Gynäkol. 137 (1929) 681.

[11] Grosser, O.: Entwicklungsgeschichte des Menschen von der Keimzelle bis zur Ausbildung der äußeren Körperform. Vergleichende und menschliche Placentation. In: Seitz-Amreich (Hrsg.): Biologie und Pathologie des Weibes. VII. Bd., S. 1, 1952.

[12] Horn, L.-C., M. Rosenkranz, K. Bilek: Wertigkeiten der Plazentahistologie für die Erkennung genetisch bedingter Aborte. Z. Geburtshilfe u. Perinatol. 195 (1991) 47-53.

[13] Kouvalainen, K., L. Hjelt, N. Hallman: Placenta in congenital nephrotic syndrome. Ann. Paediatr. Fenn. (1962) 181-188. Ref. in: Be-

richte 58 3 (1963) 298.

[14] Lenz, W.: Genetische Ursachen von Fehlbildungen beim Menschen. Verh. Dtsch. Ges. Pathol. 66 (1982) 16-24.

[15] Röckelein, G.: Abortursachen und Morphologie der Abortplazenta. In: Doerr, Seifert, Uehlinger (Hrsg.): Spez. Pathol. Anat. Bd. 20/I, Springer-Verlag, Heidelberg 1989.

[16] Röckelein, G., R. Ulmer, J. Schröder: Korrelation von Karyotyp und Plazentamorphologie beim Frühabort. Pathologe 10 (1989) 306-314.

[17] Rübsaamen, H.: Menschliche Mißbildungen durch Eibettstörungen in der Frühschwangerschaft. Verh. Dtsch. Ges. Pathol. 257, 1958.

[18] Rübsaamen, H., G. Schellong: Une cause de malformation: manque d'oxygène. Rev. Pathol. gèn. 53 (1953) 1091.

[19] Spranger, J: Klinische Aspekte angeborener Stoffwechselanomalien. Verh. Dtsch. Ges. Pathol. 66 (1982) 254-257.

[20] Stöß, H.: Anatomisch-pathologische Untersuchungen als Grundlage der genetischen Diagnostik. Therapiewoche 36 (1986) 2904-2910.

[21] Stöß, H.. Mißbildungen: Mythos, Monster, Systematik. In: Doerr, W., H.- J. Pesch (Hrsg.): Pathomorphose, S. 76-81. Springer-Verlag, Berlin-Heidelberg- New York-London-Paris-Tokyo 1988.

[22] Zahn, K.: Die Rhesus-Erythroblastose - eine immunologisch ausgelöste Erkrankung der Fruchtanlage. Antikörpertiterverlauf, vorgeburtliche Diagnostik und nachgeburtliche Beurteilung der Erkrankung. Med. Inaug. Diss., Erlangen 1980.

3. Kontrollmechanismen der embryonalen Blutgefäßbildung

J. Wilting und B. Christ

3.1. Einleitung

Jeder Organismus, der ab einer bestimmten Größe seinen Stoffwechselbedarf nicht mehr per diffusionem bestreiten kann, benötigt ein leistungsfähiges Transportsystem. Es wird daraus verständlich, daß sich das Herz-Kreislauf-System als erstes funktionstüchtiges Organsystem des sich entwickelnden Embryos herausbildet. Obwohl die einzelnen Anteile des Herz-Kreislauf-Systems in ihrer Entwicklung nicht immer klar voneinander abzugrenzen sind, wollen wir uns im folgenden auf die Entwicklung der **endothelialen Auskleidung** des Gefäßsystems konzentrieren.

3.2. Blutinseln

Endothelzellen entwickeln sich zunächst extraembryonal in Form sogenannter Blutinseln. Es handelt sich dabei um Aggregate mesodermaler Zellen, die beim menschlichen Embryo im Laufe der dritten Entwicklungswoche zuerst in Dottersack und Haftstiel entstehen. Die Entwicklung von Blutinseln ist auch bei Vogelembryonen zu beobachten. Typische Blutinseln entstehen in der Area opaca (Abb. 1). Die peripheren ein oder 2 Zellagen der Inseln flachen sich ab. Aus ihnen entwickeln sich Endothelzellen. Die zentralen Zellen werden zu Blutbildungszellen und füllen sekundär die Gefäße der Area pellucida [7, 12]. Für die Entwicklung der Blutinseln werden Interaktionen zwischen Entoderm und Mesoderm in Betracht gezogen [26]. Es konnte jedoch vor kurzem gezeigt werden, daß die Differenzierung der Endothelzellen unabhängig von Keimblattinteraktionen abläuft. Aus transplantierten Fragmenten von Wachtelkeimscheiben entwickeln sich trotz unterbundener Gastrulation Endothelzellen, die mosaikartig die Gefäße des Wirtsembryos (Huhn) auskleiden [5]. Das Gewebe der Blutinseln ist hochproliferativ und die Blutinseln gewinnen sehr bald Anschluß untereinander. Die hohe Migrationsfähigkeit und die langgestreckte Form der Endothelzellen sind für die Kontaktnahme ebenfalls von großer Bedeutung. Über die Splanchnopleura erreichen die Endothelzellen den Embryo (Abb. 2). Was auf den ersten Blick wie ein Einwandern aussieht (Ingrowth-theory) [9], hat sich nach experimentellen Untersuchungen als Ausdruck eines Differenzierungsgradienten erwiesen. Mit Hilfe der Huhn-Wachtel-Chimärisation konnte mehrfach gezeigt werden, daß nahezu im gesamten intraembryonalen Mesenchym Angioblasten vorhanden sind [15, 25]. Selbst in dem avaskulären subektodermalen Mesenchym der Extremitätenanlagen sind bereits nichtluminisierte Angioblasten vorhanden [8].

Mit den Begriffen Angiogenese (Aussprossung von Kapillaren aus vorhandenen Gefäßen) und Vaskulogenese (Differenzierung lokaler Angioblasten) wurde auf die Heterogenität der embryonalen Blutgefäßbildung aufmerksam gemacht [20]. Die frühembryonale Gefäßbildung ist ein komplexer Vorgang und stellt offensichtlich eine Kombination der beiden oben genannten Entwicklungsprozesse dar [8, 25]. Die Vorstellung, daß Interaktionen zwischen Mesoderm und Entoderm Vaskulogenese, sowie zwischen Mesoderm und Ektoderm Angiogenese bewirken [16], wird unseres Erachtens der Komplexität der Gefäßentwicklung nicht in allen Organsystemen gerecht. In späteren Stadien, sowie im Zuge der Wundheilung und Tumorvaskularisation, findet Gefäßbildung immer in Form von Angiogenese statt [3].

3.3. Gefäßplexus

In der weiteren Entwicklung des Gefäßsystems entstehen im Embryo sogenannte primitive oder primäre Gefäßplexus [7]. Eine Ausnahme scheinen lediglich die Dorsalaorta und die von ihr ausprossenden segmentalen Gefäße darzustellen. Rasterelektronenmikroskopische Aufnahmen zeigen jedoch, daß auch die Aorta aus einem engmaschigen Plexus entstanden sein könnte (Abb. 3). Für die Bildung der primären Plexus sind Interaktionen mit der extrazellulären Matrix (ECM) von großer Bedeutung. Hervorzuheben ist hier das Glycoprotein Fibronektin, das ubiquitär im Embryo vorhanden ist. Fibronektin wird von den Endothelzellen selbst produziert [19]. Die spätere Bildung von Kollagen Typ IV und Laminin kann als Reifungszeichen der Blutgefäße angesehen werden [1]. Die Blockierung der Integrine (ECM-Rezeptoren) führt zu Gefäßalterationen und zur Behinderung der Endothelzellmigration [5, 6]. Die Migration von Endothelzellen findet nicht nur im Mesenchym statt, sondern auch im endothelialen Zellverband. Innerhalb der Extremitätenanlage wandern die Zellen

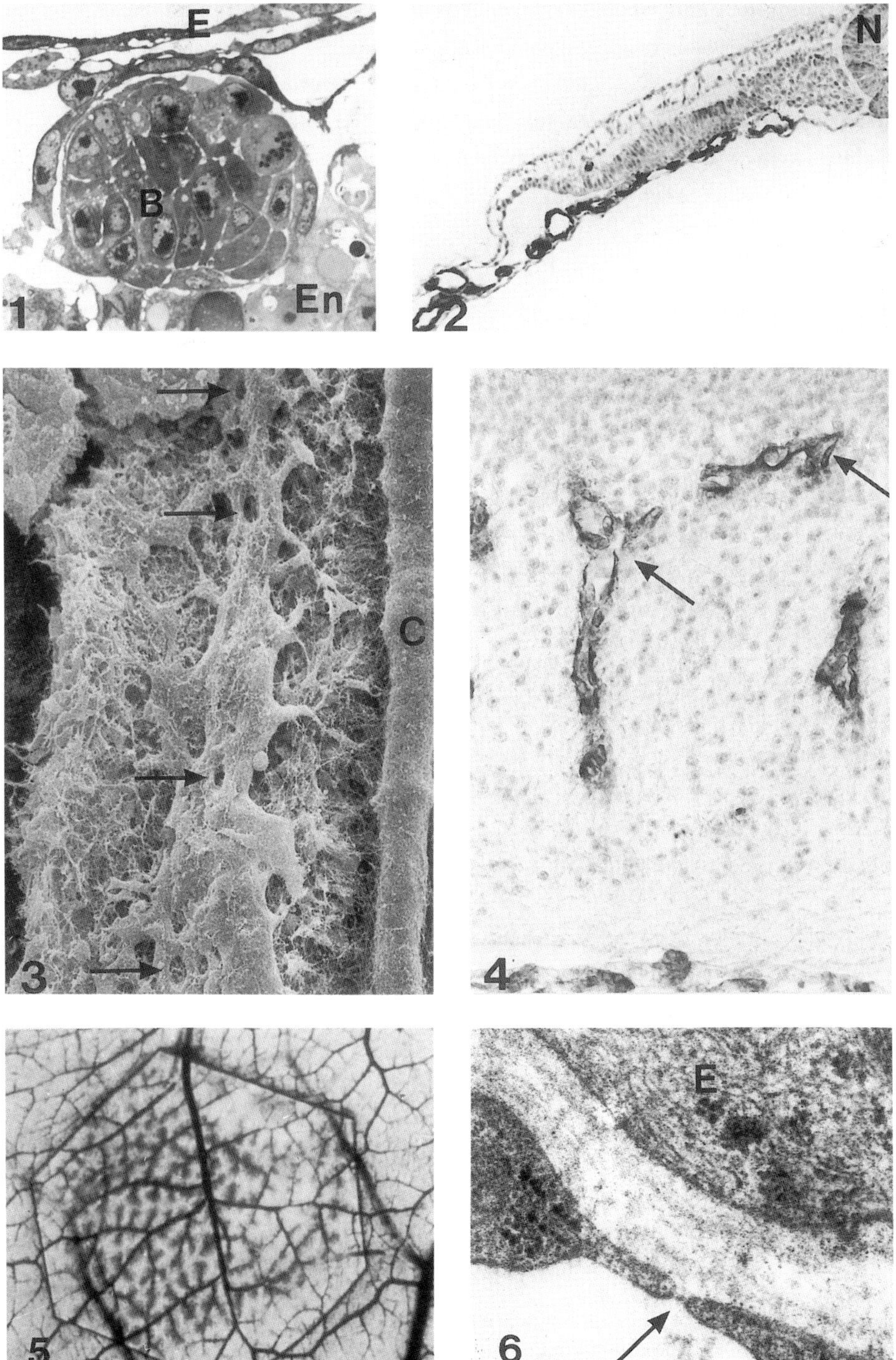

Abbildungsunterschrift siehe nächste Seite

im Randsinus nach distal und innerhalb der Extremitätenarterie nach proximal - also immer gegen den Blutstrom. Der Befund kann auch dahingehend gedeutet werden, daß bereits in der frühen Embryonalentwicklung unterschiedliche Endothelzellpopulationen für das arterielle und venöse Gefäßsystem vorhanden sind. Auf die Heterogenität von Endothelzellen ist in der Literatur bereits mehrfach hingewiesen worden [13, 22].

Für die Bildung bzw. Nicht-Bildung der primären Gefäßplexus könnten angiogene bzw. anti-angiogene Faktoren eine Rolle spielen. Besonders deutlich wird dies beim Neuralrohr, welches relativ spät in der Entwicklung vaskularisiert wird. Die Gefäße wachsen radiär ein und verzweigen sich subependymal (Abb. 4). Ein vom Ependym gebildeter Faktor könnte für das Einwachsen der Gefäße verantwortlich sein [18]. Andererseits ist es denkbar, daß Inhibitoren das Einwachsen von Gefäßen z. B. in die Cornea oder die Retina des Hühnchens verhindern. Hervorgerufen vor allem durch das Interesse an der Tumorangiogenese werden inzwischen bis zu 19 angiogener Faktoren aufgelistet [2]. Ein sehr spezifisch gefäßbildender Faktor ist der Vascular endothelial growth factor, VEGF (Abb. 5). Ob alle anderen Faktoren auch für die embryonale Gefäßbildung von Bedeutung sind, bleibt zu klären. Für einige (Angiogenin, aFGF) konnte jedoch gezeigt werden, daß sie in hohem Maße erst im adulten Organismus exprimiert werden, also in einer Phase, in der praktisch keine Gefäßbildung mehr stattfindet [21, 24]. Andererseits exprimieren Endothelzellen bFGF, welches als autokrines Mitogen wirken könnte [23].

Im Zuge der Organogenese kommt es dann zu einer Umgestaltung der pri-

---

Abb. 1: Blutinsel (B) aus der Area opaca eines 2 Tage alten Hühnerembryos. E-Ectoderm, En-Entoderm.
Abb. 2: Immunhistologische Darstellung der Angioblasten (schwarz) in der Splanchnopleura eines 2,5 Tage alten Wachtelembryos. N-Neuralrohr.
Abb. 3: Rasterelektronenmikroskopische Darstellung der Aorta dorsalis eines 2 Tage alten Wachtelembryos. Beachte die Vielzahl von Gefäßschlaufen (Pfeile). C-Chorda dorsalis.
Abb. 4: Radiäres Einwachsen von Gefäßen in das Diencephalon eines 5 Tage alten Wachtelembryos. Beachte die supependymale Aufzweigung der Gefäße (Pfeile). Darstellung mit dem QH-1 Antikörper.
Abb. 5:. Wirkung von VEGF nach 3tägiger Applikation auf der Chorioallantois-Membran eines 13 Tage alten Hühnerembryos. Beachte die pinselförmige Gefäßverzweigungen im Applikationsbereich.
Abb. 6: Gefenstertes Endothel (Pfeil) nach experimenteller Kombination von Epithel des Plexus choroideus der Wachtel (E) mit Gefäßbindegewebe des Hühnchens.

mären Gefäßplexus. Es bilden sich Hauptstrombahnen aus, zu deren Entstehung hämodynamische Faktoren beitragen könnten. Die Rolle der Hämodynamik sollte jedoch nicht überbewertet werden, da sich Gefäße auch in kultivierten Embryofragmenten entwickeln, die kein Herz enthalten [14]. Auch die paarige Aorta ist bereits angelegt, bevor hämodynamische Prozesse eine Bedeutung erlangen können.

Man beobachtet bei der Entwicklung der organtypischen Gefäßmuster Vorgänge wie die Gefäßfusion (z. B. Fusion der paarig angelegten Dorsalaorta) und die Gefäßregression. Beispiele für den letztgenannten Prozeß sind die Regression der Gefäße aus dem Bereich der interdigitalen Nekrosezonen sowie aus den chondrogenen Mesenchymkondensationen. Die Produktion gewebstypischer Inhibitoren käme dabei als regulierender Faktor in Betracht [11].

3.4. Kapillardifferenzierung

Neben der Bildung der Gefäßwand und der Anlagerung von Perizyten ist die Organogenese gekennzeichnet durch eine Differenzierung der Kapillaren. Unter der Differenzierung der Kapillaren verstehen wir die Ausbildung ihrer ultrastrukturellen Charakteristika wie Poren, Fenestrierungen und Zellkontakte sowie die Entwicklung der organtypischen Enzymausstattung.

In verschiedenen Organsystemen konnte gezeigt werden, daß die Differenzierung von Endothelzellen durch deren Interaktionen mit bestimmten Zellen der jeweiligen Organe induziert wird. Die Epithelzellen des Plexus choroideus bewirken die Entwicklung hochpermeabler, fenestrierter Kapillaren [27]. Astrozyten induzieren die Charakteristika der Blut-Hirn-Schranke [10] und die Epithelien von Ureter und Ductus deferens wiederum induzieren fenestrierte Kapillaren [4]

3.5. Gefäßfehlbildungen

Der Umstand, daß Gefäßfusionen und -regressionen in der Normalentwicklung von großer Bedeutung sind, läßt die Vermutung zu, daß Gefäßfehlbildungen auf Fehlsteuerungen dieser Prozesse zurückgeführt werden können.

Angeborene Gefäßfehlbildungen können prinzipiell in allen Abschnitten des Gefäßsystems auftreten und sind in ihrem Schweregrad sehr unterschiedlich. Einerseits gibt es schwerste Fehlbildungen wie die Aortenisthmusstenose oder den unterbrochenen Aortenbogen. Andererseits entwickeln sich benigne Hämangiome, die häufig schon bei der Geburt erkennbar sind, im allgemeinen nach dem 5. Lebensjahr spontan zurück [17]. Es ist möglich, daß es sich bei letzteren um primäre Gefäßplexus mit verzögerter Rückbildung handelt, während z. B. der doppelte Aortenbogen auf gestörte Fusionsmechanismen zurückgeführt werden könnte. Die Untersuchung von Gefäßfehlbildungen ist jedoch noch ein breites Feld zukünftiger Forschung.

Literaturverzeichnis

[1] Ausprunk, D. H., S. M. Dethlefsen, E. R. Higgins: Distribution of fibronectin, laminin, and type IV collagen during development of blood vessels in the chick chorioallantoic membrane. In: Feinberg, R. N., C. K. Sherer, R. Auerbach (Hrsg.), The development of the vascular system. S. 93-108, Issues Biomed. S. Karger, Basel 1991.

[2] Bicknell, R., A. L. Harris: Novel growth regulatory factors and tumor angiogenesis. Eur. J. Cancer 27 (1991) 781-785.

[3] Blood, C. H., B. R. Zetter: Tumor interactions with the vasculature: angiogenesis and tumor metastasis. Biochem. Biophys. Acta 1032 (1990) 89-118.

[4] Cambell, G. R., Y. Uehara: Formation of fenestrated capillaries in mammalian vas deferens and ureter transplants. Z. Zellforsch. mikrosk. Anat. 134 (1972) 167-173.

[5] Christ, B., R. E. Poelmann, M. M. T. Mentink et al.: Vascular endothelial cells migrate centripetally within embryonic arteries. Anat. Embryol. 181 (1990) 333-339.

[6] Drake, C. J., L. A. Davis, C. D. Little: Antibodies to β1-Integrins cause alterations of aortic vasculogenesis, in vivo. Dev. Dynamics 193 (1992) 83-91.

[7] Evans, H. M.: Die Entwicklung des Blutgefäßsystems. In: F. Keibel,

F. P. Mall (Hrsg.): Handbuch der Entwicklungsgeschichte des Menschen, S. 551-688, S. Hirzel, Leipzig 1911.

[8] Feinberg, R. N., D. M. Noden: Experimental analysis of blood vessel development in the avian wing bud. Anat. Rec. 231 (1991) 136-144.

[9] His, W.: Untersuchungen über die erste Anlage des Wirbeltierleibes. Vogel, Leipzig 1868.

[10] Janzer, R. C., M. C. Raff: Astrocytes induce blood-brain barrier properties in endothelial cells. Nature 325 (1987) 253-257.

[11] Kaminski, M., G. Kaminska, S. Majewski: Inhibition of new blood vessel formation in mice by systemic administration of human rib cartilage extract. Experientia 34 (1978) 490-491.

[12] Kessel, J., C. Fabian. Graded morphogenetic patterns during the development of the extraembryonic blood system and coelom of the chick blastoderm: A scanning electron microscope and light microscope study. Am. J. Anat. 173 (1985) 99-112.

[13] Kumar, S., D. C. West, A. Ager: Heterogenity in endothelial cells from large vessels and microvessels. Differentiation 36 (1987) 57-70.

[14] Loeb, J.: Über die Entwicklung von Fischembryonen ohne Kreislauf. Pflügers Arch. 54 (1893) 525-531.

[15] Noden, D. M.: Embryonic origins and assembly of blood vessels. Am. Rev. Resp. Dis. 140 (1989) 1097-1103.

[16] Pardanaud, L., F. Yassine, F. Dieterlen-Lièvre: Relationship between vasculogenesis, angiogenesis and haemopoiesis during avian ontogeny. Development 105 (1989) 473-485.

[17] Riede, U. N.: Allgemeine und spezielle Pathologie. U. N. Riede, H. E. Schäfer, H. Wehner (Hrsg.) G. Thieme, Stuttgart, New York 1989.

[18] Risau, W.: Developing brain produces an angiogenic factor. Proc. Natl. Acad. Sci. USA 83 (1986) 3855-3859.

[19] Risau, W., V. Lemmon: Changes in the vascular extracellular matrix during embryonic vasculogenesis and angiogenesis. Dev. Biol. 125 (1988) 441-450.

[20] Risau, W., H. Sariola, H. G. Zerwes et al. Vasculogenesis and angiogenesis in embryonic-stem-cell-derived embryoid bodies. Development 102 (1988) 471-478.

[21] Schnürch, H., W. Risau: Differentiating and mature neurons express the acidic fibroblast growth factor gene during chick neural

development. Dev. 111 (1991) 1143–1154.

[22] Spanel-Borowski, K.: Diversity of ultrastructure in different phenotypes of cultured microvessel endothelial cells isolated from bovine corpus luteum. Cell Tissue Res. 266 (1991) 37–49.

[23] Vlodavsky, I., Folkman, R. Sullivan et al.: Endothelial cell-derived basic fibroblast growth factor: Synthesis and deposition into subendothelial extracellular matrix. Proc. Natl. Acad. Sci. USA 84 (1987) 2292–2296.

[24] Weiner, H. L., L. H. Weiner, J. L. Swain: Tissue distribution and developmental expression of the messenger RNA encoding angiogenin. Science 237 (1987) 280–282.

[25] Wilms, P., B. Christ, J. Wilting et al.: Distribution and migration of angiogenic cells from grafted avascular intraembryonic mesoderm. Anat. Embryol. 183 (1991) 371–377.

[26] Wilt, F. H.. Erythropoesis in the chick embryo: The role of the endoderm. Science 147 (1965) 1588–1590.

[27] Wilting, J., B. Christ: An experimental and ultrastructural study on the development of the avian choroid plexus. Cell Tissue Res. 255 (1989) 487–494.

4. Zur Kontrolle des Innervationsmusters in den Extremitätenanlagen

M. Grim, B. Christ, Z. Halata und T. Franz

4.1. Einleitung

Die Extremitäten der meisten Vertebraten weisen prinzipiell ähnliche anatomische Anordnungen der Knochen, Gelenke und Muskeln sowie der Nerven und Gefäße auf. Auch die Entwicklungsmechanismen verschiedener Extremitäten sind durch grundsätzliche Ähnlichkeiten gekennzeichnet.

Die **Extremitätenanlagen** entstehen als knospenförmige Ausstülpungen an der unsegmentierten ventrolateralen Rumpfwand. Sie bestehen aus einem **Mesenchymkern**, der von **Ektoderm** umhüllt wird. Das Ektoderm bildet am distalen Ende der Extremitätenknospe die sogenannte Randleiste. Im weiteren Entwicklungsverlauf wird die Extremitätenknospe von verschiedenen Zellpopulationen besiedelt. Aus den Somiten wandern myogene Zellen in die Extremitätenanlage ein, aus der Neuralleiste die Vorläufer der Melanoblasten und Gliazellen, und aus dem Rückenmark und den Spinalganglien wachsen Axone in die Extremitätenanlage ein. Die Extremitätenknospe wird aus segmentalen Gefäßen vaskularisiert, die weitere in situ differenzierte Endothelzellen rekrutieren [6].

Die Innervation der Extremitäten erfolgt durch 2 Axonpopulationen. Die Perikaryen der ersten Population liegen in der Grundplatte des Rückenmarkes, die Perikaryen der zweiten Population stammen aus der Neuralleiste und liegen in den Spinalganglien und den Ganglien des autonomen Nervensystems.

Die Rolle der Neuralleistenderivate für die normale Morphogenese der Extremität hatte zur Zeit der Thalidomidkatastrophe eine erhöhte Aufmerksamkeit gewonnen. Es wurde nachgewiesen, daß Thalidomid toxisch auf afferente Neurone wirkt [20]. Die sensible Phase der Extremitätenanlagen für die teratogene Thalidomidwirkung deckt sich zeitlich mit dem Einwachsen der Neuralleistenderivate. Deshalb wurde eine Beschädigung der Neuralleistenzellen als pathogenetischer Mechanismus dieser Extremitätenfehlbildungen angesehen [21].

Innerhalb der Extremitätenanlage sind "Straßen" nachweisbar, auf denen die Axone auf konstante und stets wiederkehrende Weise einwachsen, wodurch ein spezifisches Nervenmuster etabliert wird. Nicht bekannt ist, welche Faktoren dieses geordnete Einwachsen der Axone kontrollieren wird und wie die Migration von Neuralleistenzellen mit dem Einwachsen der Axone verknüpft ist.

Zum einen wird den Mesenchymzellen zugeschrieben, daß sie den Weg der Axone determinieren. Dieser Hypothese liegt die Beobachtung zugrunde, daß einwachsende Axone direkten Kontakt mit Mesenchymzellen bilden [2]. Andererseits ist aber auch bekannt, daß die Zusammensetzung der extrazellulären Matrix für die Topogenese der einwachsenden Nervenfasern von Bedeutung ist. So läßt sich an den Wegen der auswachsenden Axone Fibronectin und Tenascin nachweisen (Abb. 1). **Laminin** und auf verschiedene Weise sialisierte N-CAMs spielen bei der Verzweigung der Nervenfaserbündel eine entscheidende Rolle [25].

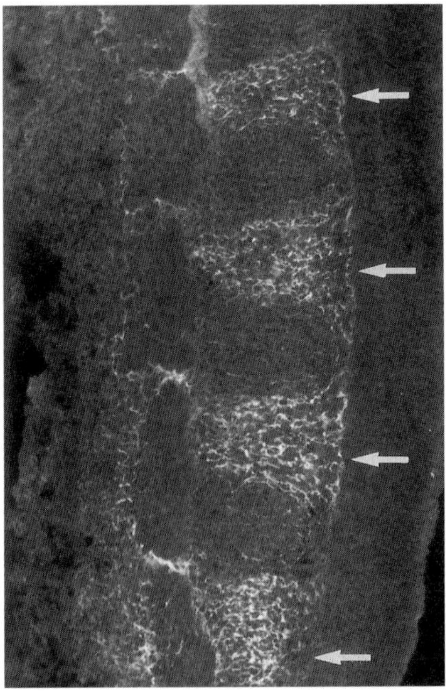

Abb. 1: Längsschnitt durch Somiten eines Hühnerembryos des 4. Bebrütungstages. Das Auswachsen der Nervenfasern durch die kranialen Hälften (Pfeile) der Somiten ist mit Tenascin-Positivität verbunden. Ca. 110 x.

Bei der Nervenregeneration ist die Anwesenheit von Schwannschen Zellen für das Auswachsen der Axone erforderlich [17, 26]. Dagegen ist ihre Bedeutung für das Einwachsen der Axone während der Ontogenese umstritten. Einerseits wurde gezeigt, daß die Axone auch in Abwesenheit von Schwannschen Zellen zum Zielorgan gelangen können [14, 19]. Andererseits haben Yntema [28] und Noakes et al. [23, 24] beobachtet, daß das Wachstum der nackten schwannzellenfreien Axone an der Grenze zur Extremität aufhört. Die Schwannschen Zellen sollen danach vor den Axonen in die Extremitätenknospen migrieren und als deren Leitstruktur funktionieren.

4.2. Ergebnisse

4.2.1. Splotchmaus

Die Rolle der Schwannschen Zellen für das Einwachsen der Axone in die hintere Extremität läßt sich gut an einer Mausmutante, der Splotchmaus, untersuchen [10]. Es wurden die Extremitäten von homozygoten Feten, bei denen die Schwannschen Zellen im lumbosakralen Bereich fehlen, und zum Vergleich phänotypisch unauffällige Geschwister, die Schwannschen Zellen besitzen, licht- und elektronenmikroskopisch untersucht.

Die homozygoten Feten weisen eine unvollständige Neurulation und eine Alteration oder Aplasie der Neuralleiste auf. Durch einen Defekt in der Septierung des Truncus arteriosus [7] sterben die homozygoten Mutanten am Tag 13,5 der Entwicklung. Bis zu dieser Zeit bieten sie ein gutes Modell für das Studium der Frage, ob die Schwannschen Zellen nur als nutritive und myelinbildende Zellen anzusehen sind, oder ob sie auch als Leitstrukturen für einwachsende Axone dienen.

Nur im zervikalen und oberen thorakalen Bereich des Neuralrohrs sind bei den homozygoten Feten der Splotchmaus kleine Spinalganglien entwickelt, und nur dort werden die Axone der Spinalnerven von zahlreichen Schwannschen Zellen begleitet. Vom kaudalen Thoraxbereich an fehlen die Neuralleistenderivate vollständig. Das Neuralrohr ist nur als Basal- und Flügelplatte ausgebildet und es entwickelt sich hier eine Spina bifida (Abb. 2).

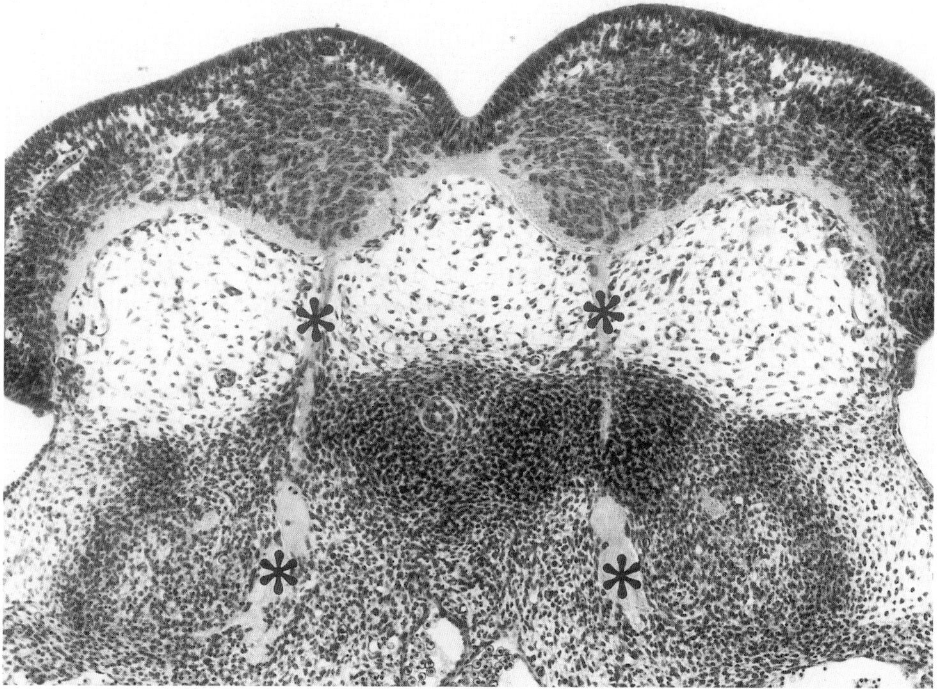

Abb. 2: Transversalschnitt durch einen Fetus der Splotchmausmutante am 14. Tag der Entwicklung. Lumbosakraler Bereich. Das Neuralrohr besteht aus Basal- und Flügelplatte. Die Spinalganglien sind nicht vorhanden. Die Spinalnerven bestehen nur aus Vorderwurzeln (Sternmarkierungen). Ca. 100 x.

Die äußere Form der hinteren Extremitäten und deren Skelett- und Muskelblasteme ähneln den hinteren Extremitäten normaler gleichaltriger Feten. Diese Befunde stützen und erweitern die Beobachtungen von Lewis et al. [19] an Hühnerembryonen nach der Entfernung der Nueralleiste. Danach ist die normale Entwicklung der Extremitäten bei Säugern und Vögeln auch ohne Neuralleistenderivate möglich. Die Hypothese, daß Thalidomid über Schädigung der Neuralleistenzellen die Extremitätenfehlbildungen ursächlich bewirkte [21], ist daher nicht haltbar. Aller Wahrscheinlichkeiet nach besteht die Wirkung von Thalidomid in einer Störung der Mesenchymzellproliferation [22].

Bei Vögeln werden die Axonbündel der Vorderwurzeln zunächst von Gliazellen, die aus dem ventralen Abschnitt des Neuralrohrs ausgewandert sind, begleitet [27]. Nach unseren Befunden gilt das auch für die Splotchmaus. Vom Plexusbereich an werden die Axone stets nur von orts-

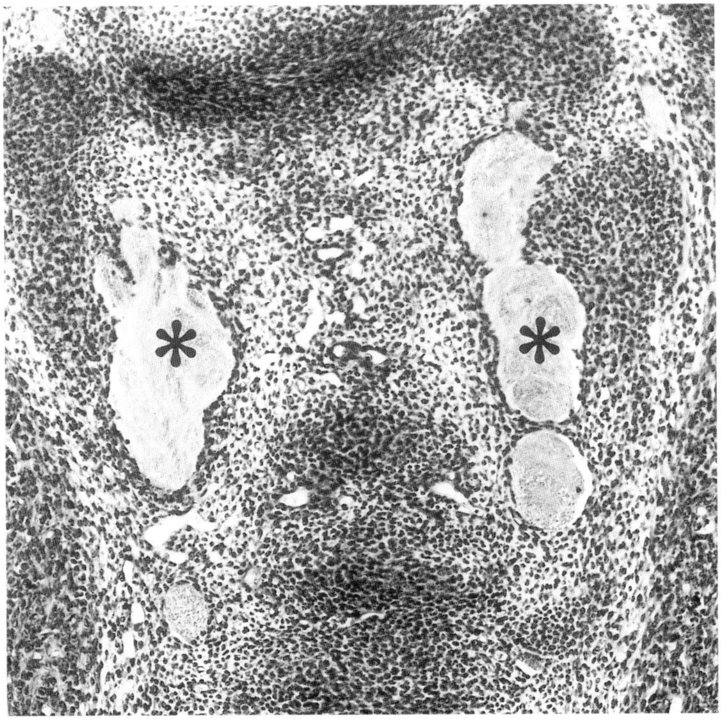

Abb. 3: Frontalschnitt duch den lumbosakralen Plexus (Sternmarkierung) eines Fetus der Splotchmausmutante am 14. Tag. Der lumbosakrale Plexus enthält keine Schwannschen Zellen und besteht nur aus efferenten Axonen. Ca. 210 x.

ständigen Mesenchymzellen begrenzt. Bei der Splotchmaus wird ein lumbosakraler Plexus gebildet, der aus efferenten Axonen besteht, die ihrerseits nur von Mesenchymzellen umgeben sind (Abb. 3).

Es wachsen die Axone trotz Abwesenheit der Schwannschen Zellen in die Extremitätenanlage ein. Die Hauptnervenstämme des Plexus lumbosacralis weisen eine normale Topographie auf (Abb. 4, 5).

Es fehlen allerdings die sensiblen Hautnerven, da keine Spinalganglien ausgebildet sind. Die Axone wachsen in die Muskelanlagen, die schon einige Myotuben enthalten, und bilden Kontakte mit Mesenchymzellen in deren Umgebung. Am Tag 13,5 der Entwicklung erreichen die Axone bei der Splotchmaus den distalen Unterschenkelbereich. Die peripheren Nerven weisen eine normale Lage auf (Abb. 4). Demnach können die Schwannschen Zellen nicht als unverzichtbare Kontroll- oder Leitstruktur für

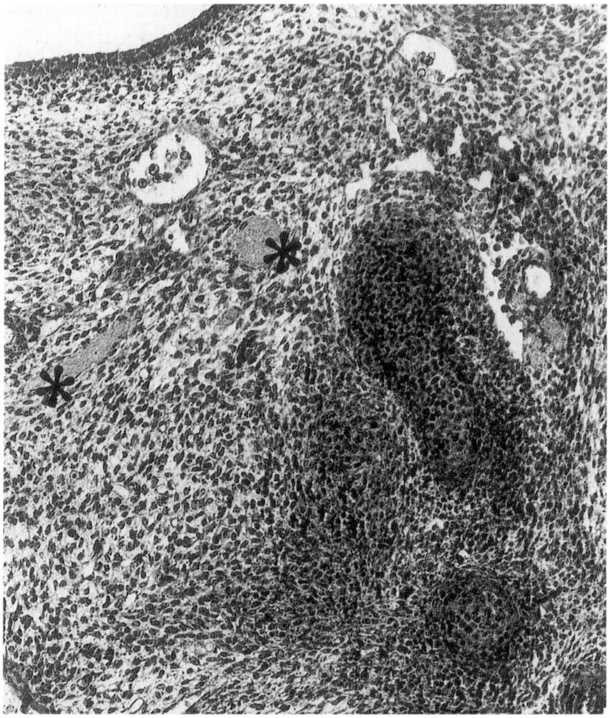

Abb. 4: Nn. femoralis und obturatorius (Sternmarkierung) eines Fetus der Splotchmausmutante am 14. Tag im Frontalschnitt. Beide Nerven besitzen eine normale Topographie. Ca. 100 x.

efferente Axone angesehen werden. Die Kontrollfaktoren für das Einwachsen von peripheren Nerven müssen folglich im Mesenchym der Extremitätenanlage lokalisiert sein. Dieser Befund steht im Einklang mit Beobachtungen beim Frosch [14] und bei Hühnerembryonen [19].

4.2.2. Hühnerembryo

Ein zuverlässiges Modell für das Studium der Neuralleistenzellmigration stellen **Huhn-Wachtel-Chimären** dar [18]. In der Kombination mit der Markierung von Neuralleistenzellen durch den HNK-1 Antikörper, mit dem Vitalfarbstoff DiI (Abb. 6) und mit dem Nachweis von Polyphenoloxidase mit L-DOPA als Substrat wird auch die Identifizierung von verschiedenen Zelltypen möglich. So lassen sich die Vorläufer der Melanoblasten, der Merkelzellen und unerschiedliche Populationen von peripheren Gliazellen nachweisen (Abb. 7, 8). Bei Hühnerembryonen erreichen die ersten

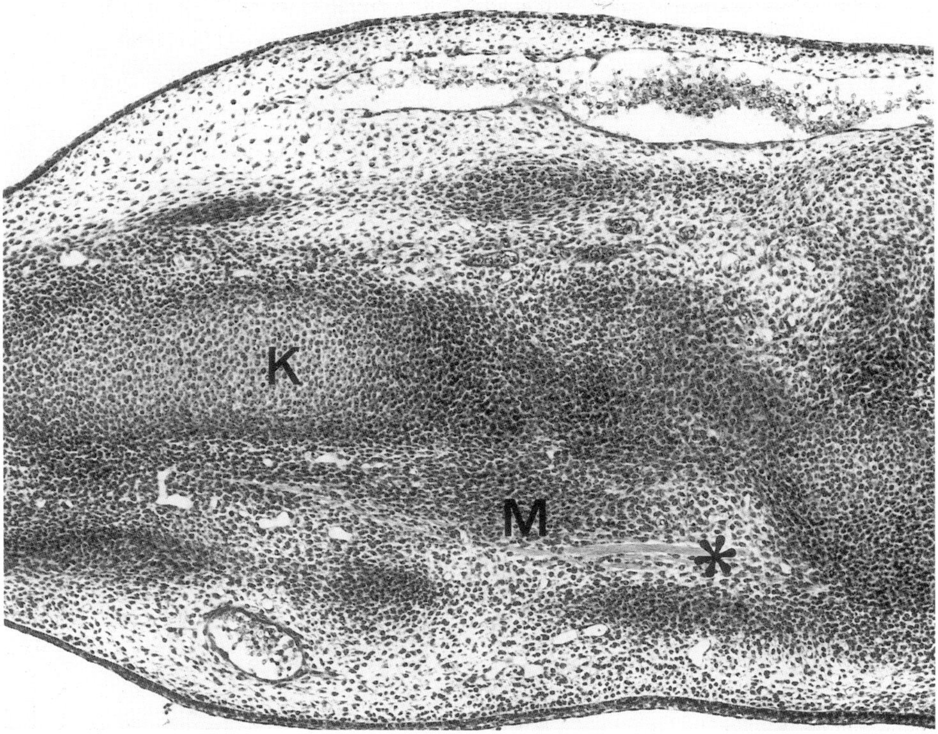

Abb. 5: Längsschnitt durch die hintere Extremität eines Fetus der Splotchmausmutante am 14. Tag. Trotz der Abwesenheit der Neuralleistenzellen enthält die Extremität normal geformte Muskel(M)- und Knorpelblasteme (K). Der N. tibialis (Stern) weist eine topographisch normale Lage auf. Ca. 100 x.

Neuralleistenzellen die Basis der Extremitätenanlage im Stadium 19 nach Hamburger und Hamilton [13]. Zu diesem Zeitpunkt sind die Spinalganglien schon angelegt, die Axone der Vorder- und Hinterwurzeln sind jedoch noch weit von der Extremitätenbasis entfernt. Innerhalb der Extremitätenanlage sind Neuralleistenzellen ab Stadium 20 HH nachweisbar. Die erste Population der Neuralleistenzellen migriert in die Extremitätenanlage durch das subektodermale Mesenchym im dorsolateralen Abschnitt der Extremitätenknospe in der Nähe vom Randsinus (Abb. 7, 8). In der Flügelanlage sind diese Zellen postaxial und in der Beinanlage präaxial lokalisiert. In diesem Stadium enthalten die Extremitäten noch keine Nerven.

Am 5. Embryonaltag (Stadium 26 - 26 HH) erreicht diese erste Generation von Neuralleistenzellen den Unterschenkel. Die meisten Zellen sind DOPApositiv und stellen Melanoblasten dar. DiI-Markierungsexperimente haben gezeigt, daß die Anzahl von DOPA-positiven Zellen niedriger als die Gesamtzahl der Neuralleistenzellen ist [9]. Aufgrund von früheren Befunden

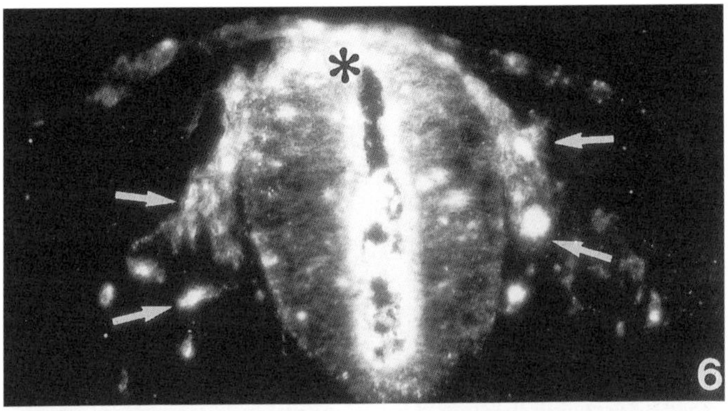

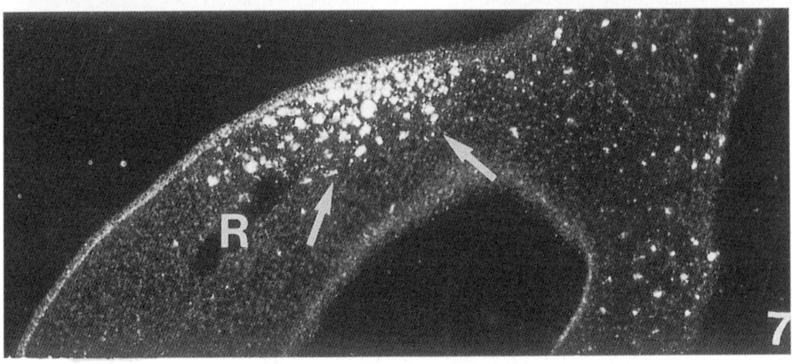

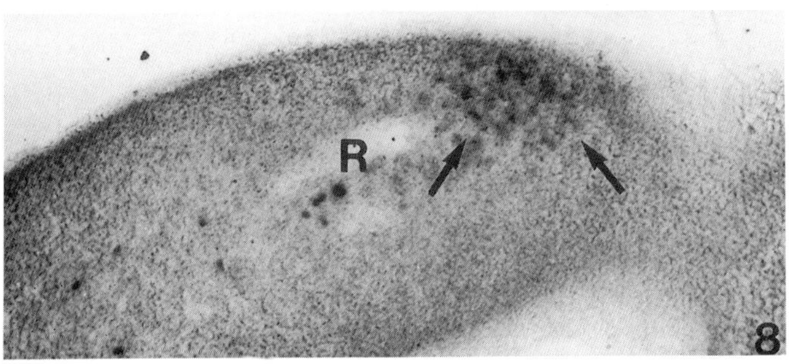

Abb. 6: Das Neuralrohr (Stern) und die ersten migrierenden Neuralleistenzellen (Pfeile) bei einem Hühnerembryo des 3. Bebrütungstages nach Markierung mit dem Vitalfloureszenz-Farbstoff DiI. Ca. 260 x.
Abb. 7: Anlage der hinteren Extremität eines Hühnerembryos am 5. Tag. Die erste Population der Neuralleistenzellen ist mit DiI markiert. Die Zellen liegen in der Nähe vom Randsinus (R) im subektodermalen Mesenchym. Ca. 140 x.
Abb. 8: Parallelschnitt zum Schnitt der Abb. 7 mit DOPA-positiven Neuralleistenzellen. Ca. 150 x.

[12] kann man vermuten, daß die DOPA-negativen Zellen die Vorläufer von Merkel-Zellen darstellen. Die Abb. 9 zeigt eine Merkel-Zelle im Bein einer 20 Tage alten Huhn-Wachtel-Chimäre. Sie stammt aus der Neuralleiste des Huhnes und ist in die Beinanlage der Wachtel eingewandert. Die Fibroblasten enthalten perinukleoläres Heterochromatin, das typisch für die Wachtelzellen ist. Die Merkel-Zelle weist charakteristische Granula auf und bildet Kontakte mit afferenten Nervenfasern. Die Nervenfasern

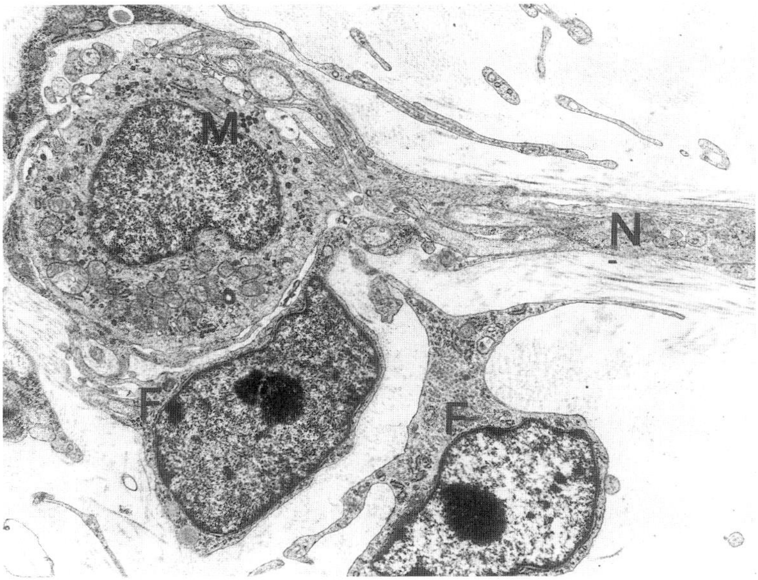

Abb. 9: Merkelzelle (M) des Hühnchens im Wachtelbein einer 20 Tage alten Huhn-Wachtel-Chimäre. F-Fibroblasten der Wachtel; N-Nervenfasern. Ca. 6400 x.

erreichen die Basis der hinteren Extremität des Hühnerembryos im Stadium 23 HH. Im Stadium 24 HH bilden sie das lumbosakrale Nervengeflecht. Eine zweite Population von Neuralleistenzellen begleitet die Nerven und stellt die Vorläufer von Schwannschen Zellen und von terminalen Gliazellen des Innenkolbens der sensiblen Körperchen dar.

Aus diesen Befunden geht hervor, daß die Extremitätenanlage von 2 verschiedenen Populationen von Neuralleistenzellen besiedelt wird, die in verschiedenen Entwicklungsstadien und auf unterschiedlichen Wegen in die Anlage der Extremitäten migrieren. Die erste Population stellt die Vorläufer der Pigmentzellen und der Merkel-Zellen dar; aus der zweiten Zellpopulation der Neuralleiste stammen die peripheren Gliazellen. Die Zellen des Epi-, Peri- und Endoneuriums, sowie auch die Zellen der Kapsel und des Innenraumes der sensiblen Körperchen sind mesenchymaler Herkunft [12].

Die Vorläufer der Schwannschen Zellen können auch bei Abwesenheit von Axonen in die Extremitäten einwandern (Abb. 11). Bei ihrer Migration benutzen sie den gleichen Weg wie die Axone [9]. Die 2 Gruppen von Schwannschen Zellen auf der Abb. 11 liegen in der gleichen Position wie die Nervenäste für Extensoren und Flexoren des Oberschenkels (Abb. 10). Das bedeutet, daß nicht nur die Axone ohne Schwannsche Zellen

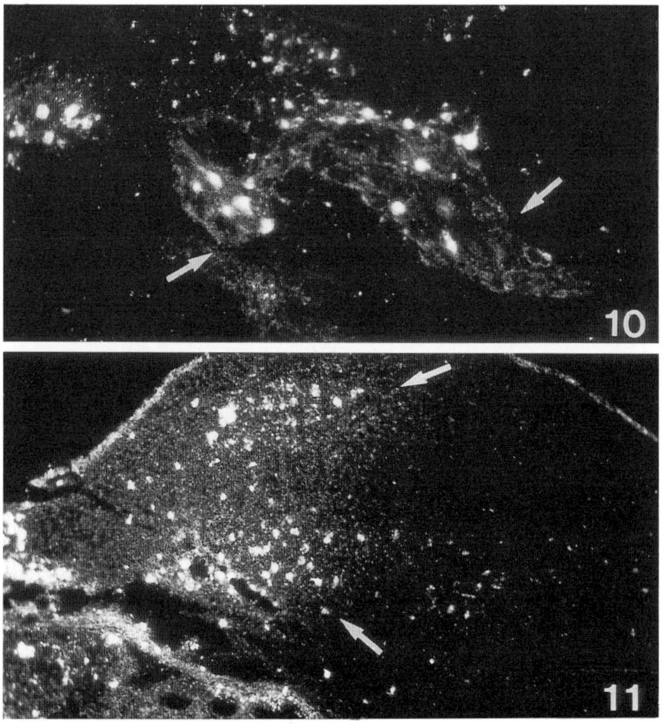

Abb. 10: Mit Dil markierte Axone und Schwannsche Zellen in der Beinanlage eines Hühnerembryos am 5. Tag. Der Plexus lumbosacralis bildet dorsale und ventrale Äste. Ca. 140 x.
Abb. 11: Mit Dil markierte Schwannsche Zellen in der nervenfreien Beinanlage eines Hühnerembryos am 5. Tag. Die Zellen bilden eine dorsale und eine ventrale Gruppe. Ca. 140 x.

in die Extremitätenanlage einwachsen können, sondern daß auch die Schwannschen Zellen ohne Axone in die Extremitätenknospe einwandern. Dieser Befund läßt vermuten, daß die Kontrollfaktoren für das Einwachsen der Axone auch Signale für die Schwannschen Zellen darstellen.

4.3. Einordnung der Beobachtungen an Splotchmaus und Hühnerembryo

Alle diese Befunde weisen darauf hin, daß das Mesenchym der Extremitätenanlage die Kontrollfaktoren enthält, die das geordnete Einwachsen der Axone und die Einwanderung der Neuralleistenzellen bewirken.

Auch die Kontrolle der Morphogenese und Differenzierung der eingewanderten myogenen Zellen ist an Interaktionen mit ortsständigen Mesenchymzellen gebunden. Die myogenen Zellen sind bereits bei ihrer Auswanderung aus den Somiten in Richtung Muskeldifferenzierung determiniert [16]. Welche Muskelindividuen sie in der Extremität jedoch zu bilden haben, erfahren sie erst von den ortsständigen Mesenchymzellen [3, 4, 15]. Das Mesenchym der Extremitätenanlage ist sogar in der Lage, Zellen des Epiblasten, die sich nicht zu Muskelzellen differenzieren können, zu einer geordneten Muskelmorphogenese zu veranlassen [11]. Die Entwicklung der einzelnen Muskeln und die Differenzierung der Muskelfasertypen sind von Nerveneinflüssen unabhängig. Auch in nervenfreien Extremitäten entwickeln sich zunächst normale Muskelblasteme [5, 8] mit den charakteristischen Muskelfasertypen [1].

Literaturverzeichnis

[1] Butler, J. E., Cosmos, J. Brierly: Differentiation of muscle fibre types in aneurogenic brachial muscles of the chick embryo. J. exp. Zool. 224 (1982) 65-80.

[2] Bogusch, G.. Electron microscopic investigations on the growing tip of nerve fibres in the developing distal forelimb of the mouse. Anat. Embryol. 185 (1992) 201-206.

[3] Chevallier, A., N. Kieny, A. Mauger: Limb somite relationship: Origin of the limb musculature. JEEM 41 (1977) 245-258.

[4] Christ, B., H. J. Jacob, M. Jacob. Zur Frage der regionalen Determination der frühembryonalen Muskelanlagen. Experimentelle Untersuchungen an Wachtel- und Hühnerembryonen. Verh. Anat. Ges. 72 (1978) 353-357.

[5] Christ, B., H. J. Jacob, M. Jacob: Experimentelle Untersuchungen zum Problem der Muskelindividuation in den Extremitäten von Vogelembryonen. Verh. Anat. Ges. 73 (1979) 537-544.

[6] Feinberg, R. N., D. Noden: Experimental analysis of blood vessel development in the avian wing bud. Anat. Rec. 231 (1991) 136-144.

[7] Franz, T.: Persistent truncus arteriosus in the Splotch mutant mouse. Anat. Embryol. 180 (1989) 457-464.

[8] Grim, M., B. M. Carlson: Morphogenesis of muscle primordia in aneurogenic forelimbs in the axolotl (Ambystoma mexicanum). In: E. Klika (Hrsg.): 19th Morphol. Congr. Symp. Praha, Univ. Karlova (1978) 119-125.

[9] Grim, M., B. Christ, J. Wilting: Besiedelung der Beinanlagen von Vogelembryonen mit Neuralleistenzellen. Verh. Anat. Ges. 86 (1991) 99.

[10] Grim, M., Z. Halata, T. Franz.: Formation of hindlimb nerves in the mouse in the absence of Schwann cells. Anat. Rec. 229 (1991) 32A.

[11] Grim, M., F. Wachtler: Muscle morphogenesis in the absence of myogenic cells. Anat. Embryol. 183 (1991) 67-70.

[12] Halata, Z., M. Grim, B. Christ: Origin of spinal cord meninges, sheaths of peripheral nerves and cutaneous receptors including Merkel cells. An experimental and ultrastructural study with avian chimeras. Anat. Embryol. 182 (1990) 529-537.

[13] Hamburger, V., H. L. Hamilton: A series of normal stages in the development of the chick embryo. J. Morphol. 88 (1951) 49-92.

[14] Harrison, R. G.: Neuroblast versus sheath cell in the development of peripheral nerves. J. comp. Neurol. 37 (1924) 123-205.

[15] Jacob, H. J., B. Christ, M. Grim: Problems of muscle pattern formation and of neuromuscular relation in avian limb development. In: R.O. Kelley, P.F. Goetinck, J.A. Gabe (Hrsg.): Limb Development and Regeneration, S. 334-341 Alan Liss, New York 1983.

[16] Krenn, V., P. Gorka, F. Wachtler: On the origin of cells determined to form skeletal muscle in avian embryos. Anat. Embryol. 179 (1988) 49-54.

[17] Kuffler, D. P.: Isolated satellite cells of a peripheral nerve direct the growth of regenerating frog axons J. comp. Neurol. 249 (1986) 57-64.

[18] Le Douarin, N.: Particularites du noyau interphasique chez lacaille japonaise (Coturnix coturnix japonica). Utilisation de ces particularités comme marquage biologique dans les recherches sur les interactions tissulaires et les migrations cellulaires au cours del'ontogenèse. Bull. Biol. Fr. Belg. 103 (1969) 435-452.

[19] Lewis, J., L. Al-Ghait, G. Swanson: The control of axon outgrowth in the developing chick wing. In: J. F. Fallon, A. I. Caplan (Hrsg.): Progress in Clinical and biological Research Limb Development and Regeneration, Part A. S. 195-205, Alan R. Liss, Inc. New York 1983 .

[20] McCredie, J.: Neural crest defects: A neuroanatomic basis for classification of multiple malformations related to phocomelia. J. Neurol. Sci. 28 (1976) 373-381.

[21] McCredie, J.: Thalidomide and the neural crest. In: H. J. Merker, H. Nau, D. Neubert (Hrsg.): Teratology of the limbs, S. 431-448. W. de Gruyter, Berlin, New York 1980.

[22] Newman, S. A.: Fibroblast progenitor cells of the embryonic chick limb. JEEM 56 (1980) 191-200.

[23] Noakes, P. G., M. R. Bennett: Growth of axons into developing muscles of the chick forelimb is preceded by cells that stain with Schwann cell antibodies. J. comp. Neurol. 259 (1987) 330-347.

[24] Noakes, P. G., M. R. Bennett, J. Stratford: Migration of Schwann cells and axons into developing chick forelimb muscles following removal of either the neural tube or the neural crest. J. comp. Neurol. 277 (1988) 214-233.

[25] Rutishauser, U., L. Landmesser: Polysialic acid on the surface of axons regulates patterns of normal and activity-dependent innervation. TINS 14 (1991) 528-532.

[26] Taniuchi, M., B. H. Clark, E. M. Jr. Johnson: Induction of nerve growth factor receptor in Schwann cells after axotomy. Proc. Natl. Acad. Sci. USA 83 (1986) 4094-4098.

[27] Wachtler, F.: Über den möglichen doppelten Ursprung von Schwannschen Zellen. Verh. Anat. Ges. 79 (1985) 603-604.

[28] Yntema, C. L.: Deficient innervation of the extremities following removal of neural crest in amblystoma. J. exp. Zool. 94 (1943) 319-349.

5. Die Lagebeziehungen der Zahnanlagen der NMRI-Maus zu ihren umgebenden Strukturen

R. J. Radlanski, A. Jäger, E. Mocker und D. Rahlfs

5.1. Einleitung

Grüneberg [3] hat darauf hingewiesen, daß ein morphogenetischer Zusammenhang zwischen dem umgebenden Knochen und den Zahnanlagen besteht. Bei den von ihm untersuchten Gray Lethal Mice lag ein Knochenresorptionsdefekt vor, woraufhin u.a. die Zahnanlagen in ihren knöchernen Krypten in ihrer normalen Ausdehnung behindert waren. Die Zähne, die sich entwickelten, waren vergleichsweise kleiner, die Anzahl der Höcker der Molaren hatte zugenommen, und die Höckerspitzen waren stärker geneigt.

Über die Normalentwicklung der **knöchernen** Ummauerung der Zahnanlagen bei der Maus ist unsere Kenntnis im Detail bisher lückenhaft. Deshalb konnte bisher keine Aussage darüber gemacht werden, in welchem Maße die Verknöcherung von Maxilla und Mandibula in unmittelbarer Nähe der Zahnanlagen mit von morphogenetischer Bedeutung für die Zahnform sein könnte.

Anhand von computergraphischen 3D-Rekonstruktionen von Paraffin-Schnittserien der dentalen und peridentalen Anlagegebiete bei NMRI-Mäusen soll hierzu ein Beitrag der pränatalen Entwicklung geleistet werden.

5.2. Material, Methode und Technik

31 Kopfpräparate von Mäusefeten vom 12. bis 19. Tag der intrauterinen Entwicklung wurden in Bouin-Lösung fixiert. Die Altersbestimmung der

---

Gefördert durch die DFG (Ra 428/1-3) und die Deutsche Gesellschaft für Zahn-, Mund- und Kieferheilkunde. Wir danken Herrn Prof. Dr. R. Herken, Abt. Histologie im Zentrum Anatomie der Universität Göttingen, für seine Unterstützung dieser Untersuchung

Embryonen erfolgte anhand der Tragzeit des Muttertieres; es wurden jeweils die größten Exemplare eines Wurfes zur Untersuchung ausgewählt. Die Präparate wurden mit Hilfe von RDO (Schnellentkalker. Hersteller: Eurobio s.a. Paris. Vertrieb: Pharmacia Labor & Medizin, Ratingen) entkalkt, in aufsteigender Alkoholreihe entwässert und nach üblicher histologischer Technik über die Zwischenmedien Methylbenzoat und Benzol in Paraffin eingebettet. Es wurden Schnittserien bei einer Schnittdicke von 7 µm hergestellt, die Färbung der Schnitte erfolgte mit Hämatoxylin-Eosin. Verschiedene Präparate desselben Stadiums wurden frontal, sagittal und horizontal geschnitten.

Die computergraphischen Rekonstruktionen wurden in Anlehnung an die Born'sche Wachsplattenrekonstruktionstechnik [1] mit der Software HISTOL (Entwickler: H. König, Tübingen. Vertrieb: List electronics, Darmstadt-Eberstadt), die Konturlinienplots liefert, hergestellt [11].

5.3. Befunde

5.3.1. Die Entwicklung des i^1 und seine knöcherne Ummauerung

Am Tag 12 der intrauterinen Entwicklung ist noch keine Zahnleiste und auch keine Vestibularleiste nachweisbar.

Am Tag 13 hat die Anlage des i^1 bereits das Knospenstadium erreicht. Die kranio-kaudale Ausdehnung der Knospe beträgt etwa 100 µm, die anterio-posteriore Ausdehnung etwa 230 µm, und der mesio-distale Durchmesser beträgt etwa 250 µm. Es befinden sich aber noch keine Knochenbildungen in dieser anterioren Region der Maxilla.

Am Tag 14 hat die Anlage des i^1 etwa die Form eines Dreiecks, ist nach posterior geneigt und hat eine kräftige laterale Schmelzleiste gebildet. Der mesio-distale Durchmesser dieser Anlage ist mit etwa 370 µm größer als der anterio-posteriore Durchmesser von etwa 300 µm. In kranio-kaudaler Richtung ist die Anlage des Incisivus dagegen mit etwa 170 µm flach gestaltet. Knöcherne Anlagen der Maxilla werden medial der Zahnanlage im Abstand von stellenweise nur 17 µm, lateral 40 µm, und anterior und kranial im Abstand von etwa 100 µm vorgefunden.

Am Tag 15 läßt sich die Zahnanlage nicht einem Knospen-, Kappen- oder Glockenstadium zuordnen. In der Ansicht von posterior weist diese Anlage die Form eines schrägen, nach kranial-lateral geneigten Rechteckes auf. Der anterio-posteriore Durchmesser beträgt etwa 360 µm, die kranio-kaudale Ausdehnung etwa 340 µm. Demgegenüber ist die Anlage in mesio-distaler Richtung etwa 270 µm breit. Kranial, nahezu über die gesamte Zahnanlage hinwegreichend, bildet die Maxilla ein Dach, das anterior einen Abstand von 90 µm und posterior einen Abstand von 30 µm einhält. Der anteriore Anteil der Zahnanlage wird allerdings von dem Knochendach der Maxilla nicht vollstängig bedeckt, dafür ragt es nach posterior über die Anlage hinaus.

Am Tag 16 zeigt die Anlage schon die charakteristische längliche Schaufelform eines Incisivus mit einer größten Ausdehnung von etwa 650 µm. Der umgebende Knochen bildet zur mesenchymalen Papille hin eine Rinne aus, in die Anteile der zervikalen Schlinge hineinragen. Ein Großteil des äußeren Schmelzepithels bleibt allerdings in diesem Stadium noch von Knochen unbedeckt. Nur an den kranialen Anteilen der Zahnanlage werden Knochenstrukturen vorgefunden, so daß die Maxilla in diesem Bereich in einem Abstand von etwa 40 µm dachförmig über die Anlage hinwegragt.

Am Tag 17 ist die Zahnanlage in anterio-posteriorer Richtung noch deutlich länger (etwa 800 µm) geworden. Die maximale Breite beträgt etwa 450 µm, die kranio-kaudale Dicke dieser abgeflachten Anlage erreicht etwa 200 µm. Die Zahnanlage ist in diesem Stadium bereits sehr weitgehend von Knochen eingeschlossen. Während sie medial und dorsal annähernd komplett von Knochenstrukturen im Abstand von etwa 40 µm umgeben ist, bleibt der nach anterior weisende Bereich des äußeren Schmelzepithels noch frei von Knochen.

Am Tag 18 hat sich die Anlage des i^1 weiter vergrößert, ohne dabei ihre Form weiter zu verändern. Sie liegt jetzt fast horizontal im Knochen, der sie nahezu vollständig ummantelt. Nur im anterioren kaudalen Bereich der Zahnanlage, wo sie aus der generellen Zahnleiste hervorgeht, fehlt die knöcherne Einfassung. Die Länge der Incisivenanlage beträgt nun etwa 1500 µm, ihre Breite etwa 650 µm, und ihre Dicke etwa 250 µm. Der Abstand zum einmauernden Knochen beträgt zwischen 50 und 100 µm.

Am Tag 19 haben sich gegenüber dem vorangegangenen Stadium kaum Veränderungen ergeben. Der knöcherne Einschluß der Zahnanlage ist nahezu abgeschlossen, da sich die anterior liegende Lücke der Knochenstrukturen, dort wo die Anlage aus der generellen Zahnleiste hervorgeht, weiter verengt hat.

5.3.2. Die Entwicklung des i_1 und seine knöcherne Ummauerung

Am Tag 12 der intrauterinen Entwicklung ist auch im Unterkiefer in dieser Region noch keine Zahnleiste und auch keine Vestibularleiste nachweisbar.

Am Tag 13 finden wir den i_1 als runde Knospe mit einem Durchmesser von etwa 170 µm vor. Der Meckel'sche Knorpel liegt kaudal von der Anlage. Zunächst nähert er sich bis auf etwa 180 µm, und sich dann nach posterior immer weiter von ihr zu entfernen. Es liegen keine Anzeichen von Knochenbildungen in dieser Region vor.

Am Tag 14 ist die Anlage des i_1 länglich geworden, sie weist mit einer Ausdehnung von etwa 620 µm in anterior-posteriore Richtung. In kraniokaudaler Richtung dehnt sie sich bis auf etwa 340 µm aus, und in mesiodistaler Richtung beträgt der Durchmesser dieser schmalen Anlage etwa 220 µm. Die Zahnanlage ist nach kranial geneigt, so daß der kaudale Randwulst den kranialen Randwulst um etwa das Doppelte nach posterior überragt. Die Mandibula und der Meckel'sche Knorpel ragen gegenüber i_1 weiter nach anterior hinaus. Zunächst liegt die Mandibula kaudal und lateral in dichter Lage zum Meckel'schen Knorpel, um dann medial zwischen letzteren und die Zahnanlage zu ziehen. Einzelne Knochenausläufer nähern sich der Zahnanlage zwar bis auf etwa 130 µm, aber der Meckel'sche Knorpel und die Mandibula entfernen sich im medial-anterioren Bereich voneindander auf etwa 600 µm. Dementsprechend ist der Abstand zwischen der Zahnananlage und dem Meckel'schen Knorpel relativ groß und wächst von etwa 470 µm lateral auf etwa 1100 µm medial (Abb. 1).

Am Tag 15 läßt sich das Entwicklunsstadium der Zahnanlage des i_1 in kein typisches Knospen-, Kappen- oder Glockenstadium einordnen. Diese Anlage ist nach lateral geneigt. Die mesio-distale Ausdehnung dieser schma-

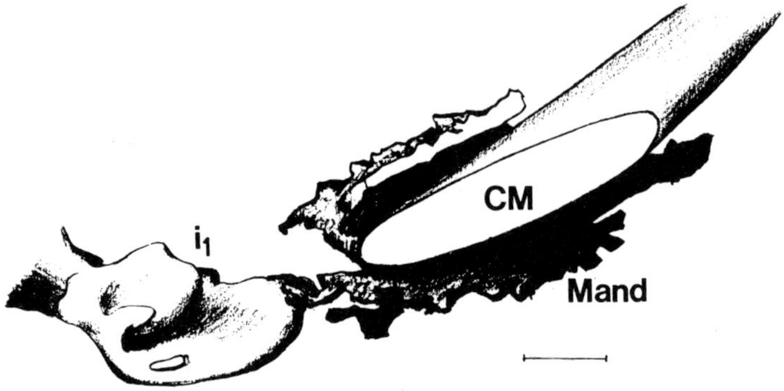

Abb. 1: Die rechte Zahnanlage i_1 und ihre Lagebeziehungen zum Meckel'schen Knorpel (CM) und der Mandibula (Mand) am Tag 14 der Entwicklung. Ansicht von medial und 15 ° kranial. Maßstabsmarke: 200 µm.

len Zahnanlage beträgt nur etwa 215 µm, in kranio-kaudale Richtung beträgt sie dagegen etwa 430 µm. Der sagittale Durchmesser beträgt etwa 450 µm. Die Zahnanlage liegt lateral vom Meckel'schen Knorpel, die Mandibula verläuft um etwa 200 µm kaudal vom Meckel'schen Knorpel und der Zahnanlage. Der Meckel'sche Knorpel nähert sich der Zahnanlage von kaudal bis auf 95 µm im anterioren, und bis auf 40 µm im posterioren Bereich.

Am Tag 16 ist zu erkennen, wie die Umhüllung der Anlage i_1 mit Knochenanteilen der Mandibula von dorsal her fortschreitet. Die Knocheneinfassung ist nach anterior hin offen, auf dem Boden der Knochenhülse verläuft der Meckel'sche Knorpel, und die flache Zahnanlage senkt sich von anterior her in die Knocheneinfassung bis etwa zur Hälfte hin ein.

Am Tag 17 hat die Anlage i_1 eine Länge von etwa 1700 µm. Die knöcherne Einkapselung des i_1 von medial-posterior her ist nahezu vollständig. Abgesehen von der anterioren Region, in der die Zahnanlage mit der generellen Schmelzleiste noch verbunden ist, bleibt lediglich an der Bukkalfläche der knöchernen Einmauerung eine Unterbrechung erkennbar.

Am Tag 18 ist die Länge des Zahnkeims i_1 in sagittaler Richtung auf etwa 2700 µm angewachsen. Die Zahnanlage ist komplett knöchern eingemauert, jedoch bleibt im anteriorern Bereich wegen der noch bestehenden Epithelbrücke der Zahnanlage zur generellen Zahnleiste ein entsprechendes Areal knochenfrei. Der Abstand zum Knochen beträgt zwischen 50-80 µm (Abb. 2).

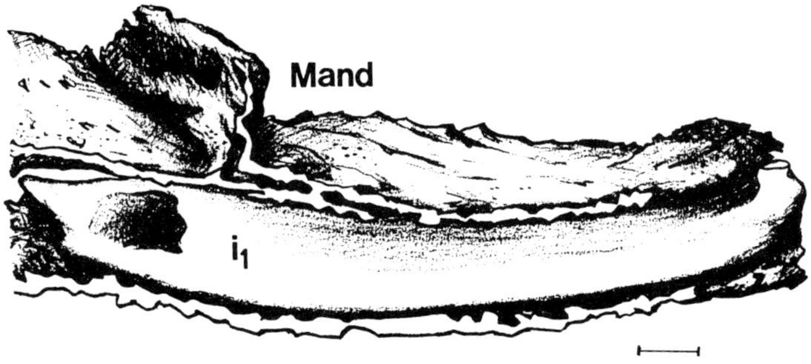

Abb. 2: Die rechte Zahnanlage i_1 und ihre Lagebeziehung zu knöchernen Anteilen der Mandibula (Mand) am Tag 18 der Entwicklung. Ansicht von lateral und 45 ° kranial. Die Knochenanteile, die die Zahnanlage von lateral her verdecken, wurden in der Abbildung weggelassen. Maßstabsmarke: 200 µm.

Am Tag 19 erstreckt sich der Frontzahnkeim über einen weiten Bereich in die Mandibula hinein. Er ist fast vollständig von Knochen eingeschlossen, die epitheliale Verbindung zum Mundepithel ist sehr stark abgeschnürt. Der Meckel'sche Knorpel ist in dieser Region mit Ausnahme seiner anterioren Teile abgebaut und stellt somit keinen Beitrag zur Einkapselung der Zahnanlage dar.

5.3.3. Die Entwicklung der Molarenanlagen im Oberkiefer und ihre knöcherne Ummauerung

Am Tag 12 ist noch keine Zahnleiste im Oberkiefer vorhanden.

Am Tag 13 der Entwicklung ist erkennbar, daß die Anlage des Molaren deutlich weiter entwickelt ist als die Incisivianlage. Die Anlage des m^1 weist die Gestalt eines langgestreckten Wulstes auf, der etwa über 600 µm lang ist und im Bogen von posterior nach anterior zieht. Die Zahnanlage erreicht eine kranio-kaudale Höhe von etwa 120 µm, der latero-mediale Durchmesser beträgt etwa 170 µm. Maxilla und Vestibularleiste sind in dieser Region nicht vorhanden.

Am Tag 14 ist die Anlage des m^1 nach anterior geneigt, der Durchmesser in anterio-posteriore Richtung beträgt etwa 500 µm, der kranio-kaudale Durchmesser beträgt etwa 200 µm und die transversale Ausdehnung erreicht etwa 300 µm. Posterior von m^1 liegt kein maxillärer Knochen; medial beträgt der Abstand zwischen der Zahnanlage und frühen Knochenbildungen etwa 190 µm.

Am Tag 15 hat die Molarenanlage m^1 im Oberkiefer ein spätes Kappenstadium erreicht. Die größte Ausdehnung erreicht diese längliche Zahnanlage in sagittaler Richtung mit etwa 800 µm, der transversale Durchmesser beträgt ca. 260 µm. Die Maxilla besteht in dieser Region aus voneinander deutlich getrennten Anteilen, von denen einer medial und der andere kranial von der Zahnanlage liegt. Der Abstand des medialen Anteils der Maxilla zur Zahnanlage beträgt zwischen ca. 260 und 350 µm. Von kranial her nähert sich der Knochen der Zahnanlage bis auf etwa 130 µm an (Abb. 3).

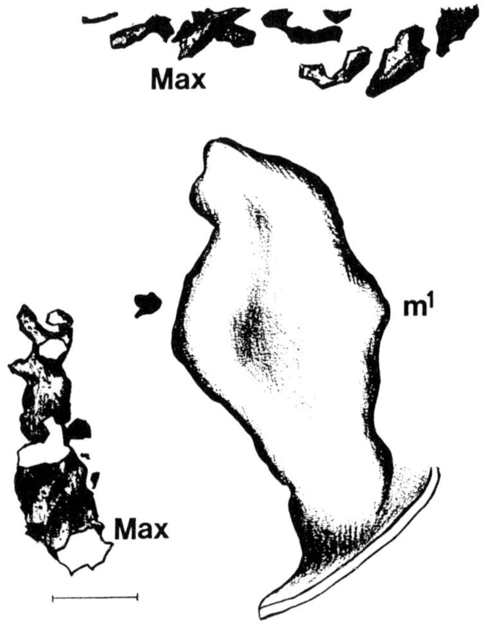

Abb. 3: Die rechte Zahnanlage m^1 und ihre Lagebeziehung zu knöchernen Anteilen der Maxilla (Max) am Tag 15 der Entwicklung. Ansichts von posterior und 45 ° kranial. Maßstabsmarke: 100 µm.

Am Tag 16 befindet sich der m^1 noch im relativ frühen Glockenstadium;

der m^2 hat ein sehr frühes Kappenstadium erreicht. Die Glocke m^1 zeigt sich als eine ovale Struktur, wobei der distale Abschnitt rund ausgeformt ist, während der mesiale Randwulst flach ausläuft. Der mesio-distale Durchmesser von m^1 beträgt etwa 600 µm, der von m^2 etwa 400 µm. Anteile der Maxilla verlaufen im Abstand von etwa 100 µm parallel zum anterioren Umfang von m^1 . Lateral von den Zahnanlagen, etwa kaudal unterhalb des epithelialen Randwulstes, verläuft eine knöcherne Extension nach distal, die bis etwa in die Mitte der Anlage m^2 reicht. Sie nähert sich den Anlagen bis auf etwa 40 µm an. Medial und teilweise auch lateral der Zahnkeime sind ebenfalls Knochenstrukturen zu finden, deren zahnanlagenwärts gerichteten Konturen etwa dem Verlauf der Epithelränder der Zahnanlagen folgen. Da kranial von den Zahnanlagen keine Knochenstrukturen zu finden sind, bildet die Maxilla in diesem Stadium der Entwicklung eine Art knöcherne Wanne für die Zahnkeime, deren Boden jedoch kaudal vom distalen Anteil des m^2 perforiert ist. Die Wanne breitet sich kaudal und lateral des N. infraorbitalis unterhalb der Orbita in sagittaler Richtung aus, nimmt in kranio-kaudaler Richtung an Dicke zu und entwickelt den zur Medianebene ausladenden Processus palatinus. Die Maxilla hat hier also die Gestalt eines breiten, kranialwärts und in den mittleren und hinteren Bereichen der Zahnanlagen auch vestibulärwärts offenen Troges, in dessen Einsenkungen die Anlagen der Molaren zu finden sind. Anzeichen zur Bildung knöcherner Septen zwischen den Zahnanlage fehlen noch.

Am Tag 17 hat die Anlage des m^1 ein typisches Glockenstadium mit ausgeprägter Reliefstruktur des inneren Schmelzepithel erreicht. Die Anlage des zweiten Molaren befindet sich im Kappenstadium, enthält noch den sogenannten Schmelzknoten, wobei für den Grat 2 und 3 (nach Gaunt [2]) das innere Schmelzepithel bereits leichte Reliefbildungen zeigt. Es wäre allerdings zu weit gegriffen, in diesem Stadium von einer eigentlichen Höckerbildung zu sprechen.

Die umgebenden Knochenstrukturen schließen die Zahnanlagen wie am Vortag der Entwicklung muldenförmig ein. Mesial, palatinal und kaudal verlaufen die inneren Begrenzungen der Mulde annähernd parallel zu den Strukturen des inneren Schmelzepithels. Dabei hat m^1 mit 20 - 30 µm eine räumlich engere Beziehung zu seinem umgebenden Knochen als m^2, bei dem der Abstand zwischen 100 und 150 µm beträgt. Es zeigen sich bereits Anzeichen von Bildungen der knöchernen Interdentalsepten.

Am Tag 18 läßt sich bei Betrachtung der Faltung des inneren Schmelzepithels von m^1 bereits die dreigeteilte Aufteilung der Krone erkennen. m^2 hat weist den Entwicklungsstand von m^1 am Tag 15 auf. Beide Zahnanlagen haben an Breite zugenommen, sie wirken also nicht mehr so stark langgestreckt in mesio-distaler Richtung. Abgesehen von der Größenzunahme stellt sich die Einkapselung der Zahnanlagen von ihren umgebenden Knochenstrukturen als weitgehend ähnlich mit dem vorangehenden Stadium dar.

Am Tag 19 haben sich die Einfaltungen des inneren Schmelzepithels der Zahnglocken weiterentwickelt, sodaß sowohl bei m^1 als auch bei m^2 Lokalisation und Charakterisierung der unterschiedlichen Höcker erkennbar werden. Die Zahnanlagen sind, abgesehen von der Kranialfläche und den distalen Anteilen der Kaudal- und Bukkalflächen, vollständig von Knochen eingemauert. Der Abstand zwischen Zahnkeim und Knochen beträgt etwa 40 µm.

5.3.4. Die Entwicklung der Molarenanlagen im Unterkiefer und ihre knöcherne Ummauerung

Am Tag 13 befindet sich die Anlage des m_1 im Stadium der Knospe. Ihre Ausdehnung in mesio-distale Richtung beträgt etwa 290 µm, ihr transversaler Durchmesser beträgt etwa 120 µm. Der Meckel'sche Knorpel liegt kaudal von ihr in einer Entfernung von etwa 180 µm. Knochenstrukturen werden in dieser Region noch nicht vorgefunden.

Am Tag 14 hat die Anlage m_1 das späte Kappenstadium erreicht, wobei die sagittale Ausdehnung etwa 310 µm beträgt, der transversale Durchmesser ist etwa 75 µm. Kaudal von m_1 liegt der Meckel'sche Knorpel in einer Entfernung von etwa 170 µm. Von anterior wird der Meckel'sche Knorpel von Strukturen der frühen Mandibula umgeben, die nach posterior eine Spange um den Knorpel bildet, und sich zwischen Zahnanlage und Korpel ausdehnt. Die Knochenausläufer nähern sich der Kappe bis auf etwa 60 µm an.

Am Tag 15 läßt sich der Entwicklungszustand der Anlage m_1 etwa dem Stadium der frühen Glocke zuordnen, mit einem transversalen Durchmesser von etwa 180 µm und einer sagittalen Ausdehnung von etwa 900 µm. Die Mandibula liegt lateral von der Zahnanlage, der Meckel'sche Knorpel kaudal. Zwar nähern sich einzelne Knochenausläufer der Zahnanlage bis auf etwa 40 µm, aber überwiegend ist die Mandibula etwa 80 µm von ihr entfernt. Der Abstand zwischen den Meckel'schen Knorpel und der Zahnglocke beträgt posterior etwa 150 µm und nimmt nach anterior auf etwa 370 µm zu.

Am Tag 16 unterscheiden sich die Zahnanlagen der Molaren deutlich voneinander. Während m_1 schon das Bild einer gut ausgebildeten Zahnglocke bietet, zeigt sich m_2 noch als Keim im Glockenstadium. Der Keim des ersten Molaren ist durch einen ovalen Umriß gekennzeichnet, dessen distales Ende zugespitzt erscheint. Seine Ausdehnung in mesio-distaler Richtung beträgt etwa 600 µm. Dieses Merkmal weist auch bereits die Knospe des m_2 auf, die eine mesio-distale Ausdehnung von etwa 350 µm erreicht.
Die Zahnkeime sind in eine knöcherne Rinne eingelagert, die mesial durch die massiven Strukturen des Unterkieferalveolarfortsatzes und kaudal durch den Unterkieferkörper und den Meckel'schen Knorpel begrenzt wird. Der Meckel'sche Knorpel ist allerdings seinerseits vom Knochen eingemauert. Während m_1 schon eine enge räumliche Beziehung von etwa 70 µm zum Knochen aufnimmt, beträgt der Abstand der Anlage m_2 noch etwa 120 µm.

Am Tag 17 unterscheiden sich die Molarenanlagen von denen des Vorstadiums durch ihre Größenzunahme und die Faltungen des inneren Schmelzepithels. Die Anlage m_1 hat ihre ovale Form beibehalten, ihre mesio-distale Ausdehnung beträgt etwa 700 µm. Ihr transversaler Durchmesser beträgt etwa 250 µm. Das innere Schmelzepithel dieser Zahnglocke zeigt im Vergleich zu Tag 16 bereits markante Einfaltungen, die sich leicht dem Relief der späteren Zahnkrone zuordnen lassen. Das innere Schmelzepithel der Anlage des m_2 bildet in diesem Stadium lediglich eine längliche, steil ansteigende und kranial abgerundete Erhebung, ohne daß es jegliche Einfurchungen aufweist. Ihre mesio-distale Ausdehnung beträgt etwa 400 µm.

Die Zahnkeime sind im Stadium des Tages 17 zirkulär fast vollständig von dem Unterkieferknochen umgeben, sodaß man von einer Knochenhöhle für die Zahnanlagen sprechen kann. Lediglich im Bereich kranio-lingual weist diese Höhle noch Verbindungen zum angrenzenden Mesenchym auf. Ansonsten umgibt der Knochen die Zahnanlagen, indem seine Innenflächen der Kontur der Zahnanlagen relativ gut folgen. Diese Tatsache gilt vor allem für m_1, den an seinen lateralen Flächen nur noch ein Abstand von etwa 50 μm zu den umgebenden Knochenpartien trennt. Die Anlage m_2 weist besonders an ihren lingualen Flächen eine in diesem Umfang so enge räumliche Beziehung nicht auf. Anzeichen für knöcherne Interdentalsepten sind nicht feststellbar. Während die bukkale Unterkieferwand nach dorsal zunehmend massive Knochenstrukturen aufweist, besteht die linguale Knochenbedeckung durchgehend aus nur 20 - 30 μm starken Knochenlamellen.

Am Tag 18 liegen beide Zahnanlagen m_1 und m_2 relativ dicht beieinander. Die Gestalt des äußeren Schmelzepithels von m_1 weist wenige Unterschiede zu der des Vortages auf, lediglich eine Größenzunahme ist auffällig, denn die mesio-distale Ausdehnung beträgt nun fast 1000 μm. Im Faltungsmuster des inneren Schmelzepithels sind alle wichtigen Strukturmerkmale eines voll ausgebildeten Molaren bereits erkennbar, insbesondere die anteriore Neigung der Höckeranlagen. Die Anlage m_2 hat inzwischen auch das Glockenstadium erreicht, ihr mesio-distaler Durchmesser beträgt etwas mehr als 400 μm. Die knöcherne Ummantelung der Zahnanlagen ist nahezu vollständig abgeschlossen. Die am Vortag noch offene kranio-linguale Partie ist lingual weiter knöchern verschlossen, so daß jetzt nur noch kranial, an der Verbindung des Zahnkeimes zu der Zahnleiste, eine korrespondierende Lücke im Knochenfach beibehalten wird. Die beiden Zahnanlagen befinden sich noch in einer gemeinsamen Knochenhöhle, Anzeichen von Interdentalseptierungen sind noch nicht erkennbar. Der knöcherne Tunnel, in dem der Meckel'sche Knorpel während der frühen Stadien zu liegen kam, verengt sich zunehmend, nachdem der Korpel abgebaut wird.

Am Tag 19, dem Tag der Geburt, hat die mesio-distale Ausdehnung von m_1 mehr als das doppelte der Ausdehnung von m_2 erreicht. m_1 hat einen sagittalen Durchmesser von etwa 1200 μm und eine transversale Ausdehnung von etwa 400 μm. Dagegen ist m_2 mit einem sagittalen Durchmesser von etwa 450 μm deutlich kleiner. Hier beträgt der transversale Durchmesser etwa 200 μm. Distal von m_2 findet sich die Anlage von m_3 in Form einer knospigen Auftreibung. Das Höckerrelief ist bei der Anlage m_1 bis auf kleine Parafissuren im inneren Schmelzepithel vollständig angelegt. Die Anlage des m_2 entspricht in etwa dem Stadium des m_1 am Tag 17.

Die knöcherne Einkapselung der Zahnanlagen ist, abgesehen von der epithelialen Verbindungsstelle zwischen den einzelnen Zahnanlagen und der generellen Zahnleiste, komplett. Auch m_2 weist in diesem Stadium eine enge räumliche Beziehung zu den Innenwänden der Knochenhöhlen auf. Der Abstand zwischen Knochen und Zahnanlagen beträgt nur noch zwischen 40 und 50 µm. Die Knochenlamellen sind auch im Bereich des m_2 jetzt auch deutlich dicker. Anzeichen für die Bildung von Interdentalsepten sind auch in diesem Stadium nicht zu finden (Abb. 4).

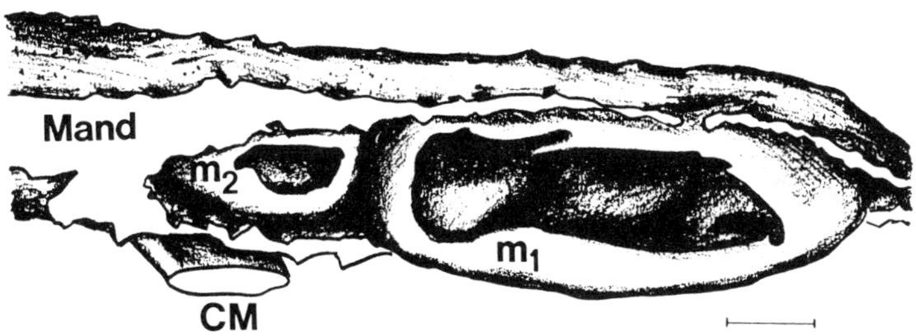

Abb. 4: Die rechten Zahnanlagen m_1 und m_2 und ihre Lagebeziehungen zu knöchernen Anteilen der Mandibula (Mand) und zum Meckel'schen Knorpel (CM). Ansicht von lateral und 45 ° kaudal. Die Knochenanteile, die die Zahnanlage von lateral her verdecken, wurden in der Abbildung weggelassen. Maßstabsmarke: 200 µm.

5.4. Diskussion

Im Zentrum der Untersuchung stand die Frage, ob sich aus den **Lageverhältnissen zwischen Zahnanlagen und Knochen** möglicherweise Hinweise auf Ursachen zur Faltung des inneren Schmelzepithels und damit zur Höckerbildung ergeben. Hierbei sind letztlich nicht allein grobe mechanische Wirkungen, sondern möglicherweise hierdurch ausgelöste Differenzierungsprozesse auf zellulärer Ebene gemeint. Immerhin zeigen die Untersuchungen von Grüneberg [3], daß sich bei dem Knochenresorptionsdefekt und der dadurch entstehenden besonderen räumlichen Enge für die Zahnanlagen u. a. dichtere Faltungen und Höckerfehlbildungen entstehen. Eine Hypothese [7] und räumliche

Rekonstruktionen [9] legen außerdem nahe, daß eine der Ursachen der Entstehung der frühen Erhebungen des Zahnleistenepithels, aus denen sich die Zahnknospen entwickeln, in der Ausdehnungsbehinderung der Zahnleiste liegen könnte. Die Zahnleiste liegt nämlich beim Menschen im Stadium um 20 mm SSL eingebettet in knöcherne Strukturen der Mandibula bzw. der Maxilla, und nach dorsal hin ist eine Ausbreitungsbehinderung durch den Ramus ascendens sowohl im Unterkiefer als auch im Oberkiefer gegeben [8, 9]. Ob Zusammenhänge dieser Art bei der Maus eine Rolle spielen können, kann gegenwärtig nicht ausgeschlossen werden, denn in der vorliegenden Untersuchung stand die Verknöcherung der engeren Umgebung der Zahnanlagen im Vordergrund. Eine Studie, die die gesamte Ausdehnung von Maxilla und Mandibula und die Zahnanlagen umfaßt, ist gegenwärtig in Arbeit.

Die Bildung von knöchernen Septen zwischen den Molarenanlagen finden wir bei der Maus zwischen m^1 und m^2 bereits am 17. Tag der Entwicklung; im Unterkiefer kommt es dagegen bis zur Geburt zwischen den Molarenanlagen zu keiner Septierung. Erste Anzeichen der Bildung knöcherner Zahnfächer finden wir beim Menschen im 64-mm-Embryo [8]. Rekonstruktionen späterer menschlicher Stadien beschreibt Norberg [5].

Die Befunde zeigen keine Regelmäßigkeit für die Entwicklung des Abstandes zwischen Knochen und Zahnanlage: Bei der Anlage i^1 finden wir am Tag 14 eine engste Lagebeziehung von 17 µm, wobei sich der Abstand auf etwa 100 µm am Tag 19 steigert. Bei i_1 ist die Situation genau umgekehrt, denn hier finden wir am Tag 15 einen Abstand zwischen Zahnanlage und Knochen von etwa 130 µm, der dann zum Tag 18 hin auf 50-80 µm abnimmt. Auch abnehmend ist die Entwicklung des Abstandes bei m^1, und zwar von 190 µm am Tag 14 bis hin zu etwa 40 µm am Tag 10. Für m_2 dagegen finden wir eine Zunahme des Abstandes von 40 auf 100 µm. Im wesentlichen konstant ist die Entfernung zwischen Knochen und der Zahnanlage des m_1; hier pendeln die Werte zwischen 40 und 80 µm. Bei m_2 wird auch wieder eine Zunahme des Abstandes von 180 auf 370 µm festgestellt. Aufgrund dieser Befunde besteht wohl kaum ein Anlaß, aus den speziellen Lagebeziehungen zwischen Zahnanlagen und dem umgebenden Knochen Einflußnahmen im primär mechanischen Sinn auf die Normalentwicklung der Form und der Faltungen abzuleiten.

Für die Entwicklung der Zahnanlagen **beim Menschen** kann ein solcher Einfluß in den Stadien der Zahnglocken auch nicht angenommen werden, denn bei m_2 finden sich regelmäßig größere Abstände zum Knochen als bei m_1, obwohl es bei beiden Zahnanlagen zu Faltungen des inneren Schmelzepithels kommt [8]. Möglicherweise spielen bei der Faltenbildung des inneren Schmelzepithels eher Faktoren eine Rolle, die sich in der Zahnanlage selbst finden lassen [7, 8, 10]. Zumindest können auch die lokalen mechanischen Eigenschaften des Epithels von Bedeutung sein [12].

5.5. Zusammenfassung

Die Zahnanlagen von Mäusefeten vom 12. bis 19. Tag der intrauterinen Entwicklung wurden anhand von Serienschnittrekonstruktionen computergraphisch dargestellt. Besonderes Augenmerk lag auf der Darstellung der Entwicklung der umgebenden knöchernen Strukturen. Für die Normalentwicklung lassen sich aus den Lagebeziehungen zwischen den Zahnanlagen und den umgebenden knöchernen Strukturen keine Zusammenhänge zur Bildung des Faltenreliefs des inneren Schmelzepithels herstellen.

Literaturverzeichnis

[1] Born, G.: Die Plattenmodellirmethode. Arch. mikr. Anat. 22 (1882) 587-599.

[2] Gaunt, W. A.: The development of the molar pattern of the mouse (Mus musculus). Acta Anat. 24 (1955) 249-268.

[3] Grüneberg, H.: The relations of endogenous and exogenous factors in bone and tooth development. J. Anat. 71 (1937) 236-244.

[4] Mocker, E.: Die Gestaltentwicklung der Zahnanlagen und deren Lagebeziehungen zu den umbgebenden Geweben bei Mäuseembryonen von Tag 12 bis Tag 15 in utero. Med. Diss., Göttingen 1991.

[5] Norberg, O.: Die Morphogenese der primitiven Zahnalveolen beim Menschen und ihre Bedeutung für die Stellungsanomalien der Zähne. Z. Anat. Entwickl.-Gesch. 100 (1933) 394-432.

[6] Radlanski, R. J., A. Jäger, B. Zimmer: The Origin of Tooth Number of the Human Deciduous Dentition - A Hypothesis. J. Med. Hypotheses 25 (1988) 139-140.

[7] Radlanski, R. J., A. Jäger, B. Zimmer: The Origin of Tooth Cusps - A Hypothesis J. Med. Hypotheses 25 (1988) 111-114.

[8] Radlanski, R. J.: Beiträge zur Gestaltentwicklung menschlicher Zahnanlagen der ersten Dentition. Histologische und morphologische Untersuchungen anhand computergestützter 3-D-Rekonstruktionen vom Stadium der Leiste bis zum Stadium der frühen Glocken im regionalen Vergleich und unter Einschluß der Umgebung. Med. Habilschr., Göttingen 1989.

[9] Radlanski, R. J., A. Jäger, W. Seidl, G. Steding: Zur Frühentwicklung menschlicher Zahnanlagen unter Einschluß der Umgebung. Dtsch. Zahnärztl. Z. 44 (1989) 127-129.

[10] Radlanski, R. J., A. Jäger: Early morphological differences in Human tooth primordia: A study based on computer-aided 3-D reconstructions including the surrounding structures. In: SMITH, P. (Hrsg.).: Function, Structure and Evolution of Teeth. Freund Publishers, London 1993.

[11] Radlanski, R. J., A. Jäger: Computer-aided 3-D-reconstructions (software: HISTOL) in Human Embryology Applied to Tooth Morphogenesis. Advantages and Limitations. VIIIth International Symposium on Dental Morphology, Jerusalem, Israel, May 7-11 1989.
In: SMITH, P. (Hrsg.): Function, Structure and Evolution of Teeth. Freund Publishers, London 1993.

[12] Radlanski, R. J., D. Kubein-Meesenburg: Zur Entstehung der Zahnform: Embryologische Untersuchungen anhand von Schnittserienrekonstruktionen. Dtsch. Zahnärztl. Z 45 (1990) 58-60.

[13] Rahlfs, D.: Die Gestaltentwicklung der Zahnanlagen und deren Lagebeziehungen zu den umgebenden Geweben bei Mäuseembryonen von Tag 16 in utero bis zur Geburt. Med. Diss., Göttingen 1992.

6. Histotypische Entwicklung und Zelldifferenzierung in der Organoidkultur - ein in vitro Modell für die Teratologie

B. Zimmermann

6.1. Einleitung

In vitro Modelle, die zur Verringerung von Tierversuchen bei der Abschätzung des teratogenen Potentials von Substanzen oder eines teratologischen Risikos während einer in der Schwangerschaft unumgänglichen medikamentösen Therapie, oder zur Aufklärung von Wirkungsmechanismen bei der Auslösung von Fehlbildungen dienen sollen, müssen zumindest die während der embryonalen und fetalen Entwicklung entscheidenden Prozesse der Morphogenese und Zelldifferenzierung einschließen. Dabei spielen Zell-Zell- und Zell-Matrix-Interaktionen sowie auto- und parakrine Regulationen eine grundsätzliche Rolle, die in üblichen Zellkulturen (Monolayer, Suspensionskulturen) nicht stattfinden (kaum Zellkontakte, Verdünnung parakriner Faktoren). In Organkulturen geeigneter primordialer Organanlagen dagegen findet eine histotypische Zelldifferenzierung statt; allerdings ist die Reproduzierbarkeit der Resultate wegen des naturgemäß heterogenen Ausgangsmaterials begrenzt.

Die Differenzierung von Zellen in vitro hängt ab von der Dichte in der sie kultiviert werden. Moscona und die Arbeitsgruppe um Steinberg [10, 11, 16, 17] zeigten, daß isolierte Einzelzellen in Suspension Aggregate bilden, in denen eine zelltypische Differenzierung mit Bildung histotypischer Strukturen auftrat. In Aggregaten aus Mischungen verschiedener Zelltypen sortierten sich diese aus und bildeten entsprechend differenzierte Strukturen.

Mesodermzellen aus Extremitätenanlagen bilden, in hoher Dichte gezüchtet, Aggregate, in denen die Zellen zu Chondrozyten differenzieren [2, 9, 12, 13, 14, 21]. In solchen "high density" Kulturen wachsen die isolierten Zellen (10^5 bis 10^6 Zellen pro 10 µl) in einem kleinen Tropfen ("drop culture") am Boden des Kulturgefäßes vom Medium bedeckt. Eine Modifikation dieser Methode stellt die "Organoidkultur" dar, in der die Zellen in hoher Dichte nicht am Boden eines Kulturgefäßes, sondern an der Medium/Luft-Grenze auf einem Membranfilter gezüchtet werden, wodurch die Ausbildung eines zelltypischen Mikromilieus gefördert wird. Die Bezeichnung "Organoidkultur" wurde wegen der Bildung organähnlicher Strukturen (Organoide) mit histotypischer Morphologie vor allem bei der Kultivation von Zellen parenchymatöser Organanlagen gewählt.

Im folgenden wird die **histotypische Differenzierung** verschiedener Zelltypen in der Organoidkultur beschrieben sowie Beispiele von substanzbedingten Beeinflussungen gegeben.

6.2. Material und Methoden

Embryonale bzw. fetale Organe bzw. Organanlagen wurden unter aseptischen Kautelen entnommen, zerkleinert, mit Hanks BSS gespült, mit Protease bei 37°C unter leichtem Schütteln inkubiert und nach weiteren Spülvorgängen in Medium durch wiederholtes Pipettieren in Einzelzellen dissoziiert. Die Zellsuspension wurde durch ein Nylonnetz (Maschenweite 20 um) filtriert, um eine Suspension aus Einzelzellen zu erhalten. Nach Zentrifugation bei 60 xg wurden 8 ul des Sedimentes auf ein Membranfilterstück (Cellulosenitrat, Sartorius, Porengröße 0,2 um) gegeben, das mit Hilfe einer kleinen Gitterbrücke (grid) aus Stahldraht an der Medium/Luft-Grenze in einer 35-mm-Plastikpetrischale gehalten wurde. Wachstumsmedium: Ham's F12 (Lungen- und Leberkulturen), DMEM (Knorpel- und Osteoblastenkulturen) oder ein Gemisch (1:1) aus beiden Medien (Neuronenkulturen) mit folgenden Zusätzen: 15 - 20 % fetales Kälberserum, 50 ug Ascorbinsäure/ml, BME nicht-essentielle Aminosäuren, Antibiotika (alles Biochrom, Berlin). 2 ml Medium pro 35-mm Plastikpetrischale; das Medium soll das Filter nur von unten erreichen. Mediumwechsel 2 x wöchentlich. Inkubation: 37 °C, wassergesättigte Atmosphäre, 5 % CO_2 in Luft.

- Knorpel-Organoidkultur: Vordere und hintere Extremitätenanlagen von 12 Tage alten Mäuseembryonen, 30 min 0,1 % Dispase (Boehringer, Mannheim) [21]. Zur Mineralisation Zugabe von 5 mM ß-Glycerophosphat (ß-GP) [25, 29].

- Osteoblasten-Organoidkultur: Kalvarien 20 Tage alter Rattenembryonen, Enzymgemisch aus Kollagenase und Elastase, 60 - 90 min, Verwerfen der ersten Inkubationslösung nach 10 min. Zur Mineralisation Zugabe von 10 mM ß-GP [24, 26].

- Lungen-Organoidkultur: Lungenanlagen 16 Tage alter Mäuseembryonen, 45 min Dispase/Kollagenase (Boehringer, Mannheim) [23, 30].

- Leber-Organoidkultur: Leberanlagen 16 Tage alter Mäuseembryonen, 30 min Dispase/Kollagenase [22].

- Neuronen-Organoidkultur: Rhombencephalonanlagen 12 Tage alter Mäuseembryonen, 20 min 0,1 % Dispase [27].

Auf die bildliche Wiedergabe der Osteoblasten-, Lungen-, Leber- und Neuronen-Organoidkultur mußte aus redaktionellen Gründen verzichtet werden.

Lichtmikroskopie:
Formalinfixierung, Färbung der Kulturen in Giemsalösung in toto, Entwässern in Propanol, Xylol und Eindecken in Eukitt. Das Filter wird transparent im Xylol

Elektronenmikroskopie:
Fixierung in 1 % Glutaraldehyd mit 1 % Tannin in 0,1 M Phosphatpuffer, pH 7,2, Nachfixierung in 1 % OsO_4 im gleichen Puffer, Entwässern in Ethanol, Einbettung in Epon

Spezielle Methoden (Alcianblau-Bindung, Kalziumbestimmung, Aktivität der Alkalischen Phosphatase):
siehe entsprechendes Zitat

6.3. Ergebnisse

6.3.1. Knorpel-Organoidkultur

Nach 24 Stunden hatten sich kleine blastemähnliche Aggregate aus chondrogenen Zellen gebildet, die im weiteren Kultivationsverlauf in Chondrozyten differenzierten. Die Bildung der Knorpelmatrix begann nach 3 Tagen. Nach 6 Tagen war ein typischer reifer Knorpel vorhanden (Abb. 1a). Lichtmikroskopisch waren mit Alcianblau Knorpelknötchen spezifisch anfärbbar (Abb. 1b). Zur quantitativen Bestimmung der Knorpelmenge ist das Auszählen der Knötchen oder die photometrische Messung des eluierten Alcianblaus möglich [21, 28, 29].

Enchondrale Mineralisation

Die Zugabe von ß-GP zum Medium der Knorpelorganoidkultur nach 6 Tagen führte während der weiteren Kultivation zur Mineralisation der Knorpelmatrix und zum Untergang der Chondrozyten (Abb. 1c). Der Kalziumgehalt der Kulturen stieg von basal 20 nmol/Kultur am Tag 6 auf 800 bis 1200 nmol am Tag 14 der Kultur. Im Medium stieg die Aktivität der alkalischen Phosphatase im gleichen Zeitraum von basal 40 mU/ml auf über 100 an. In den Kulturen selbst konnten 10fach höhere Aktivitäten gemessen werden [25, 29].

Die Wirkung von Retinoiden auf Chondrogenese und Mineralisation

Verschiedene Retinoide wurden in unterschiedlichen Konzentrationen den Kulturen zugegeben. Es kam dosisabhängig zu einer Hemmung der Knorpelbildung (Tab. 1). Auch die enchondrale Mineralisation wurde durch all-trans Retinsäure gehemmt (Tab. 2).

Tab. 1: Die Wirkung verschiedener Retinoide auf die Chondrogenese in der Knorpel-Organoidkultur

ug/ml	all-trans RA	13-cis RA	RO 10-1670	RO 11-1430	RO 13-6298	RO 15-0778
0.0001	-	-	-	-	100	-
0.001	-	-	-		19	-
0.01	82	100	109	100	0	105
0.1	48	67	101	99	0	100
1.0	16	31	30	95	-	97
10.0	0	0	0	109	-	84

Knorpel-Organoidkulturen wurden für 6 Tage gezüchtet, die Zugabe der verschiedenen Retinoide erfolgte für die Tage 1 - 3 in den angegebenen Konzentrationen. Die Knorpelbildung wurde mit dem Alcianblau-Bindungsassay bestimmt. Angaben in % der jeweiligen Kontrollen. Mittelwerte aus 4 Kulturen je Dosis.

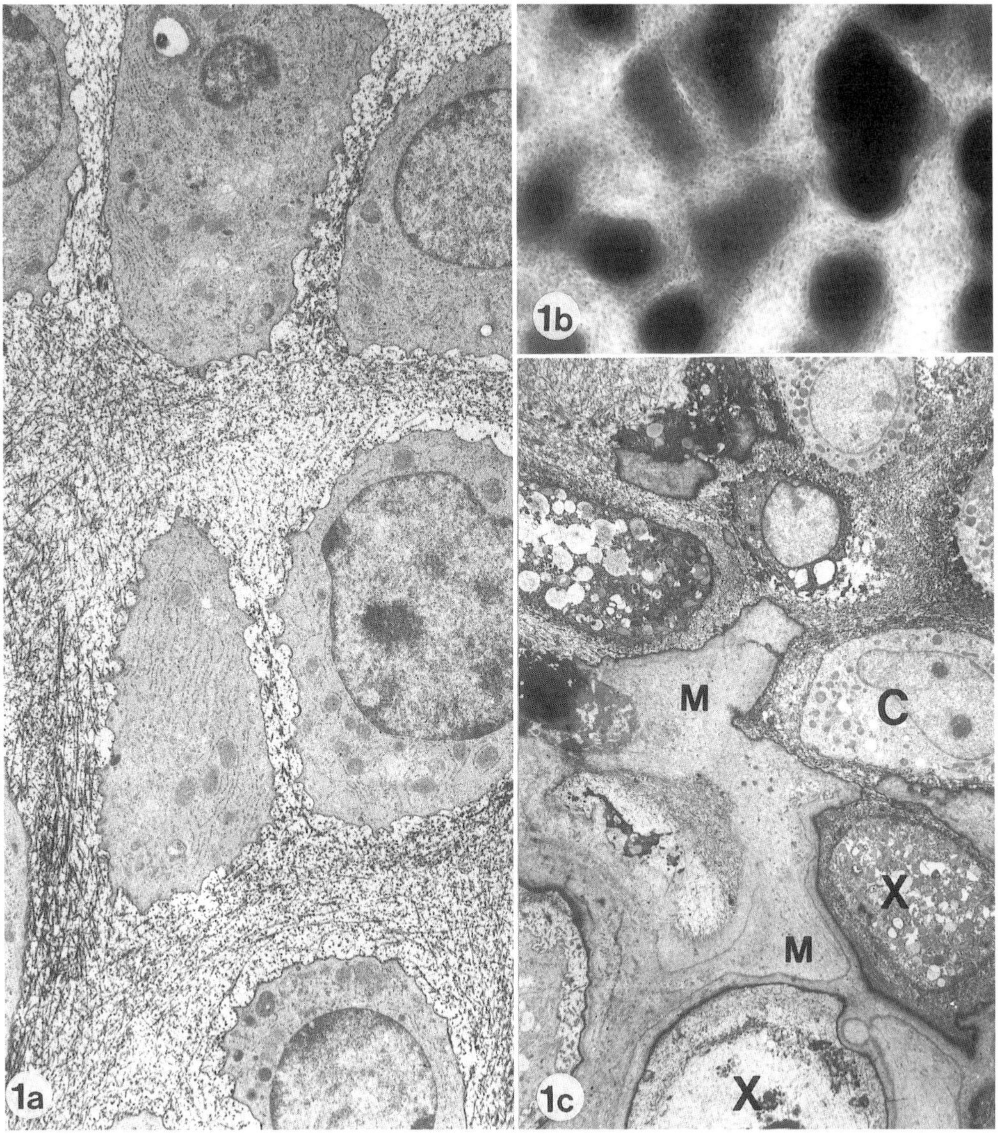

Abb. 1: Knorpel-Organoidkultur. a: Elektronenmikroskopie nach 6 Tagen in der Kultur: reife Chondrozyten in typischer Knorpelmatrix (7200 x). b: Lichtmikroskopie nach 6 Tagen in der Kultur. Alcianblaufärbung. Die gebildeten Knorpelknötchen sind deutlich angefärbt (120 x).
c: Induktion der enchondralen Mineralisation nach Zugabe von 5 mM β-GP Tage 7 - 14. Ausgedehnte mineralisierte Bereiche (M), einige Chondrozyten degenerieren (X), andere erscheinen intakt (C) (7200 x).

Tab. 2: Die Wirkung von all-Trans Retinsäure auf die enchonrale Mineralisation in vitro

	Calcium %	ABBA %	AP %
Kontrolle	100	100	100
10^{-9} M	96	108	81
10^{-8} M	99	107	25
10^{-7} M	95	109	25
10^{-6} M	57	102	13
10^{-5} M	33	68	10

Knorpel-Organoidkulturen wurden für 14 Tage gezüchtet, 5 mM ß-GP wurden während der Tage 7 - 14 zugegeben. Die Behandlung mit all-trans Retinsäure erfolgte in den angegebenen Konzentrationen ebenfalls für die Tage 7 - 14. Mittelwerte aus 2 Experimenten mit jeweils 3 Kulturen pro Dosis und Bestimmung.

6.3.2. Osteoblasten-Organoidkultur

Bereits nach 4 Tagen begann die desmale Mineralisation. Die Kalziumwerte pro Kultur stiegen auf über 3000 nmol nach 20 Tagen. Das Maximum der Aktivität der alkalischen Phosphatase fand sich zwischen Tag 8 und 12 in den Kulturen. Elektronenmikroskopische Untersuchungen zeigten, daß die Mineralisierung in jungen Kulturen vor allem an Kollagen erfolgt, in älteren Kulturen auch an häufig auftretenden Zellnekrosen. Auch eine Sekretion von mineralisierender Matrix konnte beobachtet werden [26]. Zugabe von Hemmstoffen der Kollagensynthese und der Glykosaminoglykansynthese hemmten die Mineralisation (Tab. 3).

6.3.3. Lungen-Organoidkulturen

Nach 24 bis 48 Stunden der Kultivation hatten sich die Epithelzellen aussortiert und kleine Aggregate gebildet, die von lockerem mesenchymalen Gewebe umgeben waren. Nach 3 Tagen waren alle Epithelaggregate von einer nahezu vollständigen Basalmembran umgeben. Dann begann die Differenzierung in Typ II Pneumozyten, charakterisiert durch das Auftreten

Tab. 3: Die Wirkung von L-Azetidine-2-COOH (LACA) und Nitrophenyl-β-D-Xyloside (NPX) auf den Calciumeinbau in Osteoblasten-Organoidkulturen

	Calcium %
Kontrolle	100
LACA 10^{-4} M	93
2 x 10^{-4} M	76
5 x 10^{-4} M	34
10^{-3} M	8
NPX 10^{-4} M	104
2 x 10^{-4} M	98
5 x 10^{-4} M	101
10^{-3} M	65

Osteoblasten-Organoidkulturen wurden für 12 Tage mit Zusatz von 10mM β-GP gezüchtet. Die Behandlung mit den matrixbeeinflussenden Substanzen erfolgte in der Kultivationsperiode von Tag 1 - Tag 7. Mittelwerte aus 2 Experimenten mit jeweils 2, bzw. 3 Kulturen.

von Lamellarkörperchen im Zytoplasma. Bis zum Tag 6 der Kultivation hatte sich ein großes Lumen in den Aggregaten gebildet, in das Lamellarkörperchen sezerniert wurden, so daß der Eindruck von alveolen-ähnlichen Strukturen entstand. Lichtmikroskopisch war der histotypische Aufbau mit Drüsenstrukturen deutlich erkennbar. In dem einschichtigen Epithel, das die Hohlräume auskleidete, waren die Typ II Zellen dominant. Das Mesenchym zwischen den Organoiden hat sich in ein kollagenreiches Bindegewebe differenziert [23, 30]. Auch Lungenzellen früherer Stadien (bis Tag 13) differenzierten sich in Typ II Pneumozyten, allerdings erst nach einer verlängerten Kultivationszeit von 21 bis 28 Tagen [31].

Stimulation und Hemmung der Bildung von Lamellarkörperchen

Wegen der Bedeutung der Surfactantsynthese für die Lungenfunktion bei Frühgeborenen wurden Substanzen untersucht, die bei der Behandlung des fetalen Atemnotsyndroms Verwendung finden. Alle Glukokortikoide, die geprüft wurden, stimulierten die Bildung von Lamellarkörperchen deutlich bei Konzentrationen zwischen 10 und 100 ng/ml. Auch Bromhexin führte zu einer signifikanten Stimulation der Bildung von Lamellarkörperchen. Dagegen konnte mit all-trans Retinsäure, dem klassischen Teratogen, die Differenzierung der Typ II Pneumozyten und die Bildung von Lamellarkörperchen gehemmt werden.

6.3.4. Leber-Organoidkulturen

Das Leberparenchym bildete nach 3 Tagen in der Kultur Epithelinseln, die von unreifen Zellen des blutbildenden Systems umgeben waren. Während der weiteren Kultivation bis zum Tag 6 differenzierten die Parenchymzellen zu typischen Leberzellen, die häufig im Zentrum der Epithelinseln Gallenkapillaren ausgebildet hatten, deren Lumen vom extrazellulären Raum durch typische tight junctions und Desmosomen verschlossen war. Parallel dazu waren vor allem Zellen der Erythropoese in verschiedenen Reifestadien vorhanden; insbesondere imponierten große Megakaryozyten. Nach Behandlung mit hepatotoxischen Substanzen konnte im Medium eine deutliche Erhöhung der LDH gemessen werden [22]. Unter der Behandlung mit all-trans Retinsäure blieb die Differenzierung der Hepatozyten aus. Durch Zusatz von Acetylsalicylsäure konnten bei höheren Konzentrationen (1 mM) zytotoxische Veränderungen induziert werden.

6.3.5. Neuronen-Organoidkultur

Am Tag 12 der embryonalen Entwicklung der Maus findet sich im Rhombencephalon ein mehrschichtiges Neuroepithel. Diese Zellen differenzierten sich in der Organoidkultur nach 28 Tagen unter Zusatz von 10^{-7} M Dexamethason in reife Neurone und Gliazellen. Zusätzlich waren in der Kultur immer Zellen mesenchymalen Ursprungs zu finden, die möglicherweise durch entsprechende Verunreinigungen des Ausgangsmaterials in die Kultur kamen. Diese Mesenchymzellen, die in der Kultur zu Fibroblasten differenzierten und eine kollagenreiche Matrix aufwiesen, lagen immer zwischen dem Membranfilter und dem neuronalen Gewebe, von dem sie durch eine Basallamina getrennt waren. Die Neurone selbst waren mehr oder weniger in kleinen Gruppen angeordnet, die untereinander von einem stark entwickelten Neuropil getrennt waren. Im Neuropil fanden sich myelinisierte Axone und viele Synapsen. Darüberhinaus traten großvolumige Blasen auf, die teils von dünnen Zellamellen glatt begrenzt waren, teils aber auch bizarre Einstülpungen von mikrovillireichen Zellen, ähnlich dem Epithel des Plexus choroideus, aufwiesen [27]. Die Behandlung mit für bestimmte Neuronentypen spezifischen Neurotoxinen (5,7-Dihydroxy-tryptamin, 6-OH-Dopamin) induzierte vereinzelte Degenerationen, was auf das Vorkommen von differenzierten serotonergen und dopaminergen Neuronen hinwies. Die Behandlung mit all-trans Retinsäure in der letzten Phase der Kultivation führte zu keinen deutlichen Veränderungen in der Morphologie.

6.4. Diskussion

Enzymatisch isolierte Zellen 5 verschiedener embryonaler oder fetaler Organe wurden in der Organoidkultur gezüchtet. In allen Fällen kam es zu einer histotypischen Strukturbildung mit einer Differenzierung der verschiedenen Zelltypen. Mesodermale Zellen aus embryonalen Extremitätenanlagen bildeten Knorpel, der nach Zusatz von β-GP enchondral mineralisierte. Osteoblasten aus fetalen Kalvarien bildeten desmalen Knochen. Aus Lungenzellen entstanden alveolenähnliche Strukturen und es differenzierten sich hauptsächlich in Typ II Pneumozyten. Zellen der fetalen Leber bildeten Parenchyminseln aus reifen Hepatozyten; blutbildende Zellen waren in verschiedenen Reifestadien zu finden. Neuroblasten differenzierten in reife Neurone und zeigten Synapsenbildung, Myelinisierung der Axone und Ventrikeläquivalente. In allen Fällen war das Resultat der Kultivation in Organoidkultur der normalen in vivo Morphologie sehr ähnlich. Diese Morphogenese und Zelldifferenzierung in vitro ist sicherlich auf die besonderen Bedingungen dieses in vitro Systems zurückzuführen, bei dem es wegen der hohen Zelldichte und der Trennung vom Medium durch ein Membranfilter zur Ausbildung eines gewebespezifischen Mikromilieus kommen kann, welches als bedeutsam für eine Zelldifferenzierung angesehen wird [1, 4, 7, 18, 23, 24, 25]. Aus den gleichen Gründen kann es in dieser Kultur zu den die Differenzierung induzierenden Interaktionen durch direkte Kontaktbildung oder auto- und parakrine Einflüsse zwischen den Zellen kommen. Diese spielen bei der Organogenese in der embryonalen Entwicklung eine entscheidende Rolle [3, 5, 6, 15, 19]. Damit ist die Möglichkeit gegeben, die Histogenese einzelner Organe in vitro zu simulieren, was eine Bedingung für einen Einsatz in der teratologischen Forschung darstellt. Allerdings ist auch die Forderung nach einer einfachen und schnellen Quantifizierung der Histogenese in vitro zu stellen. Diese Forderung wird momentan nur in dem Modell der Chondrogenese und der Mineralisation (enchondral und desmal) erfüllt. Die Chondrogenese kann leicht durch die Messung der Alcianblaubindung, die Mineralisation durch die Bestimmung des Kalziumgehaltes in der Kultur abgeschätzt werden.

Das Modell der Chondrogenese in der "high density culture" wird augenblicklich von mehreren europäischen Laboratorien unter Prüfung von 72 Substanzen validiert [8, 20]. Inwieweit andere in vitro Organmodelle in teratologische Fragestellungen einbezogen werden können, hängt beim Einsatz im Präscreening von der Entwicklung geeigneter Evaluierungsparameter ab. Umgekehrt rechtfertigen gezielte Fragestellungen zum Wirkungsmechanismus oder vergleichende Untersuchungen den Einsatz aufwendigerer morphologischer Methoden der Elektronenmikroskopie oder Immunhistochemie, so daß auch organbezogene Effekte gezielt experimentell untersucht werden können.

(Gefördert durch die DFG im Rahmen des Sfb 174 und Be 1142/2-2).

Literaturverzeichnis

[1] Agresti, C., F. Aloisi, G. Levi.: Heterotypic and homotypic cellular interactions influencing the growth and differentiation of bipotential oligodendrocyte-type-2 astrocyte progenitors in culture. Dev. Biol. 144 (1991) 16-29.

[2] Ahrens, P. B., M. Solursh, R. S. Reiter: Stage related capacity for limb chondrogenesis in cell culture. Dev. Biol. 60 (1977) 69-82.

[3] Bernfield, M. R., N. K. Wessells: Intra- and extracellular control of epithelial morphogenesis. Dev. Biol. Suppl. 4 (1971) 195-249.

[4] Centrella, M., E. Canalis: Local regulators of skeletal growth: A perspective. Endocrin. Rev. 6 (1985) 544-551.

[5] De Haan, R. L.: Cell interactions and orientated movements during development. J. Exp. Zool. 157 (1964) 127-138.

[6] Deuchar, E. M.: Cellular interaction in animal development. In: Cellular interactions in organogenesis. S. 148-178. Chapman and Hall, London 1975.

[7] Grobstein, C.: Interaction among cells in relation to cytodifferentiation. J. Exp. Zool. 157 (1964) 121-126.

[8] Koelman, H. J. S., A. J. Jongeling, Y. H. M. v. Erp et al.: International ring validation of the in vitro micromass teratogenicity test: Preliminary results of 3 dutch laboratories. Teratology 44 (1991) 30A.

[9] Merker, H.-J., B. Zimmermann, K. Grundmann: Differentiation of isolated blastemal cells from limb buds into chondroblasts. In: R.J. Richards, K.T. Rajan (Hrsg.): Tissue culture in medical research (II), S. 31-39. Pergamon Press, Oxford 1980.

[10] Moscona, A. A.: Rotation mediated histogenetic aggregation of dissociated cells. Exp. Cell Res. 22 (1961) 455-475.

[11] Moscona, A. A.: Cell aggregation: Properties of specific cell-ligands and their role in the formation of multicellular systems. Dev. Biol. 18 (1968) 250-277.

[12] Paulsen, D. F., C. L. Parker, R. A. Finch: Region-dependent capacity of limb chondrogenesis: Patterns of chondrogenesis in cultures from different regions of the developing chick wing. Differentiation 14 (1979) 159-165.

[13] Paulsen, D. F., M. Solursh: Microtiter micromass cultures of limbbud mesenchymal cells. In Vitro 24 (1988) 138-147.

[14] Pennypacker, J. A., A. L. Wilk, G. R. Martin: In vitro differentiation of mesenchyme cells into chondrocytes: Effect of teratogens in the presence or absence of drug metabolising liver preparations. In: D. Neubert, H. J. Merker, H. Nau et al. (Hrsg.): Role of pharmacokinetics in prenatal and perinatal toxicology, S. 411-419. G. Thieme, Stuttgart 1979.

[15] Saxén, L., M. Karkinen-Jääskelainen: Inductive interactions in morphogenesis. In: M. Balls, A.E. Wild (Hrsg.): The early development of mammals, S. 319 334. Cambridge University Press 1975.

[16] Steinberg, M. S.: On the mechanism of tissue reconstruction by dissociated cells. I. Population kinetics, differential adhesiveness, and the absence of directed migration. Proc. Natl. Acad. Sci. USA 48 (1962) 1577-1582.

[17] Steinberg, M. S., D. R. Garrod: Observations on the sorting- out of embryonic cells in monolayer culture. J. Cell Sci. 18 (1975) 385-403.

[18] Tenenbaum, H. C., J. N. M. Heersche: Differentiation of osteoid-producing cells in vitro: possible evidence for the requirement of a microenvironment. Calcif. Tiss. Int. 38 (1986) 262-267.

[19] Wessells, N. K.: Tissue interactions and cytodifferentiation. J. Exp. Zool. 157 (1964) 139-152.

[20] Wise, L. D.: Limb bud micromass assay as a prescreen for chemical teratogenicity. Teratology 44 (1991) 11A.

[21] Zimmermann, B., D. Tsambaos: Evaluation of the sensitive step of inhibition of chondrogenesis by retinoids in mesenchymal cells in vitro. Cell Diff. 17 (1985) 95-103.

[22] Zimmermann, B., R. Gossrau, R. Schwabe: Liver cells in vitro: formation of histotypic structures in mass culture. Verh. Anat. Ges. 80 (1986) 477-178.

[23] Zimmermann, B.: Lung organoid culture. Differentiation 36 (1987) 86-109.

[24] Zimmermann, B., H. C. Wachtel, H. Somogyi et al.: Bone formation by rat calvarial cells grown at high density in organoid culture. Cell Diff. Develop. 25 (1988) 145-154.

[25] Zimmermann,B., H.C. Wachtel, H.Somogyi: Endochondral mineralization in cartilage organoid culture. Cell Diff. Develop. 31 (1990) 11-22

[26] Zimmermann, B., H. C. Wachtel, C. Noppe: Patterns of mineralization in vitro. Cell Tiss. Res. 263 (1991) 483-493.

[27] Zimmermann, B.: Neuron maturation, synaptogenesis and myelinization of brain stem neuroblasts in organoid culture. Abstract. 87. Vers. Anat. Ges. 1992.

[28] Zimmermann, B., H. C. Wachtel, J. Vormann: Kinetics of β-glycerophosphate-induced endochondral mineralization in vitro and behaviour of alkaline phosphatase activity. Calcif. Tiss. Int. (1992) in press.

[29] Zimmermann, B., C. Schröter-Kermani, M. Shakibaei et al.: Chondrogenesis, cartilage maturation and transformation of chondrocytes in organoid culture of mouse limb bud mesodermal cells. Eur. Arch. Biol. (1992) in press.

[30] Zimmermann, B.: Lung organoid culture. Histotypic growth and differentiation. In: J. B. Griffiths, A. Doyle, D. G. Newell (Hrsg.):

Cell & Tissue Culture: Laboratory Procedures. John Wiley & Sons, England 1992, in press.

[31] Zimmermann, B., C. J. M. Otto-Verbene, A. A. W. Ten Have-Opbroek: Type II pneumocyte maturation stimulated by dexamethasone at early stages of fetal development (mouse fetuses day 13) in organoid culture. Exp. Lung Res. (1992), eingereicht zur Veröffentlichung.

7. Frühembryonales Neuroepithel in vitro – ein Modell zum Grundlagenstudium teratogener Fehlentwicklung

E. Buse und T. Eichmann

7.1. Einleitung

Fehlentwicklungen können genetischer oder epigenetischer Natur sein und in unterschiedlicher Ausprägung auftreten. Ihre Induktion erfolgt zumeist frühembryonal in Phasen besonderer Labilität der Entwicklung und auf zellulär-molekularer Ebene. Sichtbar wird sie zumeist jedoch erst postnatal und somit längere Zeit nach ihrer Induktion. Untersuchungen der kausalen Zusammenhänge müssen daher auf die **zellulär-molekulare Ebene** des frühembryonalen Entwicklungsstadiums zurückgreifen, die vorzugsweise im Kulturexperiment zugänglich wird. Untersuchungen am embryonalen Gehirn gestalten sich besonders schwierig, da es sich in vitro der normogenetischen Gestaltentwicklung und damit der Anwendung wesentlicher Beurteilungskriterien weitgehend entzieht. Deshalb ist zu untersuchen, ob und bis zu welchem Ausmaß die gängigen Kulturverfahren des zentralen Nervensystems zum Studium teratogener Fehlentwicklungen geeignet sind. Teratogene Fehlentwicklungen des Nervensystems können sich unter anderem als Verschlußdefekte (Spina bifida) [2], als Mikro- und Anencephalie [7] oder auch als Anopie [5] manifestieren. Dabei werden Proliferationsstörungen, Störungen der Zell-Zell-Erkennung oder Enzymdefekte als die zugrundeliegenden zellulären Fehlfunktionen diskutiert. Epigenetisch in die frühembryonale labile Phase der Entwicklung eingreifende Teratogene dürften sich im in vitro-Modell aussagekräftig analysieren lassen. Probleme bereitet die Tatsache, daß es sich beim in vitro-Modell immer um ein "Kunstprodukt" handelt. Insbesondere die Zerebrogenese entzieht sich der Simulation normogenetischer Entwicklung weitgehend. Deshalb ist im Hinblick auf Vorgänge der Fehlentwicklung in erster Linie zu klären, welche Fragen an das in vitro-Modell zulässig sind, welche dagegen als unzulässig erscheinen: Hinsichtlich welcher Entwicklungsabläufe erweisen sich organogenetische Vorgänge in vitro als "normogenetisch"? Die Beantwortung dieser Frage ist die Voraussetzung zur Beurteilung und Analyse von Fehlentwicklungen mit Hilfe der Gewebekultur. Exemplarisch soll hier die Organogenese am frühembryonalen Neuroepithel des Auges untersucht werden. Bei der Maus, dem im folgenden besprochenen Beispiel eines Mammaliers, erfolgen die okulogenetischen Induktionsvorgänge zwischen dem 8. und 11. Embryonaltag [1]. Dies ist zugleich eine der Phasen, in der die am Auge ablaufenden Musterbildungsvorgänge besonders störanfällig sind. Beim Menschen liegt die entsprechende sensible Phase der Augen zwischen dem 17. und 40. Embryonaltag. Zum Studium normogenetischer und teratogenetisch-fehlentwickelter Augenanlagen in vitro werden drei Kulturverfahren diskutiert: 1. Die "whole embryo"-Kultur, 2. die Organkultur und 3. die Suspensionskultur. Im folgenden sind Ergebnisse beschrieben, die mit diesen Verfahren erzielt wurden.

7.2. Ergebnisse

7.2.1. Die "whole embryo" - Kultur

In der "whole embryo"-Kultur wurden ganze, 8 1/2-9 1/2 Tage alte Mausembryonen in Kulturmedium schwimmend in einem rotierenden Kulturröhrchen (roller tube) gehalten. Dabei kann es, zumindest im frühembryonalen Entwicklungsstadium, tatsächlich zu äußerlich normaler Entwicklung kommen. So entsteht aus der noch offenen Neuralplatte das Neuralrohr, vergleichbar der Neuralrohrentwicklung in vivo. Dementsprechend gelang es verschiedenen Arbeitsgruppen Neuralrohr- Verschlußdefekte zu induzieren, die denen in vivo durchaus vergleichbar sind. Als auslösend für diese Defekte werden Störungen der Zell-Zell-Erkennung vermutet [2]. Als abweichend vom natürlichen Entwicklungsverhalten erweist sich dagegen die Proliferationstätigkeit neuroepithelialer Zellen in vitro. Während Gliazellen ihre Proliferation fortsetzen können, gehen Nervenzellen nach allenfalls wenigen Teilungsschritten zur Differenzierung über. Es kommt damit zu keiner weiteren nennenswerten Vermehrung. Es bleibt zu prüfen, und zwar gesondert für die unterschiedlichen prospektiven Hirnregionen, ob die neuronale Differenzierung derjenigen in vivo entspricht.

Anders als im frühembryonalen Entwicklungsstadium der Neuralplatte verhalten sich Neuroepithelien in kultivierten, bereits verschlossenen Neuralrohren. Die Analyse 9 Tage alter und 1 - 3 Tage lang kultivierter Embryonen ergab, daß bereits nach 24 Std. Degenerationserscheinungen auftraten. Die für die Zellen des pseudostratifizierten Epithels typischen Fortsätze waren eingezogen. Zytoplasmatische Veränderungen wie rosettenförmig angeordnete Ribosomen, untypisch erweiterte Interzellularräume und aufgetriebene Mitochondrien zeigten die beginnende morphologische Differenzierung, in zunehmendem Maße jedoch auch den bevorstehenden Zelltod an. Mit diesen Erscheinungen einhergehend veränderte sich die molekulare Oberfläche der Zellmembranen. Während die Membranen intakter Nervenzellen durch das Weizenkeimagglutinin (WGA, ß-GlcNAC NeuNAc) markiert werden, verliert sich diese Eigenschaft mit zunehmender Degeneration, so daß sich WGA-bindende Kohlenhydrate am 3. Tag in vitro kaum noch nachweisen lassen. Äußerlich wirkten die Embryonen zu diesem Zeitpunkt noch weitgehend "normal" entwickelt.

In der "whole embryo" - Kultur treten massive Degenerationserscheinungen am Neuroepithel auf, obwohl der Embryo äußerlich noch weitgehend "normal" entwickelt erscheint. Die zelluläre Degeneration des Neuroepithels in vitro setzt offenbar mit dem Verschluß des Neuralrohrs ein. Die Kulturbedingungen lassen die erforderliche Normogenese in vitro nicht zu. Es liegt nahe, hierfür die nicht ausreichende Ernährung der Zellen verantwortlich zu machen. Aufgrund dieser Befunde verbietet es sich, "whole embryo"-Kulturen zum Test teratogen wirkender Agentien auf Neuroepithelien heranzuziehen, es sei denn, im Stadium der offenen, noch nicht zum Neuralrohr verschlossenen Neuralplatte.

7.2.2. Organkultur

Während der Organogenese führen Induktions- und Inhibitionsvorgänge zur Ausbildung geweblicher Muster, die gleichsam den Rahmen darstellen, in dem sich Organe und Organteile herausbilden und gegeneinander abgrenzen. Musterbildungsvorgänge dürften weitgehend auf induzierende Faktoren zurückgehen, deren Synthese und induzierende Aktivität als sehr störanfällig gelten. Ein tragisches Beispiel gestörter Musterbildung lieferte Thalidomid, das offenbar über die Hemmung der Proteinsynthese den Ablauf der Induktion während der frühen Extremitätenbildung beeinträchtigte.Die Organogenese des Auges ist Ausdruck frühembryonaler Musterbildungsvorgänge im Neuroepithel. Aus den zunächst gleichartig programmierten Neuroepithelzellen der Augenanlage entwickeln sich deutlich gegeneinander abgegrenzte Gewebe wie die des Augenstiels, der Neuroretina und des retinalen Pigmentepithels. Für das Pigmentepithel ist der determinierende Programmierungsschritt am 10. Embryonaltag [1], für den Augenstiel am 12. Embryonaltag abgeschlossen [3]. Lassen sich die okulären Musterbildungsvorgänge im Kulturexperiment derartig simulieren, daß sie vergleichbar denen in vivo ablaufen, so daß Fehlentwicklungen hervorrufende Agentien (Teratogene) in ihrer Wirkung auf dieser Ebene untersucht werden können? Ca. 50 Teratogene, deren Angriffspunkte im frühembryonalen Entwicklungsstadium des Auges vermutet werden, wurden beschrieben [5]. Um am prospektiven Pigmentepithel frühembryonal musterbildende Prozesse sichtbar zu machen, wurde das Neuroepithel der Augenregion 8 - 9 1/2 Tage alter Mausembryonen mit seinem umgebenden mesenchymalen Gewebe in den verschiedenen Entwicklungsstadien präpariert und kultiviert. Bei der Entwicklung des okulären Pigmentepithels

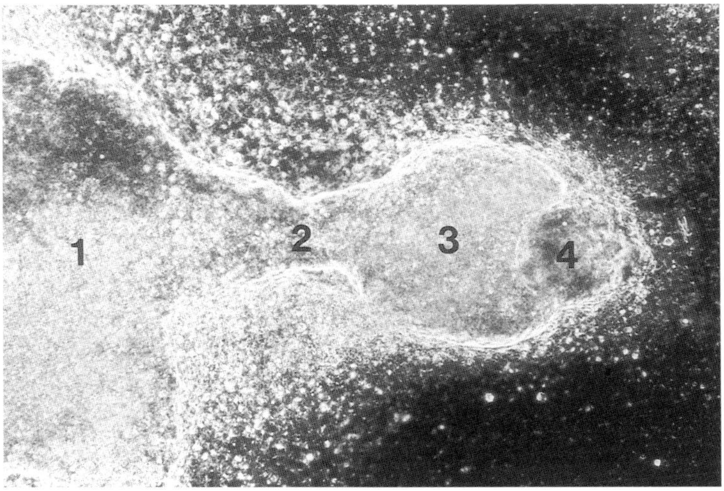

Abb. 1: In vitro entwickeltes Augenphantom mit noch unpigmentiertem äußeren Blatt; das Augenprimordium eines 9 Tage alten Embryos (Stadium 14) [6] wurde mit umgebendem Gewebe ausgeimpft und 3 Tage lang kultiviert. In diesem Präparat bildeten sich die organotypischen Zusammenhänge zwischen diencephaler Anlage (1), Augenstiel (2), Augenbecher (3) und Linsenkörper (4) besonders deutlich heraus.

entstanden Pigmentflecken im prospektiven Augenbereich bereits in kultivierten Neuralplatten (Embryonaltag 8). Da das Gewebe zum Zeitpunkt der Kultivierung aber zweifelsfrei neural determiniert war (in vivo wird die Pigmentbildung erst 2 - 3 Tage später induziert), ließ sich die Pigmentierung nur mit einer in vitro erfolgten Induktion erklären.

Augenanlagen älterer Embryonen bildeten zunehmend augenähnliche Organe, die als "Augenphantome" bezeichnet wurden (Abb. 1).

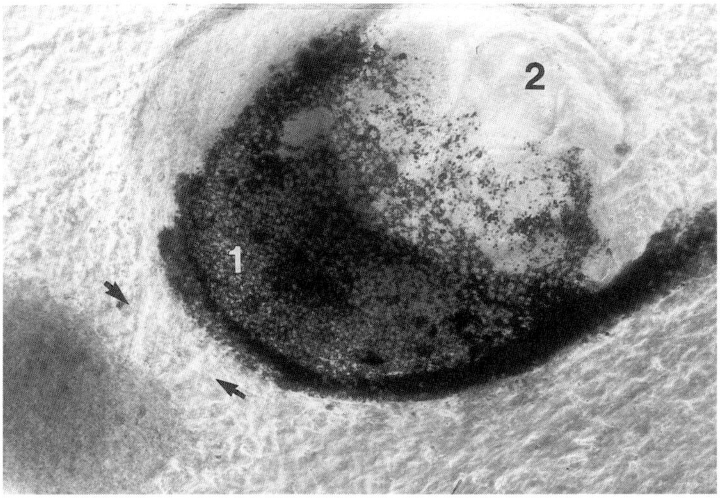

Abb. 2: Augenphantom aus dem Anlagengewebe eines 9 Tage alten Mausembryos nach 8tägiger Kultivierung; stark pigmentiert erscheint das Pigmentepithel (1) als äußeres Blatt über dem Linsenkörper (2). Schwach lichtbrechend sind die vermutlich neuronalen Fortsätze sichtbar (Pfeile), die der Nervenzellschicht zwischen Pigmentepithel und Linsenkörper entstammen.

Ihre Untersuchung mit Nerven- und Gliazell-spezifischen Antikörpern sowie licht- und elektronenmikroskopische Untersuchungen zeigten, daß auch die gewebliche Schichtung dieser Augenphantome in regelrechter Abfolge induziert worden war. Dem aufliegenden Pigmentepithel war eine Nervenzellschicht unterlagert. Im Zentrum des Augenphantoms bildete sich, als Abkömmling kokultivierten Somatoektoderms, ein Linsenkörper aus (Abb. 2). Aufgrund der erhobenen Befunde erweist sich das zunächst neural determinierte Neuroepithel des prospektiven Auges musterbildenden Prozessen zugänglich und ist offenbar Gegenstand weitgehend "regulär" ablaufender Induktionsvorgänge. Diese betreffen die Form des Auges sowie die Spezifizät der ausgebildeten Gewebe.

Organtypisches Wachstum in vitro ist zeitlich begrenzt. Es kann deshalb im vorliegenden Modell nicht auch die komplette reguläre Schichtung der Neuroretina gefordert werden. Diesbezüglich sei an das oben genannte

Proliferationsverhalten kultivierter Nervenzellen erinnert. Erst wesentlich später kommt es in vivo zur Schichtung der bis dahin wesentlich zellreicher gewordenen Neuroretina, die unter definierten, wenngleich andersartigen Bedingungen, ebenfalls in vitro nachvollzogen werden konnte [4]. Im vorliegenden Modell weisen die Induktionsvorgänge auf natürliche Faktorsynthese und -wirkung, beziehungsweise auf die Ausbildung spezifischer Rezeptoren hin. Beides gilt es zu identifizieren und hinsichtlich labiler Phasen und molekularer Angreifbarkeit zu untersuchen. Um die Störung der Musterbildung während der frühen Okulogenese zu induzieren, wurde die erwiesenermaßen teratogene Retinsäure getestet. Ein erhöhter Retinsäurespiegel soll zur Anophthalmie führen [5]. Bisher ergaben sich weder nach systemischer Applikation von Retinsäure, noch nach punktueller Applikation in das Innere von Augenbechern unterschiedlich alter Embryonen signifikante Hinweise auf eine Schädigung der Okulogenese in vitro. Eingehende Untersuchungen stehen jedoch noch aus. Die Befunde am Neuroepithel der Augenanlage zeigen, daß auch in vitro musterbildende Prozesse stattfinden können und nicht grundsätzlich unterbunden werden. Vielmehr ließen sich zahlreiche Parallelen zur okulären Normogenese aufzeigen, so daß dieses Kulturverfahren vielversprechende Ansatzpunkte bietet, teratogene Fehlentwicklungen zu induzieren und deren zugrundeliegende Mechanismen auf zellulärer Ebene zugänglich zu machen.

7.2.3. Suspensionskultur

In der Suspensionskultur werden Zellen des Neuroepithels zu einem gegebenen Entwicklungszeitpunkt aus ihrem interzellulären Verband herausgelöst. Sie werden in verschiedenen, aber immer artifiziellen Kulturmedien zur Differenzierung gebracht. Gewebeinteraktionen werden bei diesem Verfahren eliminiert, so daß der Blick auf die einzelne, aus ihrer geweblichen Umgebung herausgelöste Zelle gerichtet ist. Auf diese bleibt damit die Analyse möglicher Fehlentwicklungen beschränkt, so daß der Anwendungsbereich der Suspensionskultur insgesamt reduziert erscheint. Ein Haupthindernis der funktionellen Analyse neuroepithelialer Zellen ist das Unvermögen, vom Neuroepithel zur Kultivierung homogen zusammengesetzte Zellpopulationen zu gewinnen. Das tatsächliche Zellgemisch läßt sich, wenn überhaupt, nur unvollständig auf Einzelbezirke des Neuroepithels zurückführen. Mit Ausnahme astrozytärer Zellen gelingt es bisher nicht, Populationen von z.B. definierten Stammzellen oder jungen Neuronen aus undifferenziertem Neuroepithel zu isolieren. Die Suspensionskultur gestattet deshalb lediglich Aussagen zu allgemeinen Merkmalen zellulärer Entwicklung und Fehlentwicklung. Das näher untersuchte Modell der prospektiven Pigmentzellen zeigte, daß aus kultivierten Neuroepithelzellen 10 Tage alter Embryonen Pigmentzellen entstehen. Wurden dagegen die Neuroepithelzellen 9 Tage alter Embryonen kultiviert, so entwickelten sich, wie im Gewebeverband, Nerven- und Gliazellen, aber keine Pigmentzellen (s.o.). Experimentell konnte somit auch im Suspensionsversuch ein Zeitpunkt stabilisierter Induktion dokumentiert werden. Darauf aufbauend sollte es möglich sein, die auf molekularer Ebene induzierenden, inhibierenden und den zellulären Differenzierungsablauf verändernden Parameter zu untersuchen und Induktionsverändernde Substanzen zwar auf zellulärer, aber dennoch in vivo relevanter Ebene zu testen. Labile und für den teratogenen Angriff besonders empfindliche Entwicklungsphasen von Zellgruppen dürften sich mit Hilfe von Suspensionskulturen ermitteln lassen.

Literaturverzeichnis

[1] Buse, E., H. de Groot: Generation of developmental patterns in the neuroepithelium of the developing mammalian eye: the pigment epithelium of the eye. Neuroscience Lett. 126 (1991) 63-66.

[2] Copp, A. J., F. A. Brook, J. P. Estibeiro et al.: The embryonic development of mammalian neural tube defects. Progr. Neurobiol. 35 (1990) 363-403.

[3] Juurlink, B. H. J., S. Fedoroff: Differentiation capabilities of mouse optic stalk in isolation of its immediate in vivo environment. Develop. Biol. 78 (1980) 215-221.

[4] Layer, P. G., E. Willbold: Embryonic chicken retinal cells can regenerate all cell layers in vitro, but ciliary pigmented cells induce their correct polarity. Cell Tiss. Res. 258 (1989) 233-242.

[5] Spaeth, G. L., L. B. Nelson, A. R. Beaudoin: Ocular teratology. In: F. A. Jakobiec (Hrsg.): Ocular anatomy, embryology, and teratology, S. 955-1080. Harper & Row, Publishers, Philadelphia 1982.

[6] Theiler, K.: The house mouse. Springer, Berlin- Heidelberg-New York 1972.

[7] Turner, S., M. E. Sucheston, R. M. De-Philip et al.: Teratogenetic effects on the neuroepithelium of the CD-1 mouse embryo exposed in utero to sodium valproate. Teratology 41 (1990) 421-442.

8. In vitro-Screening auf Embryotoxizität mit Hilfe der Differenzierung embryonaler Stammzellen (ES) der Maus

R. Vogel, G. Klein, A. Pöting und H. Spielmann

8.1. Einleitung

Ziel der Untersuchungen ist es, ein in vitro-Testverfahren mit Hilfe einer **permanenten Zellinie** zur Vorhersage des embryoto-xischen Potentials von Chemikalien zu erarbeiten. Das angestrebte Testsystem nutzt die Differenzierungsfähigkeit embryonaler Stammzellen (ES-Zellen) der Maus und die Veränderungen der spontanen Differenzierungsmuster nach Einwirken einer Testchemikalie.

Die Zellen der sog. "inneren Zellmasse" von Blastozysten sind pluripotent, d.h. sie können alle Keimblätter bilden und sich auch in vitro in verschiedene Zellarten differenzieren. In vitro müssen embryonale Stammzellen (ES-Zellen) zunächst als Zellinie in Kultur etabliert und vermehrt werden, so daß jederzeit genügend ES-Zellen für die Testung zur Verfügung stehen. ES-Zellen haben die ausgeprägte Tendenz in Kultur spontan zu differenzieren und dabei ihre Pluripotenz zu verlieren. Um das zu verhindern wurden folgende Methoden entwickelt:

- Kultivierung auf frisch isolierten, mitotisch inaktivierten Fibroblasten aus Tag 14 - Feten der Maus (2, 3)
- Kultivierung in Gegenwart eines bestimmten Glykoprotein-Faktors (LIF = Leukämie-Inhibtions-Faktor), dem ES-Zellen entweder **direkt** in der Kultur ausgesetzt werden (13), oder **indirekt** über die Zugabe von Medien, in denen zuvor Buffalo-Rat-Liver- Zellen (BRL-Zellen) kultiviert wurden, die den Faktor in ihr Kulturmedium sezernieren (11).

Voraussetzung für den Erfolg des geplanten Testsystem ist, daß die ES-Zellen reproduzierbar zur Differenzierung gebracht werden können, d.h. daß zu definierten Zeiten während der Kultur regelmäßig bestimmte Zelltypen in bestimmten Häufigkeit auftreten. Ob diese Reproduzierbarkeit mit den in der Literatur publizierten Methoden möglich ist, sollten die im folgenden beschriebenen Experimente zeigen. Dabei wurden die Differenzierungsmuster von ES-Zellen nach längerfristiger Kultur auf "feeder"-Zellen bzw. in BRL-konditioniertem Medium miteinander verglichen. Darüberhinaus werden erste Daten zur Veränderung der spontanen Differenzierungsvorgänge durch den bekannten embryotoxischen Stoff Vitamin A vorgestellt.

8.2. Material und Methoden

8.2.1. Kultivierung der ES-Zellen

Die verwendete ES-Zellinie trägt die Bezeichnung ES-D3 und stammt aus dem Labor von Professor Rolf Kemler (Max-Planck-Institut für Immunbiologie, Freiburg). Die Linie wurde aus Blastozysten des Mäusestammes 129/Sv isoliert (2, 3), (Abb. 1). ES-Zellen werden in Gewebekulturschalen in DMEM (Dulbecco's modified Eagle's medium, Fa. Biochrom) kultiviert, dem 20 % fetales Kälberserum (FKS, Fa. Boehringer), 1 mM Glutamin, (Dulbecco's modified Eagle's medium, Fa. Biochrom) kultiviert, dem 20 % fetales Kälberserum (FKS, Fa. Boehringer), 1 mM Glutamin,

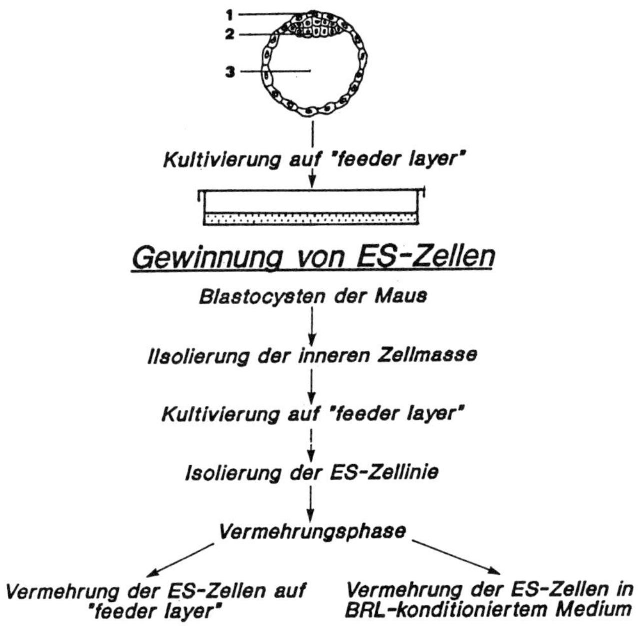

Abb. 1: Schematische Darstellung der Gewinnung von ES-Zellen (modifiziert nach [12]. 1 = Trophoblast, 2 = Embryoblast, 3 = Blastozöl.

0,1 mM β-Mercaptoethanol und 50 U Penicillin/ml, 50 μg Streptomycin/ml und nicht essentielle Aminosäuren (NEAS-Stammlösung, Fa. Biochrom) zugegeben wurden. Dieses Medium wird im folgenden als ES-Medium bezeichnet. Die ES-Zellen wurden im Brutschrank bei 37 °C und 5 % CO gehalten; sie wurden zweimal wöchentlich umgesetzt und das Medium wurde an jedem zweiten Tag gewechselt.

Um die Pluripotenz zu erhalten, wurden die ES-Zellen entweder auf "feeder"-Zellen (10) oder in Medium gehalten, dem der Überstand des Mediums hinzugefügt wurde, in dem zuvor Leberzellen der Buffalo-Ratte (BRL) kultiviert worden sind (11). Zur Herstellung von "feeder"-Zellen wurden 12 - 15 Tage alte Mäusefeten nach Entfernung der Eingeweide zerkleinert und trypsiniert (0,05 % Trypsin/0,02 % EDTA). Anschließend wurden die vereinzelten Zellen in DMEM mit 5 % fetalem Kälberserum (FKS, Fa. Gibco), 5 % Kälberserum (KS, Fa. Biochrom), 1 mM Glutamin und 50 U Penicillin/ml sowie 50 μg Streptomycin/ml kultiviert. Die Kultivierung erfolgte unter den üblichen Bedingungen im Brutschrank bei 37 °C. Nach 24 h wurde das Medium gewechselt. Die Zellen wurden zweimal wöchentlich umgesetzt. Vor Nutzung der auf diese Weise isolierten embryonalen Fibroblasten als "feederlayer" wurden die Kulturen für 90 Minuten mit Mitomycin C (7,5 μg/ml) behandelt und so mitotisch inaktiviert.

Die BRL-Zellen stammen aus dem Labor von Martin L. Hooper (Edinburgh). Sie wurden in DMEM (Fa. Biochrom), mit 10 % fötalem Kälberserum (FKS, Fa. Boehringer), 1 mM Glutamin, 0,1 mM β-Mercaptoethanol, 1 mM Natrium-Pyruvat und 50 U Penicillin/ml und 50 μg Streptomycin/ml bis zur Konfluenz im Brutschrank bei 37°C kultiviert. Das überstehende Medium wurde dann alle 3 Tage abgenommen, steril filtriert und gesammelt. Bei baldiger Verwendung wurde es im Kühlschrank aufbewahrt, bei längerer Lagerung tiefgefroren. Der Überstand diente zur Konditionierung des Kulturmediums für ES-Zellen: 60 % Überstand und 40 % ES-Medium mit 22,5 % fötalem Kälberserum (FKS, Fa. Boehringer), nicht essentiellen Aminosäuren (NEAS-Stammlösung, Fa. Biochrom), 1 mM Glutamin, 0,1 mM β-Mercaptoethanol, 50 U Penicillin/ml und 50 μg Streptomycin/ml (A. Wobus, Gatersleben, persönliche Mitteilung, 1991).

8.2.2. Differenzierung der ES-Zellen und Nachweis verschiedener Zelltypen

ES-Zellen differenzieren spontan in Suspensionskultur in Abwesenheit von "feeder"-Zellen oder BRL-konditioniertem Medium. Die spontane Differenzierungsinduktion wurde erstmals von Wallukat und Wobus [12] beschrieben und lief in folgender Weise ab (Abb. 2):

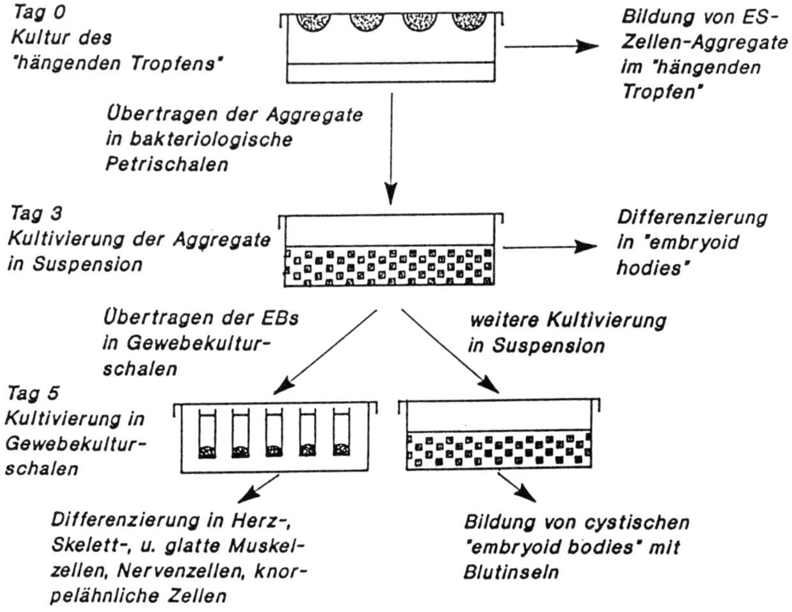

Abb. 2: Schematische Darstellung der Differenzierungsinduktion in Suspension (modifiziert nach [12]).

- "Aggregatbildung" mit der Methode des "hängenden Tropfens": Eine definierte Zellzahl im Mediumtropfen (20 µl) wurde auf die Deckelunterseite einer mit ca. 8 ml Phosphatpuffer gefüllten Gewebekulturschale (Fa. Falcon) pipettiert und 3 Tage im Brutschrank bei 37 °C inkubiert.
- Bildung von "embryoid bodies": die ES-Zellaggregate wurden in bakteriologische Petrischalen mit ES-Zell-Medium überführt und weiterhin für 2 Tage im Brutschrank bei 37°C inkubiert.
- Die "embryoid bodies" wurden auf Costarplatten (Fa. Nunc), ein "embryoid body" pro Vertiefung, übertragen. Für die weitere Kultivierung bis zum ersten Mediumwechsel wurde ES-Medium verwandt,

danach ES-Medium mit vermindertem Gehalt an fetalem Kälberserum (15%).

Die einzelnen Zelltypen wurden anhand ihrer Morphologie mit Hilfe eines Invert-Mikroskop mit Phasenkontrasteinrichtung der Fa. Olympus, Modell IMT-2 (Japan) identifiziert. Als knorpelspezifische Bestandteile der extrazellulären Matrix wurden sulfatierte Proteoglykane durch eine spezifische Knorpelfärbung mit Alcianblau in Anlehnung an die Methode nach Hassel und Horrigan (6) gefärbt. Diese histochemische Färbung reagiert positiv, wenn der fragliche Stoff im Gewebe vorhanden ist. Als Testsubstanz wurde das bekannte in vivo-Teratogen Retinoic acid (Vitamin A-acid), all trans, Type XX, crystalline, No. R-2625 von SIGMA verwandt.

8.3. Ergebnisse

Nach Differenzierungsinduktion in Suspension differenzieren die "embryoid bodies" (EBs) in den Gewebekulturschalen zu einer Vielzahl von Zelltypen, die sich morphologisch identifizieren lassen. So ist der Nachweis für die Muskelzelltypen und Nervenzellen mit Hilfe des Lichtmikroskops möglich. Für die knorpelspezifischen Matrixbestandteile wird eine histochemische Färbereaktion genutzt. Zuerst sind Herzmuskelzellen durch ihr spontanes, rhytmisches Pulsieren festzustellen. Später erfolgt die Differenzierung zu skelettmuskelähnlichen Zellen mit parallel ausgerichteten Myocyten und zum glatten Muskelzelltyp mit großen Arealen langsam kontraktierender Zellgruppen. Die Differenzierung von Nervenzellen (bipolarer Typ) ist selten, meist in Verbindung mit Skelettmuskelzellen zu entdecken. Knorpelspezifische Bestandteile der extrazellulären Matrix stellen sich durch Alcianblau gefärbte sulfatierte Proteoglykane als kräftig dunkelblaue punktförmige Bereiche oder als hellblaue Areale dar (Tab. 1).

Werden die EBs nicht in Gewebekulturschalen überführt, sondern weiter in Suspension kultiviert, bilden sich cystische EBs mit Blutinseln, die durch den Gehalt an primitiven Erythrozyten eine rötlich-braune Färbung aufweisen.

In Tab. 2 sind für die beiden Kulturbedingungen der ES-Zellvermehrung mit und ohne "feeder"-Zellen die Zeiten angegeben, zu denen die einzelnen Differenzierungsschritte sichtbar werden. Bei den zuvor auf "feederlayer" kultivierten ES-Zellen können die ersten spontan pulsierenden Herzmuskelzellen am Tag 7 bzw. 8 beobachtet werden (Tag 0 ist der Beginn der Suspensionskultivierung). Skelettmuskelzellen differenzieren etwa 7 - 10 Tage später (Tag 17 - 20). In dieser Zeit tritt auch der glatte Muskelzelltyp auf (Tag 14 - 18). Nervenzellen sind relativ selten bei unbehandelten Kulturen an

Tab. 1: Kriterien der Identifizierung verschiedener Zelltypen

Zelltyp	Differenzierungsmerkmale
Myocard	rhytmisch pulsierende Herzmuskelzellen
Skelettmuskel	parallele Bündelung von Myocyten
Glatter Muskel	große Areale mit langsam kontraktierenden Zellgruppen
Nerven	bipolarer Typ, meist in Verbindung mit Skelettmuskelzellen
Knorpelähnliche Vorstadien	knorpelspezifische Bestandteile der extrazellulären Matrix (sulfatierte Proteoglykane) mit Alcianblau nachzuweisen [6]

Tab. 2: Erstes spontanes Auftreten differenzierter ES D3-Zellen nach Absetzen der Kultivierung auf "feederlayer" bzw. in BRL-kond. Medium

Zelltyp	"feederlayer" Tag	BRL-kond. Medium Tag
Pulsierender Herzmuskel	7 - 8	10
Glatter Muskel	14 - 18	14 - 18
Skelettmuskel/Nerven	17 - 20	21 - 25
knorpelspezifische Matrixbestandteile	17 - 20	17 - 20
Cystische EBs mit Blutinseln	10 - 12	10 - 12

Die Differenzierungsinduktion in Suspension erfolgte mit 750 Zellen/Tropfen für 2 Tage und 3 Tage in der bakteriologischen Petrischale; als Tag 0 zählt der Suspensionskulturbeginn.

den Tagen 17 - 20 zu beobachten. Knorpelspezifische Matrixbestandteile lassen sich ab Tag 17 anfärben. Zystische EBs mit Blutinseln bilden sich zwischen den Tagen 10 bis 13 aus. Sie sind nur ca. 2 Tage sichtbar.

Die in BRL-konditioniertem Medium vermehrten ES-Zellen zeigen gleichfalls die beschriebenen zellulären Differenzierungen; bei der Differenzierung von rhytmisch pulsierenden Herzmuskelzellen und Skelettmuskelzellen ist jedoch die zeitliche Abfolge etwas später. Auffallend ist auch, daß die spezifische Anfärbung der sulfatierten Proteoglykane mit Alcianblau im Vergleich zum anderen Kultursystem großflächiger ist.

Was die Häufigkeit der Differenzierungsereignisse betrifft, so bilden relativ regelmäßig ca. 100 % der plattierten EBs am Tag 10 bis 13 pulsierenden Herzmuskelzellen aus, und zwar sowohl die "feederabhängigen" ES-Zellen als auch die aus dem BRL-konditioniertem Medium. Auch die Prozentsätze der EBs mit knorpelspezifischen Matrixbestandteilen sind in etwa vergleichbar (50 - 60 % und mehr am Tag 25). Die Differenzierungen von Blutinseln, Nervenzellen sowie Skelettmuskel- und glatten Muskelzellen lassen sich nur schwer reproduzierbar quantifizieren.

Nach Zugabe von Vitamin A (Retinsäure, Konz. 5×10^{-7} M) ändert sich das beschriebene, spontane Differenzierungsmuster der ES-Zellen (Tab. 3, 4): Die zuvor auf "feederlayer" vermehrten ES-Zellen bilden am 10. Tag der Kultur nur 13% pulsierende Herzmuskelzellen im Gegensatz zu 79% bei der Kontrolle. Bis zum Tag 17 wird diese Reduktion jedoch wieder ausgeglichen. Die Differenzierung von Nervenzellen wird von 0 (Kontrolle) auf 75 % am Tag 10 der Kultur gesteigert. Die Produktion der sulfatierten Proteoglykane als knorpelspezifische Matrixbestandteile ist am 25. Tag kaum verändert (Tab. 3).

Die ES-Zellen aus dem Kultursystem mit BRL-konditioniertem Medium bilden in dem Zeitraum von Tag 10 bis 17 gar keine pulsierenden Herzmuskelzellen aus. Dagegen erfolgt eine Stimulierung der Differenzierung von

Nervenzellen bis zu 95 % am Tag 10. Die knorpelspezifische Komponente der extrazellulären Matrix wird kaum vermindert (Tab. 4).

Tab. 3: Einfluß von Vitamin A auf ES-D3-Zellen (nach Absetzen der Kultivierung auf "feederlayer")

Zelltyp	Tag	Kontrolle	Vitamin A (5×10^{-7} M)
Herzmuskel	10	79 %	13 %
	13	100 %	54 %
	17	100 %	83 %
Nerven	10	0	75 %
	13	0	88 %
knorpelspezifische Matrixbestandteile	25	67 %	50 %

Die Differenzierungsinduktion erfolgte in Suspension mit 750 Zellen/Tropfen, Retinsäure wurde für 2 Tage in die bakterielle Petrischale zugegeben und im Dunkeln inkubiert. Die Prozentangaben beziehen sich auf die in den Gewebekulturschalen differenzierten EBs; als Tag 0 zählt der Beginn der Suspensionskultivierung.

Tab. 4: Einfluß von Vitamin A auf ES-D3-Zellen (nach Absetzen der Kultivierung in BRL-kond. Medium)

Zelltyp	Tag	Kontrolle	Vitamin A (5×10^{-7} M)
Herzmuskel	10	91 %	0
	13	100 %	0
	17	100 %	0
Nerven	10	0	95 %
	13	0	95 %
Knorpelspezifische Matrixbestandteile	25	100 %	93 %

Die Differenzierungsinduktion erfolgte in Suspension mit 750 Zellen/Tropfen; Retinsäure wurde für 2 Tage in die bakteriologische Petrischale zugegeben und im Dunkeln inkubiert. Die Prozentangaben beziehen sich auf die in den Gewebekulturschalen differenzierten EBs; als Tag 0 zählt der Beginn der Suspensionskultivierung.

8.4. Diskussion

In jüngster Zeit werden zunehmend in vitro-Systeme als Alternativmethoden zum Tierversuch diskutiert [1]. Auch für das Gebiet der Reproduktionstoxikologie wird versucht, in vitro-Methoden zu etablieren [8]. Ein neuer und vielversprechender Ansatz für ein in vitro-Verfahren ist die Verwendung von pluripotenten embryonalen Stammzellen als in vitro-Modellsystem für die Embryonalentwicklung in vivo. Mit ihrer hohen Teilungsrate und Differenzierungsfähigkeit in eine Vielzahl von Zelltypen der 3 Keimblätter Ektoderm, Entoderm und Mesoderm ahmen sie wesentliche Schritte der frühen Embryonalentwicklung nach. Die sogenannten "embryoid bodies" in Suspensionskultur ähneln mit ihrer endodermalen Außenschicht, der darunter gelegenen Basallamina und einer ektodermalen inneren Zellschicht in ihrem Aufbau frühen Postimplantationsembryonen [2]. Die im Rahmen der vorliegenden Arbeit beschriebene Entwicklung der ES-Zellen zu zystischen "embryoid bodies" mit Blutinseln stehen in Einklang mit entsprechenden Befunden von Doetschmann et al. [2] Sie sind mit den Stadien der Dottersackausbildung in vivo zum Gestationszeitpunkt der Tage 8 - 10 vergleichbar. Des weiteren wurde wie bei Embryonen in vivo als erste Muskelentwicklung die Differenzierung zu spontan rhytmisch pulsierenden Herzmuskelzellen beobachtet. Diese Eigenschaft der ES-Zellen spontan pulsierende Herzmuskelzellen auszubilden, steht auch im Mittelpunkt der Forschungsarbeit von Wobus und Mitarbeitern [14] für die Entwicklung eines "screening"-Verfahrens zur Untersuchung herzwirksamer Pharmaka. Die spontane Differenzierungsfähigkeit von ES-Zellen in Nerven- und knorpelähnliche Zellen wird auch von anderen Autoren unter Verwendung anderer ES-Zellinien berichtet [9, 11].

Die hier beschriebenen Untersuchungen bezüglich des Differenzierungsverhalten der ES-Zellen haben gezeigt, daß es möglich ist, die Pluripotenz der ES-Zellen während der Vermehrungsphase nicht nur durch die Ko-Kultivierung mit "feederlayer", sondern auch in BRL-konditioniertem

Medium aufrecht zu erhalten. Nach Absetzen des BRL-konditionierten Mediums weisen die ES-Zellen ein identisches Differenzierungsmuster auf, das jedoch zeitlich verändert ist. Die zellulären Differenzierungen stimmen mit Befunden von Smith und Hooper (11) überein. Es wurden jedoch keine detaillierten Angaben über die zeitliche Abfolge der einzelnen Differenzierungsschritte vorgelegt. Somit stellen unsere Ergebnisse eine wesentlche Ergänzung der bisher vorliegenden Daten dar. Ein Zeitvergleich mit "feeder"-abängigen ES-Zellen zeigt für das System mit BRL-konditioniertem Medium lediglich während der ersten Differenzierungsprozesse ein geringfügig verzögertes Auftreten von pulsierenden Herzmuskelzellen sowie Skelett- und Nervenzellen. Das Maximum der jeweiligen Zelldifferenzierung wird unter beiden Kulturbedingungen zum gleichen Zeitpunkt erreicht.

Das Differenzierungsmuster der ES-Zellen kann durch Fremdstoffe beeinflußt werden, wie die vorliegenden Experimente mit der bekannten embryotoxisch wirkenden Substanz Retinsäure, einem Derivat von Vitamin A, ergeben haben [7]. Retinsäure fördert einerseits die Differenzierung von nervenartigen Zellen, hemmt jedoch andererseits die Ausprägung von Herzmuskelzellen. Auf die Expression der sulfatierten Proteoglykane, die als mögliche knorpelspezifische Inhaltsstoffe einer extrazellulären Matrix angesehen werden, wirkt die Retinsäure leicht vermindernd. Die verwendete all-trans Konfiguration der Retinsäure wirkt in hohen Dosen bei Mensch und Tier embryotoxisch und teratogen. Typisch sind beim Menschen neurologische und kardiovaskuläre Defekte [7] sowie Fehlbildungen des Skelettsystems, die im Zusammenhang mit einer gestörten Chondrogenese, resultierend aus einer veränderten Glykosaminoglykan/Proteoglykansynthese stehen [4, 5]. Die beobachtete Stimulierung und Hemmung der Ausdifferenzierung in Nerven- und Herzmuskelzellen könnte in Verbindung mit jenen Mechanismen stehen, die den in vivo typischen Defekten vorangehen. In diese Überlegungen ist auch der leicht veränderte Gehalt an sulfatierten Proteoglykanen einzuordnen. In der vorliegenden Untersuchung wurde nur eine Konzentration eines einzigen Teratogens in vitro getestet, so daß es zur Zeit nicht möglich ist, allgemeine Aussagen zur Brauchbarkeit des vorgestellten Systems zu machen. Es scheint jedoch aussichtsreich, diesen Weg weiterzuverfolgen und sich dabei auf die Analyse bestimmter Zelltypen zu konzentrieren.

Danksagung

Die vorliegende Arbeit wurde durch das Bundesministerium für Forschung und Technik gefördert (BMFT, Vorhaben-Nr. 0318949B). Bei Frau I. Pohl möchten sich die Autoren für die ausgezeichnete Assistenz im Labor bedanken.

Literaturverzeichnis

[1] Balls, M., J. Bridges, J. Southee: Animals and alternatives in toxicology. Macmillan Press, London 1991.

[2] Doetschman, Th. C., H. Eistetter, M. Katz et al.: The in vitro development of blastocyst-derived embryonic stem cell lines: formation of visceral yolk sac, blood islands and myocardium. J. Embryol. exp. Morph. 87 (1985) 27–45.

[3] Eistetter, H.: Etablierung und Charakterisierung pluripotenter embryonaler Stammzellen aus der Blastocyste der Maus. Inang.-Dissertation Tübingen 1986.

[4] Caplan, A. J.: Cartilage. Sci. Am. 251 (1984) 82-90.

[5] Geelen, J. A. G.: Hypervitaminosis A induced teratogenesis. CRC Crit. Rev. Toxicol. 2 (1979) 9.

[6] Hassel, J. R., E. A Horrigan: Chondrogenesis: A model developmental system for measuring teratogenic potential of compounds. Teratogen., Carcin., Mutagen. 2 (1982) 325–331.

[7] Laschinski, G., H. Spielmannm: Empfehlungen zur Gabe von Vitamin A in der Schwangerschaft. Geburtshilfe und Frauenheilkd 48 (1988) 196–197.

[8] Laschinski, G., R. Vogel, H. Spielmann: Cytotoxicity test using blastocyst-derived euploid embronal stem cells: a new approach to in vitro teratogenesis screening. Reprod. Toxicol. 5 (1991) 57–64.

[9] Martin, G. R.: Isolation of a pluripotent cell line from early mouse embryos cultured in medium conditioned by terato- carcinome stem cells. Proc. Natl. Acad. Sci. USA 78 (1981) 7634–7638.

[10] Robertson, E. J.: Embryo-derived stem cell lines. In: Robertson E. J. (Hrsg.): Teratocarcinomas and embryonic stem cells. A practical approach, S. 71–112. IRL, Oxford 1987.

[11] Smith, A. G., M. L. Hooper: Buffalo Rat Liver-cells produce a dif-

fusible activity which inhibits the differentiation of murine embryonal carcinoma and embryonic stem cells. Developm. Biol. 121 (1987) 1-9.

[12] Wallukat, G.,A. M. Wobus: Use of spontaneously beating muscle cells differentiating from pluripotential embryonic stem cells for testing of chronotropic agents. Recent Developments in Toxicology: Trends, Methods and Problems. Arch. Toxicol. Suppl. 14 (1991) 136-138.

[13] Williams, R. L., D. J. Hilton, S. Pease et al.: Myeloid leukaemie inhibitory factor maintains the development potential of embronic stem cells. Nature 336 (1988) 684-687.

[14] Wobus, A. M., G. Wallukat, J. Hescheler: Pluripotent mouse embryonic stem cells are able to differentiate into cardiomyocyts expressing chronotropic responses to adrenergic and cholinergic agents and Ca^2 channelblockers. Differentiation 48 (1991) 173-182.

9. Leberveränderungen bei Wistarratten nach Dimethoat-Gabe. Substrat- und enzymhistochemische Untersuchungen.*

B. Miehe, R. Gossrau und H. Hahn von Dorsche

9.1. Einleitung

Das Alkylphosphat Dimethoat (Synonyma: Rogor, Roxin, Perfektion, Cygon) gehört zu den am häufigsten verwendeten Pestizidwirkstoffen in der Landwirtschaft und wird zur Vernichtung von saugenden und beißenden Insekten sowie zur Ektoparasitenbekämpfung eingesetzt. Die Substanz (systematische Bezeichnung: 0,0-Dimethyl-S-(N-monomethyl)-carbamylmethyl-dithiophospshat) ist farblos, kristallin und riecht kampferartig.

Dimethoat wird als potentiell mutagene Substanz angesehen [1] und kann genotoxisch wirken [3, 7, 23, 24]. Nach Langzeitexposition haben Lohs et al. [19] hepatoxische Effekte beschrieben. Eine Kanzerogenität ist nicht ausgeschlossen [15]; und schließlich wirkt Dimethoat reversibel immunsupressiv [29].

Untersuchungen zur **Teratogenität** von Dimethoat an verschiedenen Spezies ergaben unterschiedliche Ergebnisse. Budreau und Singh [2] sowie Scheufler [26] konnten bei der Maus keine teratogenen Effekte nachweisen. Demgegenüber beschrieb Khera [14] nach Dimethoatgabe für die Katze eine erhöhte Anzahl von Vorderpfotenpolydaktylien bei den Nachkommen. Eigene Untersuchungen nach perkutaner Applikation einer relativ hohen Dosis an Ratten (Hälfte der LD_{50}) zu unterschiedlichen Zeitpunkten der Keimesentwicklung ergaben, daß Dimethoat die Präimplantationsverlustrate [18] sowie die Resorptions- und Hämatomrate [28] erhöht, die Scheitel-Steiß-Längen und Bruttokörpergewichte der Feten [30] vermindert und die postnatale physische [16] sowie motorische Entwicklung [12] verlangsamt.

Schon nach Gabe eines Viertels der LD_{50} an trächtigen Muttertieren konnten diese Wirkungen nicht mehr beobachtet werden [11].

---

* Prof. Dr. Dr. h.c. mult. Zdenek Lojda zum 65. Geburtstag gewidmet

Ziel der vorliegenden Studie war es, durch Einsatz empfindlicher Untersuchungsmethoden die Wirkungen von Dimethoat nach Gabe der halben und eines Viertels der LD_{50} auf die **Leber** zunächst an nichtgraviden weiblichen Wistarratten zu untersuchen und dazu histochemische Methoden zu verwenden. Auf die Leber haben wir uns konzentriert, weil in Hepatocyten Dimethoat metabolisiert wird bzw. vergleichsweise noch toxischere Metaboliten anfallen [8]. Histochemische Verfahren wurden benutzt, da sie den heterogenen Bau der Organe erhalten und die zu untersuchenden Makromoleküle weitgehend in ihrer natürlichen Umgebung bzw. in ihrem normalen Mikromilieu verbleiben.

9.2. Material und Methoden

Für die Untersuchungen wurden weibliche Wistarratten (Shoe: Wist/II; Haltung konventionell; Futter und Wasser ad libitum, Hell-Dunkel-Rhythmus 12 : 12, Nachtphase von 19.00 - 7.00 Uhr) mit einem Gewicht von 200 - 250 g verwendet. Einen Tag vor der Dimethoatapplikation wurde bei den Tieren auf dem Rücken ein ca. 10 cm^2 großes Areal von Haaren befreit. Das Dimethoat (VEB Chemiekombinat Bitterfeld, DDR) wurde im Verhältnis 1 : 1 (W/V) in Xylol gelöst und in einer Dosis von 350 mg/kg (halbe LD_{50}) um 8.00 Uhr perkutan gespritzt. Je 4 Tiere pro Gruppe wurden nach 1 h, 3 h, 6 h, 12 h und 24 h nach der Applikation in leichter Aethernarkose getötet. Anschließend wurden Stücke aus dem rechten oberen Leberlappen entnommen, auf Korkplättchen montiert, die mit einem feuchten Zellstoffblättchen bedeckt waren, mit Folie überspannt, in flüssigem Stickstoff eingefroren und anschließend bei -25 C° bis zur Weiterverarbeitung aufbewahrt.

Als Kontrolle dienten Tiere, die nur mit der entsprechenden Menge Xylol behandelt wurden oder unbehandelte Ratten. Die Kontrollebern wurden zu den selben Zeiten wie die von den dimethoatbehandelten Ratten entnommen.

Zur morphologischen Untersuchung wurden 10 µm dicke Schnitte, die bei -25 C° auf einem Kryostaten (Modell 2800 N, Reichert-Jung, Nußloch, BRD) hergestellt wurden. Für den Nachweis von Glykogen, unspezifischer saurer Phosphatase, saurer β-D-Galactosidase sowie der Dipeptidylpeptidase II wurden die Schnitte in einem Gewebetrockner Modell GT 01 (Leybold-Heraeus, Köln, BRD) mit einer Vakuumpumpe (Modell EM 12, Edwards Crawley, GB) gefriergetrocknet, anschließend auf albuminisierte Objektträger aufgebracht und mit 0,5 % Celloidinlösung montiert [20].

Alle anderen Nachweise erfolgten an Schnitten, die auf zimmerwarme Objektträger montiert wurden. Für den Nachweis der Peroxidase, 5'-Nucleotidase, adenosindiphosphat (ADP)- und adenosintriphosphat (ATP)-hydrolisierenden Phosphatasen, Tiaminpyrophosphatase, unspezifischen Esterasen sowie Monoaminoxidasen wurden die Schnitte bei +4 °C in 0,5 % Glutaraldehyd fixiert. Der Nachweis der mikrosomalen Alanylaminopeptidase (Aminopeptidase M), Dipeptidylpeptidase IV, γ-Glutamyltranspeptidase und unspezifischen alkalischen Phosphatase erfolgte an Schnitten, die bei -25 °C in einem Chloroform-Aceton-Gemisch (1:1) fixiert und anschließend luftgetrocknet wurden. An unfixierten, luftgetrockneten Kryostatschnitten wurden Lipide, Succinat-Dehydrogenase, NADH-Tetrazoliumsalzreductase sowie NADPH-Tetrazoliumsalzreductase nachgewiesen.

Der Glykogennachweis erfolgte mit der PAS-Reaktion, der von Lipiden mit Sudanschwarz (25).

Die histochemischen Enzymnachweise wurden nach den von Lojda et al. [20] angegebenen Methoden der Wahl sowie nach Gossrau et al. [5] durchgeführt.

Für den Nachweis der Proteasen wurden 4-Methoxy-2-naphthylaminsubstrate der Firma Bachem (Heidelberg, BRD) verwendet; alle anderen Substrate stammten von der Firma Serva (Heidelberg, BRD).

9.3. Ergebnisse

Morphologie:
Mit der Hämatoxylin- und Methylenblaufärbung ließen sich dosis- und zeitunabhängig nach Dimethoatgabe in der Leber keine Veränderungen feststellen.

Histochemie:

Nach Behandlung mit der halben LD_{50} (350 mg Dimethoat/kg) war 1 h, 3 h, 6 h, 12 h und 24 h nach der Applikation, verglichen mit den xylolbehandelten Ratten und der unbehandelten Kontrolle, in den Hepatocyten das Glykogen (Abb. 1) vermindert, die Lipide vermehrt (Abb. 2) und die Aktivität der unspezifischen alkalischen Phosphatase (Abb. 3) in der Plasmamembran am Gallepol leicht erhöht. Die Aktivitäten er unspezifischen Esterasen (Abb. 4) und γ-Glutamyltranspeptidase waren nach 1 h, 3 h und 6 h nach Applikation im Vergleich zu den Kontrollen etwas

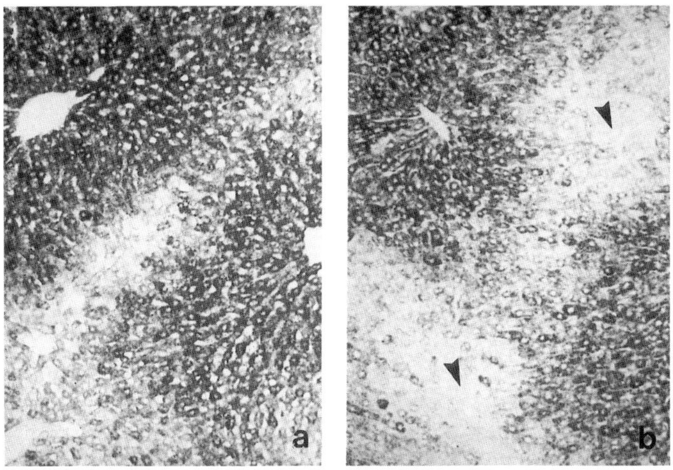

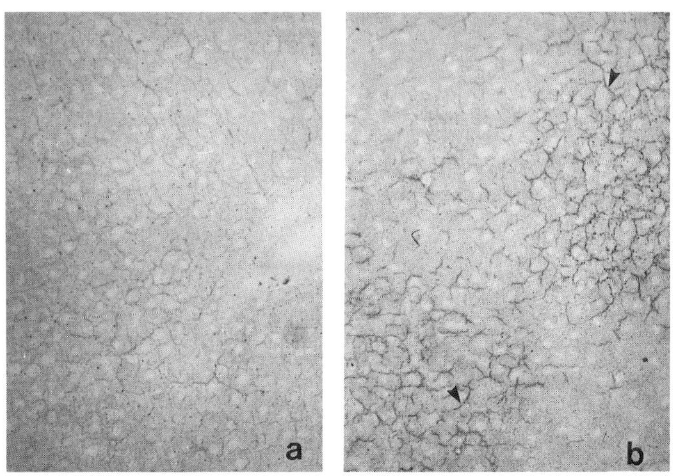

Abb. 1: a: Kontrolle, **b:** 6 h nach Gabe der Hälfte der LD_{50}; Glykogenabnahme (Pfeile) in der Peripherie der Leberläppchen. x 540.
Abb. 2: a: Kontrolle. x 1100. **b:** Anstieg der Lipde (Pfeile) in den Hepatozyten 12 h nach Gabe der Hälfte der LD_{50}.

abgefallen oder angestiegen. 12 und 24 h nach Dimethoat-Gabe war die Aktivität beider Enzyme wieder im Normbereich. Alle anderen Enzyme zeigten nach Dimethoatgabe keine signifikanten Aktivitätsveränderungen. Nach Applikation von einem Viertel der LD_{50} (175 mg Dimethoat/kg) hatte nur der Glykogengehalt der Hepatozyten zu allen Untersuchungszeitpunkten etwas abgenommen.

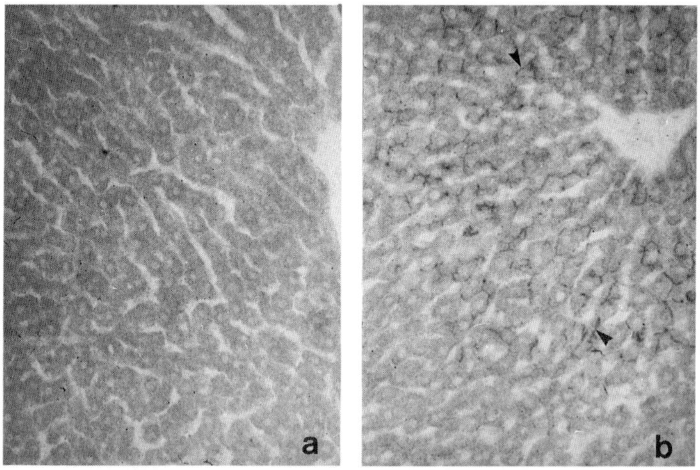

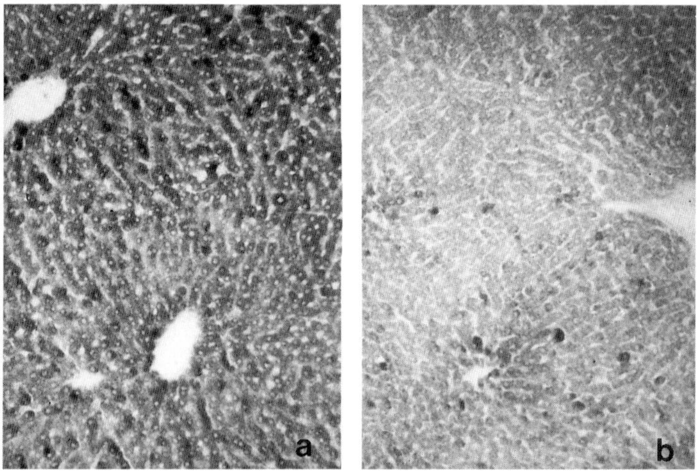

Abb. 3: a: Kontrolle. x 1100. **b:** Aktivitätsanstieg der unspezifischen alkalischen Phosphatase 3 h nach Gabe der Hälfte der LD_{50} in den Plasmamembranen (Pfeile) perivenöser Hepatozyten (rechts);.
Abb. 4. a: Kontrolle. x 540. **b:** Aktivitätsabnahme der unspezifischen Esterase 6 h nach Gabe der Hälfte der LD_{50}

9.4. Diskussion

Dimethoat gehört zu den organischen Phosphorsäureestern (Alkylphosphaten), deren Vertreter biologisch abbaubar sind. Diese Stoffe werden weder innerhalb noch außerhalb des Organismus gespeichert und weisen in der Regel eine hohe akute **Toxizität** auf [4]. Da Alkylphosphate stark lipophile Substanzen sind, werden sie leicht resorbiert.

Nach Schrader [27] gehört Dimethoat zu den mindertoxischen Phosphorsäureestern. Seine Metabolisierung erfolgt ausschließlich in der Leber durch hydrolytische Abspaltung der Methylamin- und Methylgruppen sowie Oxidation zu Thiolphosphat [8]. Die Metabolisierung läuft ausgesprochen schnell ab, so daß z. B. bei Ratten [8] schon 24 Stunden nach der Applikation etwa 60 % der Menge hauptsächlich über die Nieren und zu einem weit geringeren Prozentsatz über den Darm ausgeschieden sind. Alle Thionverbindungen, d. h. auch Dimethoat, wirken erst nach metabolischer Umwandlung, bei der die P=S-Gruppe zur P=O-Gruppe oxidiert wird, als Esterasenhemmer; das die P=O-Gruppe enthaltende Dimethoxon hemmt etwa 75 - 100 mal stärker als Dimethoat selbst. Eine Hemmung der unspezifischen Esterasen durch Alkylphosphate ist häufig beschrieben worden [31, 17]. Davon ist vor allem der B-Typ, d. h. die Carboxylesterase (E. C. 3.1.1.1) betroffen.

Unsere morphologischen und histochemischen Untersuchungen zeigen, daß die Dimethoatmetaboliten in der Leber erst nach Applikation der halben LD diskrete und nur in den Hepatozyten faßbare Veränderungen hervorrufen. Diese Läsionen betreffen lediglich einen Bruchteil der an sich untersuchten Parameter und sind ausschließlich mit histochemischen Methoden faßbar; daher handelt es sich eher um Mikroläsionen bzw. solche im makromolekulären Bereich.

Die geringen makromolekulären Hepatozytenläsionen und deren Reversibilität nach Applikation von einem Viertel der LD_{50} deuten auf ihre Dosisabhängigkeit und Reparatur hin. Ob auch die Hepatozytenschäden nach Gabe der halben LD_{50} passager und reparierbar sind, läßt sich noch nicht sicher sagen; denn es wurden nur die Hepatozytenreaktionen über 24 h verfolgt. Da aber auch bei dieser Konzentration nur geringe Läsionen zu beobachten sind und sich die γ-Glutamyltranspeptidase sowie die unspezifische Esterase nach 24 h bereits wieder normal verhalten, sollte auch hier eine Reparatur möglich sein. Daß bei den untersuchten nichtschwangeren Ratten toxische Wirkungen geringgradig sind oder evtl. sogar fehlen wird auch dadurch deutlich, daß alle anderen Organe und Gewebe mit Ausnahme von Groß- und Kleinhirn keine reproduzierbaren histochemischen und immunhistochemischen Veränderungen aufweisen [21].

In der Leber beschränken sich die Veränderungen auf die Hepatozyten und betreffen nach Gabe eines Viertels der LD_{50} nur das Glykogen; nach Applikation der halben LD_{50} ist das Glykogen in stärkerem Maße; außerdem sind dann die Lipide, die unspezifische alkalische Phosphatase und die γ-Glutamyltranspeptidase in der Plasmamembran am Gallepol sowie die unspezifischen Esterasen verändert.

Vergleicht man diese makromolekulären Hepatozytenveränderungen mit denen nach Gabe anderer Xenobiotika mit chemisch ganz unterschiedlicher Struktur sowie differenten Stoffwechselwegen und Metaboliten, z. B. Valproinsäure, Glucocorticoide, Salicylat oder Desoxygalactose oder, wenn Wistarratten sich im Spurenelementenmangel oder -überschuß befinden, sieht man in der Hepatozytenplasmamembran ebenfalls einen Aktivitätsanstieg der unspezifischen alkalischen Phosphatase; außerdem steigen dann oft die Lipide an und geht die Glykogenmenge zurück [6]. Nur die unspezifischen Esterasen sind nach Gabe all dieser Xenobiotika und Veränderungen im Spurenelementstoffwechsel nicht betroffen. Möglicherweise wird daher allein diese Enzymgruppe spezifisch durch die Dimethoatmetaboliten gehemmt, während die restlichen Effekte eher unspezifisch sind. Hierfür spricht auch, daß wir im Zentralnervensystem von Wistarratten bisher nur eine Hemmung der Acetylcholin- und cholinesterase gefunden haben [22]. Offenbar reagieren Hepatocyten relativ uniform auf die unterschiedlichsten Noxen. Gleichzeitig sind die hier beschriebenen Hepatozytenmikroläsionen ausgesprochen sensitive Schädigungsparameter.

Ob die erhöhte Lipidkonzentration wie nach Gabe anderer Xenobiotika auch in den Hepatozyten Ausdruck einer gesteigerten Lipidoxidation und damit erhöhten Konzentration von aggressiven bzw. toxischen Sauerstoffradikalen ist [6], bleibt zuklären.

Zusammengenommen und unter Berücksichtigung der in anderen extranervösen und nervösen Strukturen nicht gefundenen oder nur diskreten Läsionen lassen sich für Dimethoat nach Applikation der halben oder eines Viertels der LD_{50} bei nichtgraviden Wistarratten praktisch keine Schäden feststellen. Dies könnte auch erklären, daß unsere bisher beobachteten fetalen Veränderungen nur bei der halben LD_{50} auftreten, meist recht unauffällig und bei Gabe von einem Viertel der LD_{50} verschwunden sind.

Literaturverzeichnis

[1] Bhuna, S. P., J. Behera: Camtromeric sensitivity of mouse chromosomes to the systemic insecticide Dimethoat (Rogor). Curr. Science 44 (1975) 859-860.

[2] Budreau, C. H., R. P. Singh: Effect of fenthion and dimethoate on reproduction in the mouse. Toxicol. Appl. Pharmacol. 26 (1973) 29-38.

[3] Fahrig, R.: Nachweis einer genetischen Wirkung von Organophosphor-Insektiziden. Naturwissenschaften 60 (1973) 50-51.

[4] Forth, W., D. Henschler, W. Rummel: Allgemeine und spezielle Pharmakologie und Toxikologie. S. 781, Wissenschaftsverlag, Mannheim-Wien-Zürich 1987.

[5] Gossrau, R., Frederiks, W. M., C. J. F. van Noorden et al.: Light microscopical detection of H_2O_2-generating oxidases using cerium ions and aqueous incubation media. Acta histochem. 90 (1991) 27-37.

[6] Gossrau, R., T. Günther: Spurenelemente und Salicylateffekte. Histochemische und biochemische Untersuchungen (dieses Buch, Kap. 10).

[7] Hanna, P. J., K. F. Dyer: Mutagenicity of organophosphorus compounds in bacteria and drosophila. Mutat. Res. 28 (1975) 405-420.

[8] Hassan, A., S. M. A. D. Zayed, M. R. E. Bahig: Metabolism of organophosphorus insecticides - XI. Metabolic fate of dimethoate in the rat. Biochem. Pharmacol. 18 (1969) 2429-2438.

[9] Hettwer, H.: Histochemische und elektronenmikroskopische Untersuchungen an Leber und Niere von Maus und Ratte nach PE-Vergiftung, nach O_2-Mangel und nach Hungerdiät. Forschungsbericht aus der Wehrtechnik, Bonn Nr. 10 (1974).

[10] Hettwer, H.: Histochemische Untersuchungen an Leber und Niere der Ratte nach Phosphorsäureestervergiftungen. Acta histochem. 52 (1975) 239-252.

[11] Hinz, R.: Biometrische Untersuchungen zum Einfluß von perkutaner Applikation 1/4 LD_{50} des phosphororganischen Pestizides Dimethoat auf die späte Embryogenese (12. Tag p. c.) der Ratte. Med. Diss., Greifswald 1991.

[12] Jann, Ch.: Der Einfluß von Dimethoat auf die Embryogenese von Rattus norvegicus BERKENHOUT - biometrische und morphologische Untersuchungen. Med. Dipl. Arb., Greifswald 1987.

[13] Kagan, J. S.: Toksikologija fosfororganiceskic pestizidov. Medizina, Moskva 1977.

[14] Khera, K. S.: Evoluation of dimethoate (Cygon 4E) for teratogenic activity in the cat. J. Environ. Pathol. Toxicol. 2 (1979) 1283-1288.

[15] Klatt, R., W. Schindler, G. Konetzke. Betriebsarzt. Berlin 1985.

[16] Kroß, B.: Tierexperimentelle teratogene Untersuchungen zum Einfluß von perkutaner Applikation eines phosphororganischen Pestizides (Dimethoat) auf die Keimesentwicklung. Med. Dipl. Arb., Greifswald 1988.

[17] Kurz, E., H. G. Goslar: Das histochemische Verhalten der unspezifischen Esterasen in Leber und Niere gegenüber einigen anorganischen und organischen Verbindungen - ein Beitrag zur Enzymtoxikologie. Acta histochem. 48 (1974) 82-101.

[18] Lange, T., L. Sauer: Der Einfluß von Dimethoat auf die Keimesentwicklung unter besonderer Berücksichtigung der Blastogenese. Med. Dipl. Arb., Greifswald 1987.

[19] Lohs, K.-H., G. W. Fischer, W. Dedek: Chemisch-toxikologische Aspekte des Alkylierungsvermögens pestizider Phosphorsäureester. Berlin 1976.

[20] Lojda, Z., R. Gossrau, T. H. Schiebler. Enzyme histochemistry. A laboratory manual. Springer, Berlin-Heidelberg-New York 1978.

[21] Miehe, B., R. Gossrau, H. Hahn von Dorsche: Histochemische Untersuchungen zum Einfluß von Dimethoat auf weibliche Wistarratten. Verh. Anat. Ges. 86 (1991) 194.

[22] Miehe, B., R. Gossrau, H. Hahn von Dorsche: Specific effect of dimethoate on cholinesterases in non-pregnant female rats. Histochem. J. 24 (1992) 290.

[23] Mohn, G.: 5-Methyltryptophan resistant mutations in Escherichia coli K12. Mutagenic activity of monofunctional alkylating agents including organophosphorus insecticides. Mutat. Res. 20 (1973) 7-15.

[24] Mohn, G.: Comparison of the mutagenic activity of eight organophosphorus insecticides in Escherichia coli. Mutat. Res. 21 (1973) 196.

[25] Romeis, B.: Mikroskopische Technik. Oldenbourg, München 1968.

[26] Scheufler, H.: Der Einfluß relativ hoher Dosen von Dimethoat und Dichlorphon auf die Keimesentwicklung der Labormaus. Biol. Rundsch. 13 (1975) 238-240.

[27] Schrader, G.: Die Entwicklung neuer insektizider Phosphorsäure-Ester. Chemie, Weinheim 1963.

[28] Schwarz, T.: Der Einfluß von perkutaner Applikation eines phosphororganischen Pestizides (Dimethoat) auf die Keimesentwicklung der Wistarratte - biometrische, morphologische und verhaltensteratologische Untersuchungen. Med. Diss. A, Greifswald 1989.

[29] Tiefenbach, B., G. Henninghausen, P. Lange: Zum Mechanismus der akuten Wirkung phosphororganischer Pestizide auf das Immunsystem. Zent.bl. Pharmakol. 122 (1983) 156-157.

[30] Weber, M.: Untersuchungen zum Einfluß von Vibrationen und Dimethoat sowie deren Kombination auf die Keimesentwicklung - eine tierexperimentelle teratologische Studie. Med. Diss. A, Greifswald 1988.

[31] Zoch, E.: Die Wirkung organischer Phosphorsäureester bzw. Phosphornsäureester auf verschiedene Enzyme. Arzneimittelforschung 21 (1971) 181-187.

10. Spurenelemente und Salicylateffekte - Histochemische und biochemische Untersuchungen

R. Gossrau und T. Günther*

10.1. Einleitung

Untersuchungen, die sich bei verschiedenen Labortieren mit der teratogenen Wirkung von Salicylat (1, 25) sowie Mangel oder Überschuß an Spurenelementen allein oder in Kombination miteinander im Rahmen von Risikoabschätzungsstudien beschäftigen, konzentrieren sich in der Regel auf den Embryo, Fetus oder die F_1-Generation. Wenig oder keine Beachtung fanden und finden bei Risikoabschätzungsstudien während der Schwangerschaft die möglicherweise gleichfalls betroffenen **Muttertiere**; denn ihnen werden die Teratogene appliziert bzw. bei ihnen die Veränderungen im Spurenelementstoffwechsel gesetzt. Außerdem liegen praktisch keine Befunde darüber vor, inwieweit die Schwangerschaft selbst die Wirkung tatsächlicher und potentieller Teratogene bei den Muttertieren beeinflußt [17].

Methodisch fällt bei der Durchsicht einschlägiger Arbeiten auf, daß zur Effektanalyse überwiegend makroskopische und mikroskopische bzw. morphologische sowie biochemische Verfahren benutzt werden [11, 12] und deshalb über Funktionsstörungen im zellulären und subzellulären Bereich der immer heterogen gebauten und betroffenen Organe sowie über die den Läsionen zugrundeliegenden Mechanismen kaum Informationen vorliegen.

Mit der vorliegenden Arbeit soll an nichtgraviden Ratten ein **Referenzsystem** etabliert und vorgestellt werden, um in späteren Untersuchungen den Einfluß der Schwangerschaft auf die Wirkung von Salicylat sowie Spurenelementenmangel und Spurenelementenüberschuß allein und in Kombination miteinander beim Muttertier herauszufinden. Die kombinierte Versuchsanordnung wird gewählt, weil Salicylat den Spurenelementstoffwechsel positiv oder negativ bzw. durch Spurenelemente ausgelöste Veränderungen abschwächen oder verstärken kann [14, 20, 21]. Da bisher meistens Ratten zur Untersuchung von Salicylateffekten sowie von Veränderungen im Spurenelementstoffwechel benutzt wurden, wird diese Spezies

---

* Prof. Dr. Dr. h.c. mult. Zdenek Lojda zum 65. Geburtstag gewidmet.

hier gleichfalls verwendet. Um Aussagen über zelluläre, subzelluläre und außerdem makromolekulare Veränderungen machen zu können, werden neben einigen biochemischen Methoden vor allem histochemische Verfahren benutzt.

10.2. Material und Methoden

Untersucht wurden weibliche Wistarratten, die unter konstanten Bedingungen gehalten wurden. Die Versuchsanordnungen entsprachen denen, die für Salicylat, Zn- und Mg-Mangel sowie Zn- und Fe-Überschuß von Gossrau et al. [14] sowie Günther et al. [19, 20, 21, 23] beschrieben wurden.

Morphologisch wurden Thymus, Leber, Lunge und Niere nach Romeis [32] sowie Gossrau et al. [14] an Paraffin- und semidünnen Plastikschnitten von Glycolmethacrylat eingebetteten Blöcken nach Färbung mit Hämatoxylin-Eosin und/oder Methylenblau untersucht.

Katalytisch-histochemisch wurden an praktisch allen Organen und Geweben die meisten der von Lojda et al. [27] angegebenen plasmalemmalen, lysosomalen, endoplasmatischen, peroxisomalen, golgimitochondrialen sowie cytoplasmatischen Enzyme mit den Methoden der Wahl, ferner verschiedene H_2O_2-produzierende Oxidasen in Plasmamembranen, Peroxisomen und Mitochondrien nach Gossrau et al. [10] und die α-Glutamylaminopeptidase (Aminopeptidase A) nach Lojda et al. [28] nachgewiesen; außerdem haben wir Glykogen und PAS-positive Glyko-Komponenten ganz generell mit der PAS-Reaktion und Lipide mit Sudanschwarz nach Romeis [32] untersucht.

Biochemisch wurden nach den Angaben von Günther et al. [19, 20, 21, 23] Mg, Zn, Fe, Glykogen, Alaninaminotransferase und die Lipidperoxidation (Malondialdehydbestimmung) in Serum, Leber, Lunge oder Niere gemessen.

10.3. Befunde

10.3.1. Morphologie

Reproduzierbare Strukturveränderungen waren weder in Paraffin- noch in Semidünnschnitten von Leber, Lunge, Niere und Thymus zu finden.

Salicylat, Fe-, Zn- und Mg-Überschuß, Zn- und Mg-Mangel sowie die Kombination von Salicylat mit Spurenelementüberschuß oder Spurenelementmangel führten bei Untersuchung mit histochemischen und biochemischen Methoden eindeutig nur in Thymus und Leber zu Veränderungen. Alle anderen Organe, d. h. Gehirn, Rückenmark, Haut, Zunge, große Kopfspeicheldrüsen, Gl. thyreoidea, Oesophagus, Lunge, Herz, Magen, Leber, Milz, Pankreas, Dünndarm, Dickdarm, Niere, Harnblase, Ovar, Tube, Uterus, Hoden, Nebenhoden, Vesicula seminalis, Prostata, Herz und Skelettmuskel zeigten bei den morphologischen Screeninguntersuchungen entweder keine oder keine reproduzierbaren Veränderungen.

Da über den Thymus schon an anderer Stelle berichtet worden ist und dieses Immunorgan wegen seiner unspezifischen Antwort auf die verschiedensten Xenobiotica und andere experimentelle Eingriffe eine Sonderstellung einnimmt [11, 15], wird im folgenden nur noch auf die Leber eingegangen.

10.3.2. Histochemie

Von allen in Material und Methoden histochemisch in verschiedenen Zellkompartimenten nachgewiesenen Komponenten zeigen unabhängig von der gewählten Versuchsanordnung lediglich, Fe, Glycogen und Lipide in Kupffer-Zellen und vor allem in Hepatocyten sowie von den zahlreichen nachgewiesenen Enzymen nur die unspezifische alkalische Phosphatase (alP), mikrosomale Alanylaminopeptidase (mAAP), γ-Glutamyltranspeptidase (γ-GTP) sowie die Dipeptidylpeptidase (DDP IV) in der Plasmamembran der Hepatocyten und die D-Aminosäureoxidase (D-AAOX) in der Peroxisomen der gleichen Zellen Veränderungen (Tab. 1, am Ende des Kapitels).

Mit Ausnahme der Plasmamembranenzyme, die überall im klassischen bzw. morphologischen Leberläppchen verändert sind, sind seine peripheren (periportalen) Hepatocyten in der Regel stärker als die zentralen (perivenösen) betroffen.

Andere Enzyme in Plasmamembranen (α-Glutamylaminopeptidase bzw. Aminopeptidase A, adenosintriphosphat- und adenosindiphosphat-hydrolisierende Phosphatasen, 5'-Nucleotidase) und Peroxisomen (Catalase, α-Hydroxysäureoxidase, Xanthinoxidase) reagieren nicht, ebenso nicht die lysosomalen Hydrolasen (unspezifische saure Phosphatase, saure β-D-Galactosidase, β-D-Glucuronidase, β-D-N-Acetylglucosaminidase, α-D-Mannosidase, α-D-Galactosidase, α-D-Glucosidase, Dipeptidylpeptidase I und II, unspezifische Esterasen), mitochondrialen Enzyme (Succinat-Dehydrogenase, NADH-und NADPH-Tetrazoliumsalz-Reductase, Cytochrom C-Oxidase, Monoaminoxidase), Enzyme im Golgi-Apparat (Thiaminpyrophosphatase) oder im endoplasmatischen Reticulum (Glucose-6-phosphatase).

Salicylat-Behandlung: Nach Applikation von Salicylat hat in den Hepatocyten das Glykogen (Abb. 1, 2) abgenommen, die Lipide (Abb. 3, 4) und Fe (Abb. 5, 6) sind angestiegen. Die Aktivität der alP hat in der Plasmamembran am Gallepol der Hepatocyten zugenommen, die der D-AAOX (Abb. 7, 8) ist in den Peroxisomen abgefallen.

Fe-Gabe führt mit Ausnahme der unveränderten D-AAOX-Aktivität zu den gleichen Resultaten (Abb. 9, 10) wie Salicylat-Behandlung.

Nach Zn-Applikation ist vor allem die Aktivität der alP, aber auch die der γ-GTP (Abb. 11, 12), mAAP (Abb. 13, 14) sowie DPP IV (Abb. 15, 16) in der Plasmamembran der Hepatocyten angestiegen; Glykogen, Lipide, Fe und D-AAOX verhalten sich wie bei Kontrollratten.

Nach Mg-Mangel sind die Lipide im Cytoplasma etwas und die alP-Aktivität (Abb. 17, 18) in der Hepatocytenplasmamembran deutlich angestiegen.

Zn-Mangel macht sich in der Leber nicht bemerkbar.

Kombinierte Salicylat- und Fe-Gabe (Abb. 19, 20) verstärkt mit Ausnahme des unveränderten Anstiegs der alP alle Reaktionen nach Salicylat-Behandlung und Fe-Applikation allein.

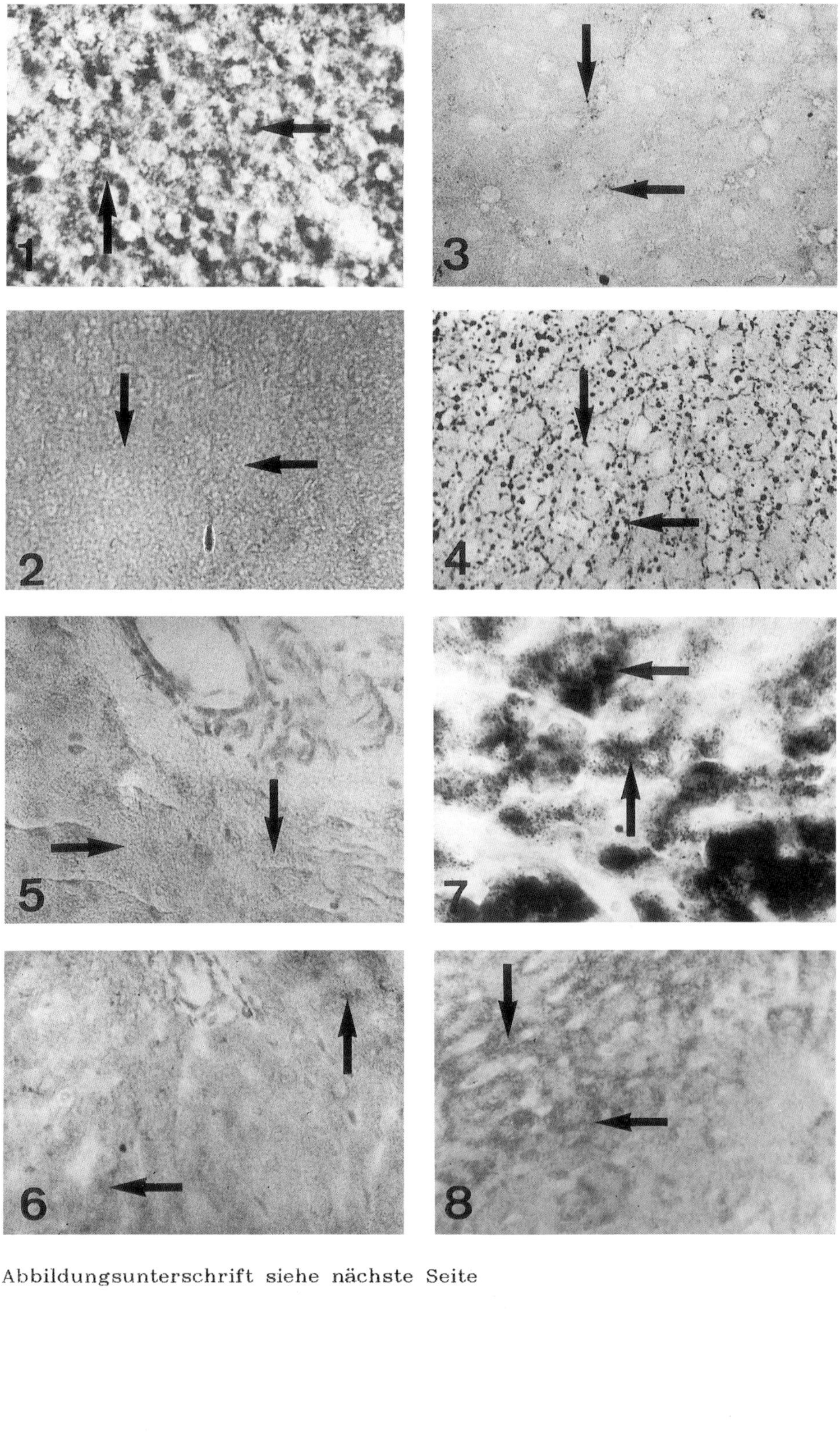

Abbildungsunterschrift siehe nächste Seite

Demgegenüber sind nach kombinierter Salicylat- und Zn-Gabe, d. h. wenn Zn rechtzeitig vor Salicylat appliziert wird, die Effekte wesentlich geringer als nach Salicylatgabe allein oder sogar verschwunden (Abb. 21 - 24, 27 - 30). Ausgenommen ist die alP (Abb. 25, 26), die mit unverändert erhöhter Aktivität in der Plasmamembran am Hepatocytengallepol vorkommt.

Kombinierte Salicylat-Applikation und Mg-Mangel, d. h. Gabe von Salicylat im Mg-Mangel verstärkt die Veränderungen (Abb. 31, 32), die beide für sich allein auslösen, etwas und beeinflußt die erhöhte alP-Aktivität nicht.

Ähnliche Befunde erhält man bei der Kombination von Salicylat-Behandlung und Zn-Mangel, d. h. Applikation von Salicylat an Ratten im Zn-Mangel. Deutlich erhöht ist die Fe-Menge in den Hepatocyten und Kupffer-Zellen.

10.3.3. Biochemie

Nach Salicylat-Gabe ist die Glykogenmenge in der Leber vermindert, ebenso hat das Serum-Fe abgenommen und Fe sowie Metallothionein sind in der Leber angestiegen. Mg ist im Serum erhöht. Die Aktivität der Alaninaminotransferase ist nicht signifikant verändert.

Nach Applikation von Fe steigen Serum- und Leber-Fe, Metallothionein sowie die Malondialdehyd(MDA)-Konzentration in der Leber an. Das Serum-Zn nimmt ab.

Zn-Gabe erhöht die Metallothionein-Konzentration in der Leber; sonst sind keine signifikanten Veränderungen zu messen.

Mg-Mangel erhöht die Konzentration von Metallothionein und MDA in der Leber. Die anderen Parameter weichen nicht eindeutig von den Kontrollen

Abb. 1, 3, 5, 7: Leber unbehandelter Ratten.
Abb. 2, 4, 6, 8: Leber nach Salicylatapplikation. Danach haben in den Hepatocyten (Pfeile) das Glykogen abgenommen **(Abb. 2)**, das Fett **(Abb. 4)** und Fe **(Abb. 6)** zugenommen und die Aktivität der L-Aminosäureoxidase **(Abb. 8)** abgenommen. 360 x.

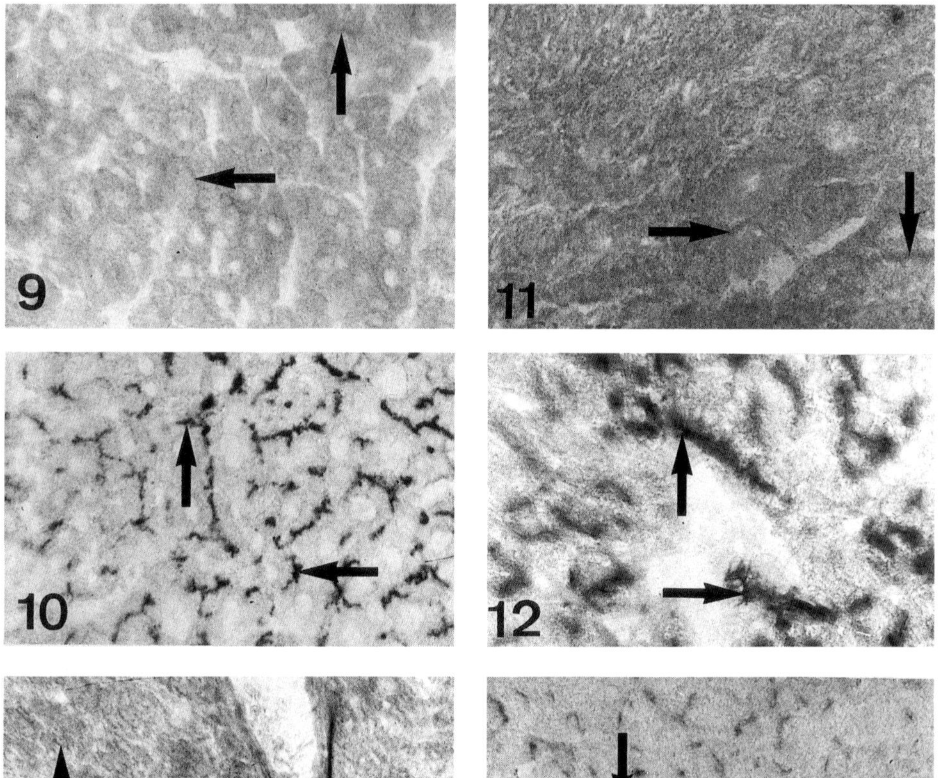

Abbildungsunterschrift siehe nächste Seite

ab. Nach Zn-Mangel sind mit Ausnahme des abgefallenen Serum-Zn keine signifikanten Veränderungen zu finden.

Kombinierte Salicylat- und Fe-Applikation erhöht die MDA-Konzentration stärker als Salicylat oder Fe allein. Die Metallothionein-Konzentration ist ebenfalls, aber nicht mehr als nach Salicylatapplikation allein erhöht.

Nach kombinierter Salicylat- und Zn-Gabe steigt das Metallothionein zusätzlich an.

Wird Salicylat-Gabe mit Mg-Mangel kombiniert, kann die MDA-Konzentration in der Leber erhöht sein.

10.4. Diskussion

Unsere Untersuchung zeigt, daß das potentielle oder tatsächliche Teratogen Salicylat (der aktive Metabolit von Acetylsalicylsäure; Handelsname u. a. Aspirin) nicht nur bei Embryonen, Feten und der F_1 -Generation [1, 14, 22, 25] sondern auch bei erwachsenen Tieren, im vorliegender Fall bei Ratten, Läsionen auslösen kann. In geringerem Maß gilt dies auch für Zn-Mangel, da er ebenfalls teratogen wirken kann [2] und möglicherweise Mg-Mangel [22] im Muttertier.

Welchen Einfluß die Schwangerschaft auf die Reaktion nach Salicylatgabe sowie Zn- oder Mg-Mangel hat, bzw. welchem Risiko die Mütter ausgesetzt sind, müssen weitere Untersuchungen zeigen. Hier ging es darum, für solche Studien ein Referenzsystem an nicht graviden Ratten mit biochemischen und vor allem histochemischen Methoden zu etablieren, beispielhaft herauszufinden, was die Kombination histochemischer und biochemischer Verfahren verglichen mit anderen und meist angewendeten Methoden in

Abb. 9, 11, 13, 15: Leber unbehandelter Ratten.
Abb. 10: Anstieg der Aktivität der unspezifischen alkalischen Phosphatase am Gallepol der Hepatocyten nach Fe-Applikation.
Abb. 12, 14, 16: Leber nach Zn-Behandlung mit Anstieg der Aktivität der microsomalen Alaninaminopeptidase **(Abb. 14)**, γ-Glutamyltranspeptidase **(Abb. 12)** und Dipeptidylpeptidase **(Abb. 16)** am Gallepol der Hepatocyten (Pfeile). 360 x.

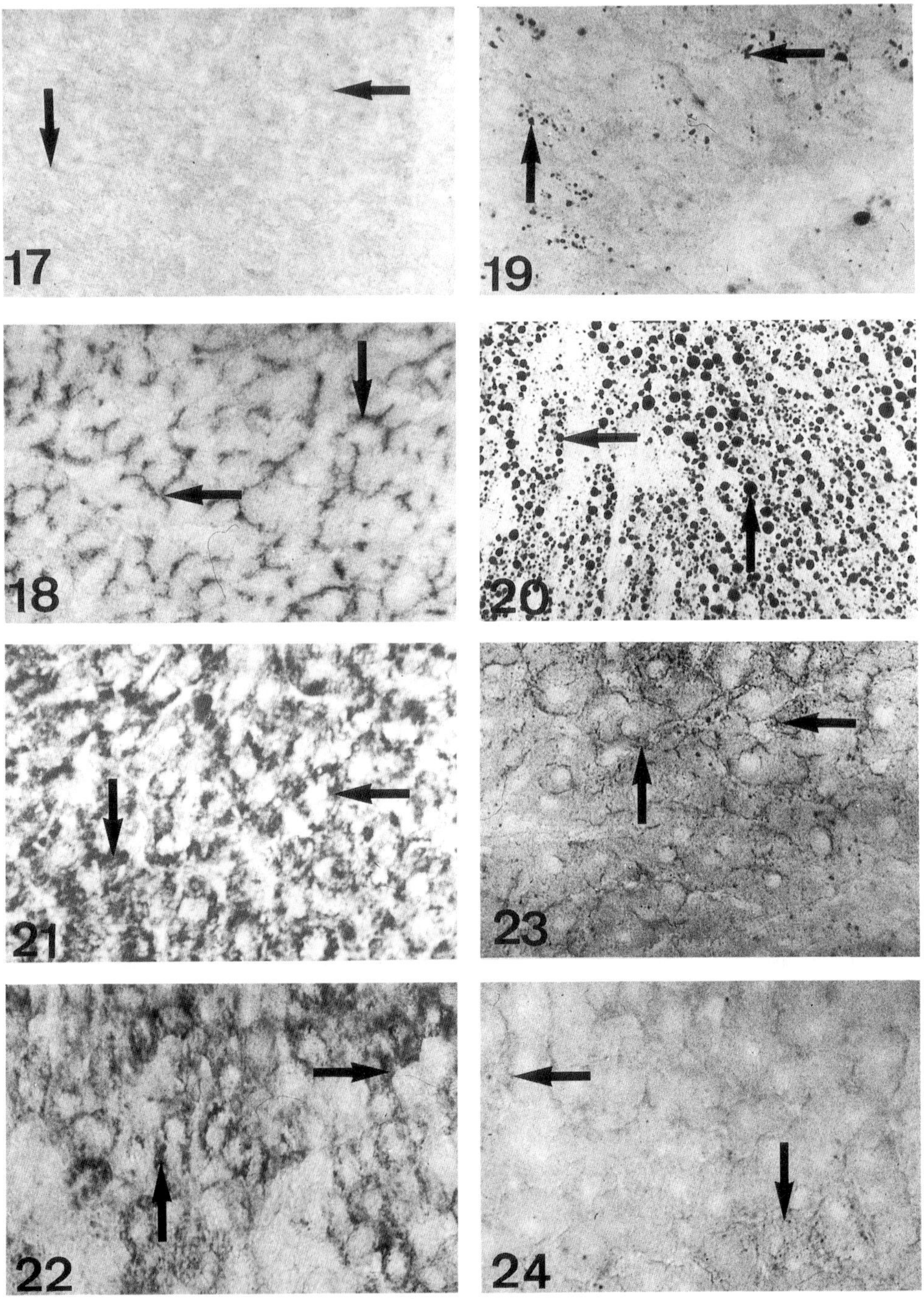

Abbildungsunterschrift siehe nächste Seite

der Teratologie (auch wenn es sich im vorliegenden Fall um die primär dabei nicht relevanten Muttertiere handelt) leisten können und welchen Beitrag histochemische Techniken zur Aufklärung des Wirkungsmechanismus von Teratogenen am Beispiel von Salicylat sowie tatsächlich oder potentiell teratogenen Situationen, z. B. Veränderungen im Spurenelementstoffwechsel zu liefern vermögen.

Berücksichtigt man unsere früheren kombinierten biochemischen, histochemischen, immunhistochemischen und morphologischen Untersuchungen zum Einfluß anderer Teratogene, z. B. Valproinsäure [13, 18] oder Glucocorticoiden [11], wird erneut deutlich, daß morphologische Untersuchungen an Paraffinschnitten oder semidünnen Plastikschnitten entweder wenig oder gar keine Informationen über Mikroläsionen bzw. solche im zellulären, intrazellulären sowie makromolekularen Bereich liefern. Im Fall der hier untersuchten Leber haben wir unabhängig von der Versuchsanordnung keinerlei handfeste Strukturveränderungen gefunden. positive Ergebnisse könnten möglich sein, wenn Plastikschnitte verwendet werden, um daran histochemische und immunhistochemische Nachweisreaktionen durchzuführen [7, 26]. Vergleichsweise mehr Befunde kann die konventionelle Transmissionselektronenmikroskopie beitragen [29]; aber auch hier sind deren Aussagemöglichkeiten aus methodischen Gründen dann Grenzen gesetzt, wenn sich die nach Teratogengabe ausgelösten Veränderungen nur im makromolekularen Bereich abspielen, z. B. die Aktivitätsveränderungen verschiedener Hydrolasen in der Plasmamembran der Hepatocyten [18], d. h. sich ohne ultrastrukturelle Alterationen manifestieren.

Vorteil der biochemischen Methoden ist, daß sie mehr Parameter als histochemische Verfahren quantifizieren können. Für heterogene Zellverbände, wie es das Organ Leber definitionsgemäß ist, liefern biochemische Techniken allerdings nur summarische oder Durchschnittsdaten. Wird auch

Abb. 17, 19, 23: Leber unbehandelter Ratten.
Abb. 18: Anstieg der Aktivitäten der unspezifischen alkalischen Phosphatase am Gallepol der Hepatocyten (Pfeile) nach Mg-Mangel.
Abb. 20: Zunahme der Lipide nach kombinierter Salicylat- und Fe-Gabe.
Abb. 22, 24: Leber nach Zn-Behandlung und Sallicylatgabe.
Abb. 22: Weitgehend fehlender Glykogenabfall in den Hepatocyten (Pfeile).
Abb. 24: Ausgebliebener Lipidanstieg in den Hepatocyten (Pfeile). 360 x.

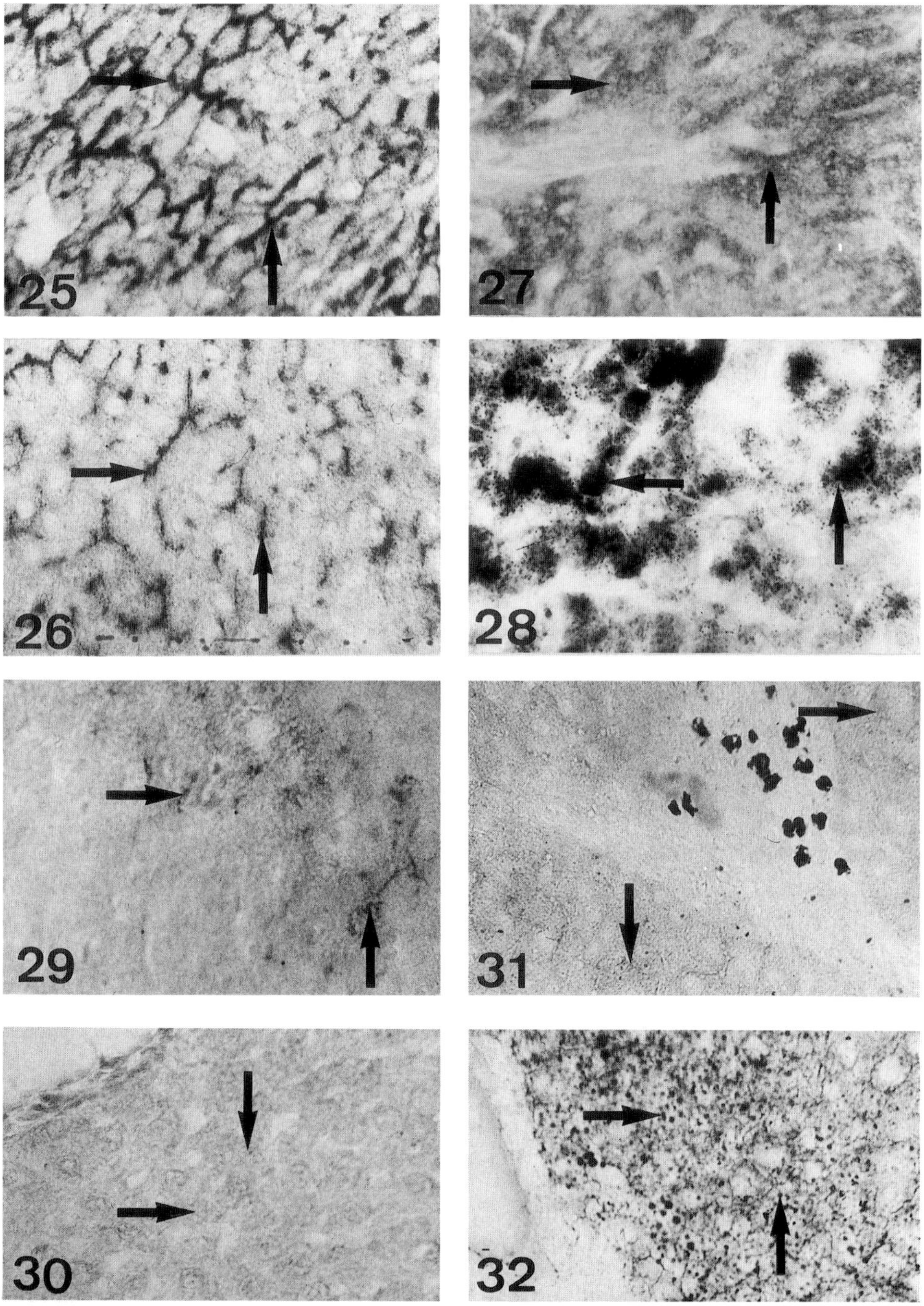

Abbildungsunterschrift siehe nächste Seite

noch die zelluläre und intrazelluläre Heterogenität, wie die von Plasmamembranen der gleichen Zelle, z. B. der Hepatocyten bedacht, können biochemische Methoden gar keine Befunde liefern. Bei unseren Untersuchungen zum Einfluß von Spurenelementmangel oder -überschuß bei Salicylatbehandlung stützen die biochemischen Meßdaten die histochemischen und erweitern die histochemischen Befunde die biochemischen beträchtlich.

Fragt man nach der Spezifität unserer histochemischen Daten, fällt auf, daß die Aktivität der unspezifischen alkalischen Phosphatase in der Hepatocytenplasmamembran mit Ausnahme von Zn-Mangel erhöht ist, die Lipide nur nach beiden Eingriffen in den Zn-Stoffwechsel nicht angestiegen sind und auch die Glykogenmenge häufig abgenommen hat.

Da der Aktivitätsanstieg der unspezifischen alkalischen Phosphatase auch nach Applikation anderer und ganz verschiedener Xenobiotica zu beobachten ist, z. B. nach Gabe des Antiepilepticum Valproat [13], des Pestizids Dimethoat [30], von Glucocorticoiden [11] oder des Glykosylierungshemmers Desoxygalactose [16], scheint es sich eher um einen unspezifischen Effekt zu handeln, der aber gleichzeitig gezielt (direkt oder indirekt hervorgerufene) Veränderungen nur bestimmter Plasmamembranenmakromoleküle anzeigt; denn alle anderen bisher untersuchten Enzyme bleiben offenbar unbeeinflußt.

Demgegenüber führen nicht alle Versuchsanordnungen, die die Aktivität der unspezifischen alkalischen Phosphatase erhöhen, auch zur Lipidvermehrung in den Hepatocyten und könnten daher auf spezifischere Antwortmöglichkeiten des Lipidstoffwechsels in diese Zellen hindeuten

Die Übereinstimmung zwischen dem histochemischen Anstieg der Lipide in

Abb. 25, 27, 29: Leber nach Salicylatapplikation mit Anstieg der Aktivität der unspezifischen alkalischen Phosphatase am Gallepol der Hepatocyten (Pfeile, **Abb. 25**), Abfall der L-Aminosäureoxidase-Aktivität **(Abb. 27)** und Fe-Anstieg (**Abb. 29**) in den Hepatocyten (Pfeile). Nach vorhergehender Zn-Behandlung verhält sich die Aktivität der unspezifischen alkalischen Phosphatase praktisch unverändert **(Abb. 26)** und steigt das Fe in den Hepatocyten nicht oder kaum an **(Abb. 30)**.
Abb. 31: Leber unbehandelter Ratten.
Abb. 32: Anstieg der Lipide in den Hepatocyten (Pfeile) nach kombinierter Salicylat-Applikation und Mg-Mangel. 360 x.

den Hepatocyten und der biochemisch erhöhten Lipidoxidation könnte darauf hinweisen, daß beide kausal zusammenhängen; histochemische Befunde mit Methode nach Pompella und Comparti [31] haben diese erhöhte Lipidperoxidation bestätigt und ihre Lokalisation in den Hepatocyten gezeigt [8]. Die Lipidperoxidation kann sich in den verschiedensten Membranen abspielen; als Folge der dabei ablaufenden Membranveränderungen können Lipide und Lipoide die Membranen verlassen, im Cytoplasma erscheinen und hier akkumulieren [4]. Würde dies auch für die Hepatocyten zutreffen, wäre die Lipidanreicherung ein histochemisch faßbarer Parameter für eine abgelaufene Lipidperoxidation bzw. ein zusätzliches histochemisches Äquivalent der Lipidperoxidation neben dem visualisierbaren Malondialdehyd [5, 31], einen bei der Peroxidation von Membranlipiden anfallenden Reaktionsprodukt.

Verglichen mit den meistens oder häufig veränderten Parametern unspezifischer alkalische Phosphatase sowie Lipide und/oder Lipoide, ist das Glykogen weniger, aber frequenter als die anderen in den Hepatocyten untersuchten Komponenten betroffen. Für Salicylat stellt man sich vor, daß es letztlich die Glykogenolyse durch Aktivierung der Phosphorylase b-Kinase steigern kann [21]. Welche Mechanismen für den Glykogenverlust nach Fe-Gabe, bei Kombination von Salicylat und Fe-Applikation sowie Salicylat-Gabe bei Zn- oder Mg-Mangel verantwortlich sind, ist momentan schwer zu erklären; die Glykogenabnahme bei kombinierter Salicylat-Fe-Applikation könnte auf der dann höheren Salicylatkonzentration [19] und gesteigerten Glykogenolyse in den Hepatocyten beruhen oder Resultat einer glykogen-toxischen Lipidperoxidation sein.

Zusammengenommen sind die Veränderungen der unspezifischen alkalischen Phosphatase, Lipide und/oder Lipoide sowie mit Einschränkungen auch des Glykogens empfindliche Indikatoren von Salicylateffekten und Veränderungen im Spurenelementstoffwechsel in den Hepatocyten, wobei der molekularen Wirkungsmechanismus noch vielfach unklar bleibt. Für die unspezifische alkalische Phosphatase, die in der Plasmamembran am Gallepol erhöht ist, kann daran gedacht werden, daß das Enzym in die Ausscheidungsvorgänge, denen möglicherweise alle der oben genannten Xenobiotica und/oder ihre Metaboliten unterliegen [3, 6], einbezogen ist und hierdurch Veränderungen erfährt.

Die anderen von uns untersuchten Parameter verhalten sich vergleichsweise spezifischer bzw. sind eher an die betreffende Versuchsanordnung gebunden. Beispielsweise hat die D-Aminosäureoxidase-Aktivität nur nach Salicylat-Applikation abgenommen [21]. Anstiege der Aktivitäten der microsomalen Alanylaminopeptidase (Aminopeptidase M), Dipeptidylpeptidase IV und γ-Glutamyltranspeptidase treten lediglich nach Zn-Gabe auf. Für die Aminopeptidase M und Dipeptidylpeptidase IV ist ihre Regulation durch Zn bekannt [28]. Die Aminopeptidase M gehört zu den Zn-abhängigen Enzymen bzw. besitzt im Molekül 2 Atome Zn [28]. Die Aktivität der Dipeptidylpeptidase IV ist indirekt Zn-abhängig [24]. Dagegen beeinflußt Zn die γ-Glutamyltranspeptidase nicht, reagiert die ebenfalls Zn-abhängige unspezifische alkalische Phosphatase [27] auch auf alle negativ und positiv veränderten Spurenelementsituationen und sprechen die Aminopeptidase M und Dipeptidylpeptidase IV nur in der Hepatocytenplasmamembran auf Zn-Gabe an, obwohl sie auch in den Plasmamembranen zahlreicher anderer Zellen und Organe vorkommen [9].

Insgesamt sind all diese Reaktionen der Hepatocyten nach Salicytabgabe, Spurenelementmangel oder -überschuß offenbar hepatocytenspezifisch, aber nicht hepatocytentoxisch, die molekularen Mechanismen, die zu diesen Änderungen führen, sind praktisch noch unklar.

Anders ist die Situation vor allem für die Hepatocytenreaktionen bzw. Läsionen nach Salicylat- und Fe-Gabe allein, deren Kombination sowie die Kombination aus Salicylatapplikation und Zn-Mangel sowie Zn-Überschuß. Ursächlich kommen für diese Läsionen vor allem die Lipidperoxidation und zusätzlich andere Mechanismen in Frage [20, 21, 23], z. B. die Induktion von Metallothionein durch Zn (sowie Salicylat und Fe).

Unsere Befunde zeigen, daß Salicylat und Fe allein (und in geringem Umfang auch Mg-Mangel) die Lipidperoxidation etwas, die Kombination beider die Lipidperoxidation und damit die Produktion von Sauerstoffradikalen drastisch erhöhen; die Kombination von Salicylat und Zn-Gabe (wenn Zn zeitlich vor Salicylat appliziert wird) die Lipidperoxidation dagegen verhindert [21]. Die gesteigerte Lipidperoxidation nach kombinierter Salicylat-Fe-Gabe beruht vermutlich darauf, daß Salicylat Fe (wie auch Zn) komplex bindet und damit die intrazelluläre Fe-Konzentration erhöht, die wiederum die Lipidperoxidation steigert [19]. Der bei der Kombination von Salicylat und Zn fehlende Anstieg der Lipidperoxidation kann durch den Schutzeffekt von Zn-Metallothionein erklärt werden: Wird Zn rechtzeitig von Salicylat appliziert, induziert es in den Hepatocyten ausreichende Mengen von Metallothionein, das dann die Lipidperoxidation inhibiert bzw. die Hepatocyten vor Schädigung schützt [21]. Der gleiche Schutzeffekt könnte den fehlenden Fe- und Lipidanstieg in den Hepatocyten erklären. Warum dann der Aktivitätsanstieg der Plasmamembranproteasen am Hepatocytengallepol ausbleibt, ist schwer zu erklären und zeigt hier angesichts der unverändert erhöhten Aktivität der unspezifischen alkalischen Phosphatase, daß sich Veränderungen im Zn-Stoffwechsel der Hepatocyten an den Enzymmolekülen in ein und derselben Plasmamembrandomäne verschieden bemerkbar machen.

Die nach Salicylatgabe im Zn-Mangel auftretenden Läsionen sind z. T. dadurch zu erklären, daß Salicylat auch Zn komplex bindet und dadurch die aktuelle Zn-Konzentration weiter reduziert. Hierdurch kann auch das Gleichgewicht zwischen Zn und Fe in den Hepatocyten zugunsten von Fe gestört und damit wieder die Lipidperoxidation gesteigert werden [14].

Zusammengenommen zeigen unsere biochemischen und vor allem histochemischen Befunde, daß der teratogene Metabolit Salicylat bei nicht graviden Ratten praktisch nur in den Hepatocyten die verschiedensten Läsionen auslöst, die durch Spurenelementmangel oder -überschuß und je nach Spurenelementtyp verändert werden können. Außerdem wird deutlich, daß Spurenelementmangel und/oder -überschuß allein Hepatocytenläsionen setzen kann. Damit liegt jetzt ein histochemisch-biochemisches Referenzsystem vor, mit dem der Einfluß der Schwangerschaft auf die Leber und ggf. andere Organe nach Gabe des Teratogens Salicylat bei ebenfalls teratogen wirkendem Spurenelementmangel und Spurenelementüberschuß in Ratten untersucht und das Risiko von Xenobiotica-Applikation und Störungen im Spurenelementstoffwechsel für die Muttertiere besser abgeschätzt werden kann.

Danksagung

Für technische Mitarbeit danken wir Frau B. Bochow und Frau U. Förster.

Tab. 1: Reaktion von Hepatocytenbestandteilen nach Salicylat(SA)gabe sowie Spurenelementüberschuß oder Spurenelementmangel allein oder nach Kombination von SA-Applikation und Veränderungen im Spurenelementstoffwechsel

	Glykogen	Lipide	Fe	LPO	alP	AAOX	mAAP	γ-GTP	DPP IV
SA	▼	▲	▲	▲	▲	▼	*	*	*
Fe ▲	▼	▲	▲	▲	▲	*	*	*	*
Zn ▲	*	*	*	*	▲	*	▲	▲	▲
Mg ▼	*	▲	*	▲	▲	*	*	*	*
Zn ▼	*	*	*	*	*	*	*	*	*
SA+Fe ▲	▼▼▼	▲▲▲	▲▲▲	▲▲▲	▲	o	*	*	*
SA+Zn ▲	*	*	*	*	▲	*	*	*	*
SA+Zn ▼	▼	▲	▲▲	o	▲	o	*	*	*
SA+Mg ▼	▼	▲▲	▲	▲	▲	o	*	*	*

*	identisch mit Kontrollen	alP	unspezifische alkalische Phosphatase
o	nicht untersucht	AAOX	D-Aminosäureoxidase
LPO	Lipidperoxidation	mAAP	mikrosomale Alanylaminopeptidase
▼	Abnahme	γ-GTP	γ-Glutamyltranspeptidase
▲	Zunahme	DPP IV	Dipeptidylpeptidase IV

Literaturverzeichnis

[1] Cicurel, L., B. Schmidt: In vitro teratogenicity of acetyl salicylic acid on rat embryos: studies with various culture conditions. Methods Find. Exp. Clin. Pharmacol. 8 (1986) 227-232.

[2] Dencker, L.: Tissue localization of some teratogens at early and late gestation related to fetal effects. Acta pharmacol. toxicol. 39 Suppl. 1 (1976) 5-131.

[3] Forth, W. D., D. Henschler, W. Rummel: Allgemeine und spezielle Pharmakologie und Toxikologie. Wissenschaftsverlag, Mannheim-Zürich 1987.

[4] Frank, H. G., R. Gossrau, R. Graf: Analysis of hepatotoxicity in maternal and fetal rats after glucocorticoid administration by lipid histochemistry and thin layer chromatography. Histochemistry 91 (1989) 487-494.

[5] Frederiks, W. M., F. Marx, R. Gossrau: Histochemical detection of NAD(P)H oxidase activity by means of staining of malondialdehyde as product of lipid peroxidation. Transact. Roy. micr. Soc. 1 (1990) 577-580.

[6] Goodman-Gilman, A., T. W. Rall, A. S. Nies et al.: The pharmacological basis of therapeutic. Pergamon Press, New York-Beijing-Frankfurt-Sao Paulo-Sidney-Tokyo-Toronto 1991.

[7] Gossrau, R.: Unveröffentlichte Befunde.

[8] Gossrau, R.: Unveröffentlichte Befunde.

[9] Gossrau, R.: Cytochemistry of membrane proteases. Histochem. J. 17 (1985) 737-771.

[10] Gossrau, R., W. M. Frederiks, C. J. F. van Noorden et al.: Light microscopical detection of H_2O_2-generating oxidases using cerium ions and aqueous incubation media. Acta histochem. 90 (1991) 27-37.

[11] Gossrau, R., R. Graf, T. Günther et al.: Enzyme cytochemistry for the risk assessment of drug administration during pregnancy with special reference to proteases. Acta histochem. Suppl. 36 (1988) 361-376.

[12] Gossrau, R., R. Graf, T. Günther et al.: Application of histochemical methods to prenatal toxicology. Wiss. Z. Ernst-Moritz-Arndt-Univ. Greifswald, Med. Reihe 39 (1990) 5-6.

[13] Gossrau, R., R. Graf: Lesions and repair of cells of meternal mouse organs after valproic acid (VPA) treatment on day 8 of pregnancy. An enzyme histochemical analysis. Acta histochem. 86 (1989) 23-32.

[14] Gossrau, R., T. Günther, H.-J. Merker et al.: Enhancement of maternal and fetal nephrotoxicity of salicylate by zinc deficiency. Histochemistry 89 (1988) 81-90.

[15] Gossrau, R., H.-J. Merker, T. Günther et al.: Enzymatic and morphological response of the thymus to drugs in normal and zinc-deficient rats and their fetuses. Histochemistry 86 (1987) 321-329.

[16] Gossrau, R., B. Wegener, W. Reutter: Effect of 2-deoxigalactose on rat kidney and liver lysosomes. XXXIII. Symposion Ges. Histochemie, Gent, Belgien 1991.

[17] Graf, R., R. Gossrau: Enhancement of salicylate toxicity in the liver on Zn-deficient pregnant rats. Gegenbaurs morphol. J. (accepted for publication but not printed).

[18] Graf, R., R. Gossrau, H.-J. Merker et al.. Enzyme cytochemistry combined with electron microscopy, pharmacokinetics, and clinical chemistry for the effects of steady state valproic acid concentrations on the mouse. Histochemistry 83 (1985) 347-358.

[19] Günther, T., R. Gossrau, V. Höllriegel et al.: Effects of Fe, salicylate and Zn on metallothionein and lipid peroxidation in vivo. J.

Trace. Elem. Electrolytes Health Dis. 5 (1991) 95-100.

[20] Günther, T., R. Gossrau, J. Vormann et al.: Maternal and fetal iron accumulation in Zn-deficient and salicylate-treated rats. Biol. Trace Elem. Res. 18 (1988) 47-57.

[21] Günther, T., R. Gossrau, J. Vormann et al.: Protection against salicylate hepatic injury by zinc. A histochemical and biochemical study. Histochem. J. 23 (1991) 75-82.

[22] Günther, T., E. Rebentisch, J. Vormann: Enhanced ototoxicity of salicylate by magnesium deficiency. Magnesium-Bulletin 11 (1989) 15-18.

[23] Günther, T., J. Vormann, V. Höllriegel et al.: Effect of magnesium deficiency and salicylatae on lipid peroxidation in vivo. Magnesium-Bullein 13 (1990) 26-29.

[24] Heymann, E., R. Mentlein: Beeinflußt Dipeptidylpeptidase IV Blutdruck und Gerinnung? Klin. Wschr. 62 (1984) 2-10.

[25] Kimmel, C. A., J. G. Wilson, H.-J. Schumacher: Studies on metabolism and identification of the causative agent in aspirin teratogenesis in rats. Teratology 4 (1971) 15-24.

[26] Litwin, J. A.: Light microscopic histochemistry on plastic sections. Progr. histochem. cytochem. 16 (1985) 1-84.

[27] Lojda, Z., R. Gossrau, T. H. Schiebler: Enzyme histochemistry. A laboratory manual. Springer, Berlin-Heidelberg-New York 1979.

[28] Lojda, Z., R. Gossrau, P. J. Stoward: Chapter 31. Proteases. In: Stoward P. J., Pearse, A. G. E. (Hrsg.) Churchill Livingstone, Edinburgh 1992.

[29] Merker, H.-J., U. Krüger: The use of transmission and scanning electron microscopy in teratology. In: Neubert, D., H.-J.Merker, T. E. K. Kwasigroch (Hrsg.): Methods in prenatal toxicology. S. 316-322. Thieme, Stuttgart 1977.

[30] Miehe, B., R. Gossrau, H. Hahn von Dorsche: Der Einfluß von Dimethoat auf die Leber von Wistarratten. Enzym- und substrathistochemische Untersuchungen (Kap. 9, dieses Buch).

[31] Pompella, A., M. Comporti: The use of 3-hydroxy-2-naphthoic acid hydrazide and Fast Blue B for the histochemical detection of lipid peroxidation in animal tissues - a microphotometric study. Histochemistry 95 (1991) 255-262.

[32] Romeis, B.: Mikroskopische Technik. Oldenburg, München 1968.

11. Die sprunghafte Veränderung der neutralen Glykosphingolipide im Frühstadium der Mäuseplazenta

J. Svejcar, D. Riedel und S. Rogozinski

Die Plazenta stellt ein multiples Organsystem dar, welches die Funktionen von Lunge, Darm, Leber, Niere und Endokrinium in sich vereint. Den Anstoß zur Untersuchung der Plazenta auf neutrale Glykosphingolipide (GSL) gaben 2 Eigenschaften, welche bisher in keinem anderen Organ beobachtet werden konnten. Aus **immunologischer Sicht** einmalig ist, daß plazentares, eigentlich durch seinen väterlichen Anteil körperfremdes Gewebe, von der Mutter nicht abgestoßen wird. Currie und Bagshawe [1] haben dafür die Maskierung der Antigene durch einen peritrophoblastischen Mantel von Sialomucinen verantwortlich gemacht. Diese Hypothese wurde von uns durch den Nachweis von wechselndem Gehalt von Glykosaminoglykanen und Glykoproteinen in Mäuseplazenten bekräftigt [2]. Außergewöhnlich ist auch die **tumorähnliche Größenzunahme** der Plazenta, insbesondere in frühen Stadien, bei gleichzeitiger Gewährleistung einer optimalen Versorgung des Embryos. Am 12. Tag ist bei der Maus das Organ ausdifferenziert; das Wachstum wird nahezu eingestellt. Eine Beteiligung der neutralen GSL ist hierbei anzunehmen. Ihre Anwesenheit in der reifen menschlichen Plazenta hat Svennerholm [3] analysiert. Strasberg, Grey, Warren et al. [4] benutzten die Plazenta zur kommerziellen Quelle dieser Glykokonjugate.

In unserer Untersuchung [5] haben wir Mäuse des Inzuchtstammes C57BL/6 verwendet und die neutralen GSL in Abständen von 2 Tagen der Schwangerschaft isoliert. Zur Isolierung der GSL wurden folgende Verfahren kombiniert: Extraktion mittels Chloroform/Methanol, Reinigung durch Azetylierung mit nachfolgender Chromatographie auf Florisil-Säulen und anschließender Deazetylierung sowie schließlich Beseitigung der restlichen Verunreinigungen mit reinem Chloroform auf einer Iatrobead-Säule. Bei diesem letzten Verfahren wurden zwei 5 ml-Fraktionen getrennt gesammelt, getrocknet und dünnschichtchromatographisch (HPTLC = high power thin analysiert. Dafür wurden die 10 x 10 cm großen Glasplatten (Merck) benutzt und die GSL mit 0,2%igem Orcinol in konzentrierter Schwefelsäure layer chromatography) sichtbar gemacht.

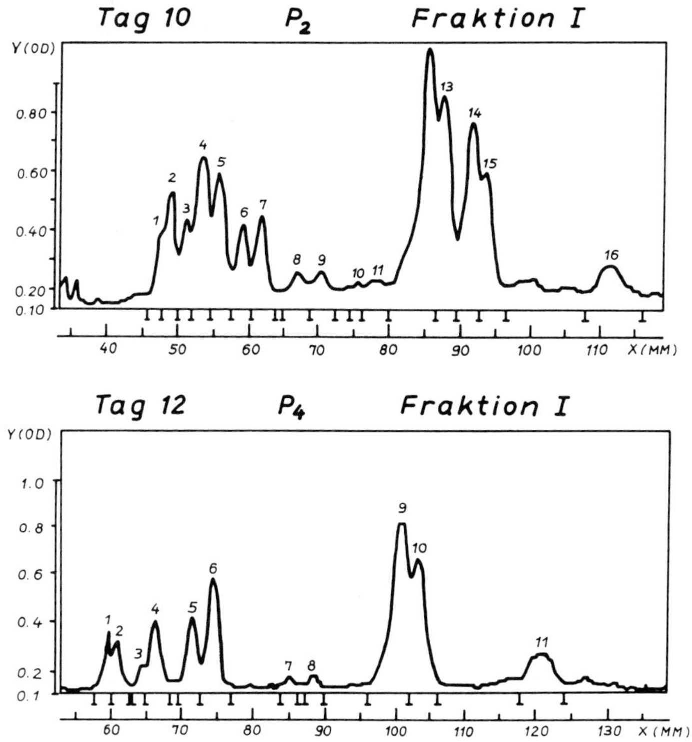

Abb. 1.: Densitographische Registrierung der Dünnschichtchromatogramme der neutralen GSL aus Mäuseplazenten. Vergleich der unterschiedlichen Befunde des 10. und des 12. Schwangerschaftstages.

Mit unseren Analysen haben wir eine gut nachweisbare Anwesenheit neutraler GSL in Plazenten des Mäusetammes C57BL/6 festgestellt. Mit Hilfe der dünnschichtchromatographischen Auftrennung (Abb. 1) wurden das Mono-, Tetra- und Trihexosylceramid in abnehmenden Mengen gefunden. Unterschiede zeigen sich in den Befunden an Mäuseplazenten gegenüber den Menschenplazenten, in denen das Tetra- (Globosid) den größten Anteil, das Monohexosylceramid den geringsten aufweisen [3]. Unsere Untersuchungen zwischen dem 12., 14., 16. und 18. Tag der Schwangerschaft ergaben in der Zusammensetzung der GSL keine wesentlichen Veränderungen. Die Entbindung erfolgt bei diesen Mäusen am 19. Tag. Überraschend waren die Ergebnisse der neutralen GSL in den jüngsten Plazenten des 10. Schwangerschaftstages (Abb. 2). Am 10. Tag fehlte in den Plazenten das Forssman Antigen; aber vor allem haben wir hier zusätzliche chromatographische Banden festgestellt und zwar: Bande X, die schneller war als das Monohexosylceramid, Bande Y zwischen Lactosyl- und

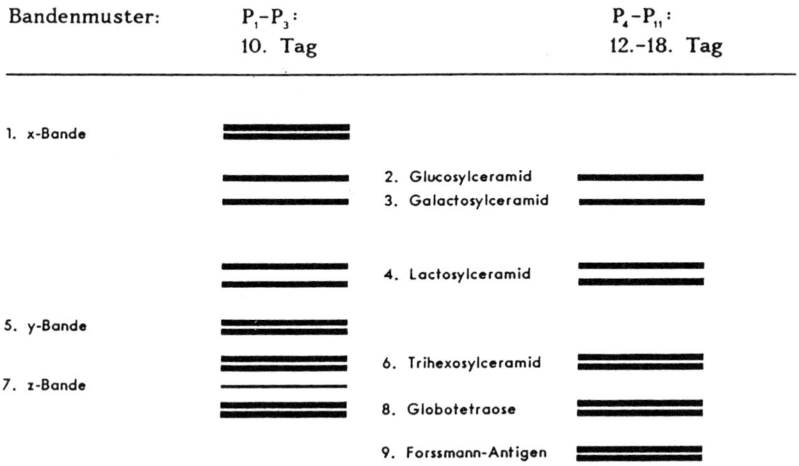

Abb. 2.: Schematische Darstellung der dünnschichtchromatographischen Ergebnisse. Vergleich der unterschiedlichen Befunde des 10. und der übrigen Schwangerschaftstage.

Trihexosylveramid und Bande Z zwischen Tri- und Tetrahexosylceramid. Außer dieser sprunghaften Abnahme der 3 zusätzlichen neutralen GSL vom 10. zum 12. Schwangerschaftstag nahm die Gesamtmenge der neutralen GSL in den Plazenten im Verlauf der Schwangerschaft durchgehend ab.

Das Verschwinden bestimmter - zunächst nicht näher identifizierter - neutraler GSL zwischen dem 10. und 12. Tag der Schwangerschaft deckt sich mit dem Wachstumsabschluß und mit der endgültigen Ausreifung der Mäuseplazenta. Zu den möglichen Rollen der GSL gehört ihre Beteiligung an der Regulation der Zellteilung, der Entwicklung und Differenzierung der Zellen und an der Erkennung und Kommunikation zwischen den

Zellen. Insofern ist die festgestellte Veränderung des GSL-Spektrums in den Mäuseplazenten von Bedeutung. Inwieweit die gefundenen GSL auch an dem immunologischen Schutz des Feten teilnehmen, müßte weiter geklärt werden. Ebenso sind Zusammenhänge mit der Teratogenese denkbar.

Literaturverzeichnis

[1] Currie, G. A., K. D. Bagshawe: The masking of antigens on trophoblast and cancer cells. Lancet (1967) 708-710.

[2] Svejcar, J.: The content of glycosaminoglycans (mucopolysaccharides) in mouse fetus and placenta. Biochim. Biophys. Acta 165 (1968) 84 - 88.

[3] Svennerholm. L.: Gangliosides and other glycolipids of human placenta. Acta Chem. Scand. 3 19 (1965) 1506-1507.

[4] Strasberg, P., A. Grey, A. Warren et al.: Simultaneous fractionation of four placental neutral glycosphingolipids with a continuous gradient. J. Lipid Res. 30 (1989) 121-127.

[5] Riedel, D.: Qualitativer Nachweis und Veränderung der relativen Zusammensetzung der neutralen Glycosphingolipide in verschiedenen Entwicklungsstadien der Mausplazenta. Med. Diss., Frankfurt/Main 1990.

12. Strukturproteine als Angriffsorte teratogener Verbindungen

Wendler, D., W. Schmidt und E. Seidler

12.1. Einleitung

Vom Wirkungsmechanismus her ist nur ein relativ geringer Anteil teratogener Verbindungen klar definiert. Uns ist zwar das teratogene Ergebnis bekannt, zumeist fehlen jedoch Vorstellungen über die molekularen Mechanismen. In ihrer Wirkungsweise relativ gut umrissen sind Substanzgruppen, die an verschiedenen Stellen der **Proteinbiosynthese** angreifen:

- Direkt am Genom können ionisierende Strahlen oder Alkylantien, wozu die Gruppe der Krebschemotherapeutika gehört, einwirken.
- Bei der DNA-Replikation werden evtl. falsche Basen durch Gaben von Purin- oder Pyrimidinanaloga eingebaut bzw. deren Bildung durch Blokkierung von C_1-Bausteinen infolge der Einwirkung von Folsäureantagonisten gehemmt.
- Die Übertretung des genischen Codes in den Messenger wird z. B. durch Actinomycin D infolge Hemmung der RNA-Polymerase beeinträchtigt, Transkriptionsfehler.
- Die Übersetzung der mRNA in die spezifischen Aminosäurensequenzen der Proteinketten an den Ribosomen kann durch die Gruppe der Breitspektrum-Antibiotika (z. B. Tetrazykline, Erythromyzin, Chloramphenikol) gestört werden, Translationsfehler.

Alle diese Wirkungsmechanismen beeinflussen **intrazellulär** die Proteinbiosynthese. Jedoch können auch Einwirkungen auf die Proteinreifung in der **extrazellulären** Matrix erhebliche Fehlbildungen bedingen. Eine mit derartigen Angriffspunkten ziemlich klar definierte Substanzgruppe sind die sog. **lathyrogenen Verbindungen.** Obwohl Lathyrogene völlig unterschiedlichen Substanzklassen angehören, scheint die allen eigene freie, primäre Aminogruppe für den Wirkungsmechanismus bedeutsam zu sein: Aminoacetonitrile, D-Penicillamin, Semicarbazid, Thiosemicarbazid, Zysteamin. Einige von diesen spielen in der Tierernährung eine Rolle, andere sind Arzneimittel oder stehen solchen nahe.

12.2. Material und Methoden

In den vergangenen Jahren wurden von uns an einer Vielzahl trächtiger Wistarratten (Auszuchtstamm) und an befruchteten Hühnereiern Untersuchungen mit folgenden Substanzen vorgenommen:
Aminoacetonitril: Ratten: 300 mg/kg KM am 5., 7., 9., 11., 13., 15., 16., 17. und 18. Tag p. c. Hühnereier: 0,1 bis 0,5 mg/Ei am 7., 8. oder 9. Tag der Inkubation.
β-Aminopropionitril: Hühnereier: 0,25 mg/Ei am 7., 8. oder 9. Tag der Inkubation.
Methylenaminoacetonitril: Ratten: 500 bis 800 mg/kg KM am 14., 15. oder 16. Tag p. c. Hühnereier: 0,1 bis 1,0 mg/Ei am 5., 6., 7. und 9. Inkubationstag.
D-Penicillamin: Ratten: 1 g/kg Km täglich vom 15. - 19. Tag p. c. Hühnereier: Dosen bis 40 mg/Ei am 7. Inkubationstag.

Die Applikation erfolgte, wenn nicht anders angegeben, stets einmalig und intraperitoneal (Ratten) bzw. durch Dottersackinjektion (Hühnerkeimlinge). Ratten wurden am 21. Tag p. c. getötet, die Hühnerkeimlinge am 12. oder 14. Inkubationstag präpariert. Nach Fixierung in einem Alkohol-Formol-Eisessig-Gemisch bzw. in 96 % Ethanol erfolgten makroskopische Untersuchungen, Rasierklingen-Schnittechnik (nur bei Rattenfeten) und die Skelettuntersuchung nach kombinierter Knorpel-Knochen-Färbung mittels Alizarinrot S-Alcianblau-Darstellung.

12.3. Ergebnisse und Diskussion

Kollagen ist das hauptsächlichste Strukturprotein, das extrazellulär Körper- und Organformen stabilisiert. Störungen der Kollagenreifung, -stabilisierung und bündelung (Beeinträchtigung der cross-link-Bildung) besonders während der Fetogenese, wenn Kollagen in hoher Konzentration im Bindegewebe, Knorpel und Knochen abgelagert wird, können zu schwerwiegenden Gestalts- und Funktionsfehlern führen. Als erstes Lathyrogen wurde 1954 von Schilling und Strong [2] aus der wohlriechenden Platterbse, Lathyrus odoratus, das wirksame β-(Gamma-L-glutamyl)-aminopropionitril isoliert . Die Substanz erzeugt bei adulten Tieren schwere Schäden an Binde- und Stützgeweben, am Herz-Kreislauf-System sowie fetotoxische und teratogene Wirkungen.

Das Fehlbildungsspektrum von **Aminoacetonitril** entspricht den aus der Literatur bekannten Fehlbildungsmustern durch **β-Aminopropionitril**: Rattenkeimlinge: Im Gegensatz zu Blastogenese und Embryogenese (bis 13. Tag p. c.), in denen die Fehlbildungshäufigkeit bis zum 9. Tag p. c. auf annähernd 20 % ansteigt und bis zum 13. Tag p. c. auf dieser Höhe bleibt [5], erreicht die Fehlbildungsfähigkeit fetaler Gewebe 100 %. In der Fetogenese (ab 15. Tag p. c.) verabreicht, entstehen charakteristische Abweichungen der äußeren Körpergestalt: Blaurote Hämatome und Ödeme prägen das plumpe, schwammige Aussehen, Buckelbildungen am Rücken lassen, wie auch die Verkrümmungen der Extremitäten, Skelettanomalien vermuten. Die Vorderpfoten sind nicht selten extrem flektiert, die Hinterpfoten stark supiniert. Makroglossie (Ödeme) ist zumeist mit Mikrogenie kombiniert. Ausbleiben der normalerweise am 18. Tag p. c. erfolgenden Reposition des Nabelschnurbruches bedingt Omphalozelen, teilweise sogar Gastroschisis. Bei 10 % am 15. Tag p. c. geschädigten Keimlinge entwickelt sich eine Ectopia cordis (Abb. 1). Formanomalien des Schwanzes gehören zum typischen Fehlbildungsspektrum. Gegen Ende der Trächtigkeit

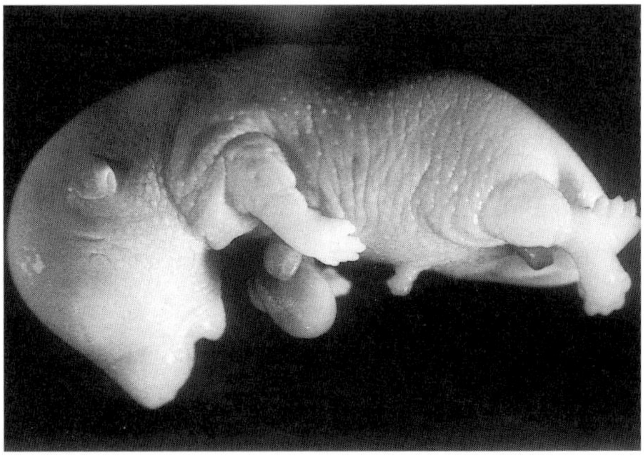

Abb. 1: Ectopia cordis, Mikrogenie, Fehlstellungen der hinteren Extremitäten. Rattenkeimling vom 21. Tag p. c. 300 mg/kg KM Aminoacetonitril am 15. Tag p. c. [7].

sinkt die Fehlbildungsrate stark ab. Der vorgetäuschte Sensibilitätsabfall entsteht durch die kurze Zeitspanne zwischen Applikations- und Untersuchungstermin. Es fehlt die Zeit, den abgeänderten Stoffwechsel in strukturell faßbare Dysgenesien zu übertragen [7]. An Fehlbildungen des Skelettsystems konnten wir beobachten: Ossifikationsstörungen zahlreicher Knochen (besonders der Schädelknochen), wobei infolge der gestörten Kollagenreifung offenbar verzögert bzw. vermindert Kalzium gebunden wird. Mikrogenien und Gaumenspalten verschiedener Grade sind nahezu bei allen überlebenden Keimlingen vorhanden. Besonders Brust- und Lendenwirbelsäule reagieren mit Buckelbildungen (Abb. 2). Auf der Höhe der kyphoskoliotischen Krümmungen unterbleibt der dorsale Verschluß der Wirbelbögen, so daß das Rückenmark dicht unter die Haut zu liegen kommt (Spina bifida occulta). Äußerlich sichtbare Myelozelen traten nicht auf. Die Rippen lassen vielfältige Formanomalien erkennen und entwickeln

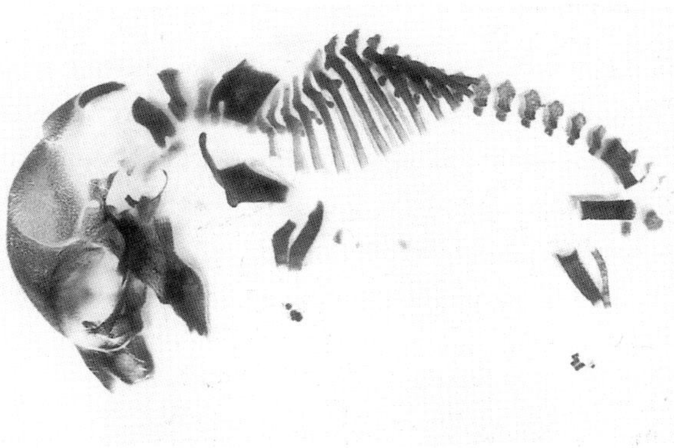

Abb. 2: Kyphoskoliose der Brustwirbelsäule, Mikrogenie, Verbiegung von Radius und Ulna. Rattenkeimling vom 21. Tag p. c. 300 mg/kg KM Aminoacetonitril am 16. Tag p. c. Alizarinrot.

knotige Exostosen an der Knorpel-Knochen-Grenze. Plumpe Humeri sowie starke, mitunter rechtwinklige Abknickungen der Unterarmknochen kennzeichnen das Skelett der vorderen Extremitäten. Ähnliche Veränderungen geringeren Ausmaßes beobachtet man an den hinteren Extremitäten. Histologisch entspricht den Verkrümmungen der langen, distalen Extremitätenknochen eine Zerreißung der perichondralen Knochenmanschette und die Zerstörung primär normal angelegter Knochenbälkchen. Als Folge einer Koordinationsstörung zieht dann offenbar die sich normal entwickelnde Muskulatur infolge von Wachstumsspannungen die geschädigte ossäre Grundsubstanzin die resultierende Richtung [3]. Fehlbildungen innerer Organe lassen sich an allen geprüften Entwicklungstagen der Fetogenese erfassen: Im Vordergrund sehen Herz-Kreislauf-Anomalien, unter denen besonders die Ectopia cordis beeindruckt, die mit extremen Lageveränderungen der übrigen Thoraxorgane und Sternalspalten einhergeht. Blutgefäßschäden betreffen besonders die Media. Nach Verabreichung des Lathyrogens am 15. Tag p. c. entsteht zunehmend eine Auffaserung der elastischen Lamellen der Aorta. Sie zerfallen in Bruchstücke, die Muskelzellkerne liegen regellos dazwischen. Diese Veränderungen setzen sich nach der Geburt fort und führen zunehmend zu Aortenaneurysmen. Allerdings beobachten wir auch pränatal ein Hämoperikard. In Größenordnungen zwischen 10 % und 20 % entseht ein Hydrocephalus internus bzw. einseitige oder doppelseitige Hydronephrosen ohne Harnwegobstruktionen [8].

Gleiche Fehlbildungsmuster ruft das **Methylenaminoacetonitril** hervor, obwohl bei dieser Verbindung die von uns für den Wirkungsmechanismus teilweise verantwortlich gemachte primäre Aminogruppe substituiert ist. Modelluntersuchungen ergaben jedoch, daß die Methylengruppe bereits unter in-vitro-Bedingungen spontan hydrolysiert. Allerdings tritt in vivo eine zeitliche Verzögerung des Wirkungbeginns gegenüber den vorge-

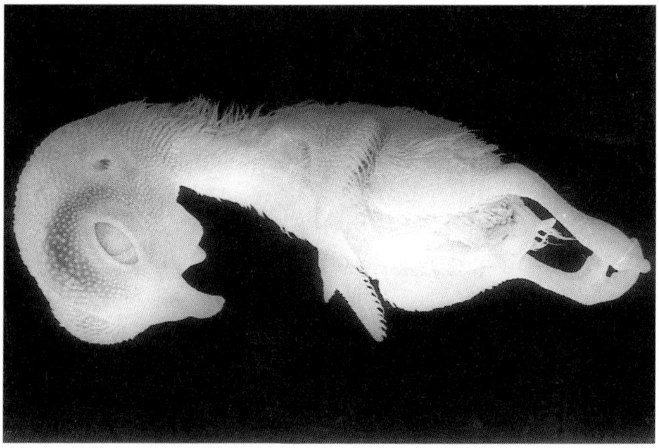

Abb. 3: Hypoplasie des Unterschnabels, Verbiegungen der hinteren Extremitäten im Bereich des Tibiotarsus. Hühnerkeimling vom 12. Inkubationstag. 0,25 mg β-Aminopropionitril am 7. Tag [6].

nannten Substanzen ein, da deren typisches Fehlbildungsmuster in vergleichbarem Prozentsatz erst einen Tag später erreicht wird.

Hühnerkeimlinge: Die 3 verwendeten Nitrile treffen zwischen dem 6. und 9. Inkubationstag auf die sensiblen Blasteme der Wirbelsäule, der hinteren Extremitäten und der Schnabelanlage. Besonders die Halswirbelsäule wird bis zu 180° torquiert, so daß der Schnabel nach hinten zeigt. Die Extremitäten sind teilweise grotesk verkrümmt: Während das Femur stets gestreckt ist, betreffen die Verbiegungen besonders den Tibiotarsus, teilweise auch den Tarsometatarsus (Abb. 3). Häufig werden auch Krallenfüße beobachtet. Hoch ist die Sensibilität der Schnabelanlagen: Der Oberschnabel kann verkürzt oder verbogen, der Unterschnabel krumm, nach kaudal gewachsen sein oder fehlen (Abb. 3). Abweichungen der Längsachsen führen zu Kreuzschnabelbildungen (Abb. 4). Die Reaktion

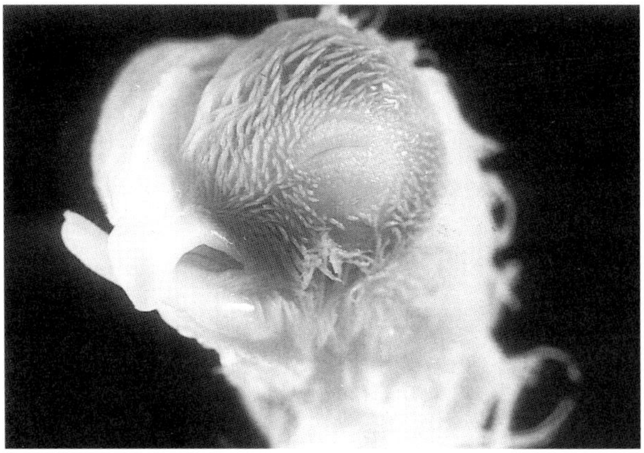

Abb. 4: "Kreuzschnabel". Hühnerkeimling vom 14. Inkubationstag. 0,5 mg Methylenaminoacetonitril am 7. Tag.

der Schnabelanlagen ist deshalb interessant, weil das Skleroprotein kein Kollagen, sondern intrazellulär lokalisiertes Keratin ist. Keratine erlangen ihre mechanischen Eigenschaften ebenfalls durch Quervernetzungen. Im Gegensatz zum Kollagen fehlt aber die dafür verantwortliche Aminosäure Hydroxylysin, ein Umstand, der weiterer Klärung bedarf.

D-Penicillamin ergab im Gegensatz zu den Angaben anderer Autoren [1] selbst in hohen, einmaligen Dosen (Huhn) oder bei wiederholten Gaben (Ratte) keine Hinweise auf fetotoxische und teratogene Effekte.

Unsere Untersuchungen zum Wirkungsmechanismus lathyrogener Verbindungen lieferten folgende Ergebnisse: Biochemisch ist die Hemmung der kupferabhängigen Lysyloxidase, die der extrazellulären Quervernetzung kollagener Fibrillen dient, durch lathyrogene Substanzen gut belegt. Aus der dafür essentiellen Aminosäure Lysin entsteht durch oxidative Desaminierung Lysinaldehyd (Allysin), der mit Aminogruppen benachbarter Proteinketten Azomethine (Schiffsche Basen) bildet. Da Lysyloxidase histochemisch nicht darstellbar ist, versuchten wir, die Monoaminooxidase als Modell einzusetzen [9]. Lathyrogene ergaben keinerlei Hemmung des Enzymes; sie erwiesen sich vielmehr sogar als Substrate.

Außer durch Enzymhemmung sind noch weitere Reaktionsmechanismen für das Auftreten lathyrogener Schäden denkbar: die direkte Bindung der primären Aminogruppe des Lathyrogens an den Lysinaldehyd, der dann für cross-link-Bildung ausfällt (Bildung "falscher" Schiffscher Basen). In ausgedehnten Versuchsreihen wurde histochemisch dieser mögliche Mechanismus erhärtet: Voroxidation verschiedener Gewebe mit Perjodsäure zur Erzeugung entsprechender Aldehyde; anschließende Inkubation mit einer lathyrogenen Verbindung zur Blockierung der Aldehyde; nachfolgende Sichtbarmachung vorhandener Aldehyde mit Schiffschem Reagens. Es läßt sich eine (fast) totale Blockade der Aldehydgruppen durch Lathyrogene erreichen, die trotz intensiver Hydrolyseversuche stabil bleibt (4).

Aus diesen Untersuchungen ist ableitbar, daß lathyrogene Substanzen nicht nur durch Hemmung der Lysyloxidase, sondern auch durch Blockierung der die Quervernetzung des Kollagens vermittelnden Aldehydgruppen des Lysins bzw. Hydroxylysins durch die Aminogruppen der Lathyrogene teratogen wirken können.

Literaturverzeichnis

[1] Merker, H.-J., L. Franke, Th. Günther. The effect of D-penicillamine of the skeletal development of rat foetuses. Naunyn-Schmiedeberg's Arch. Pharmacol. 287 (1975) 359-376.

[2] Schilling, E. D., F. M. Strong: Isolation, structure and synthesis of a lathyrus factor from L. odoratus. J. Amer. Chem. Soc. 76 (1954) 2848.

[3] Schmidt, W., D. Wendler, W. Gabler: Aminoacetonitril und Fetogenese der Ratte. III. Fehlbildungen des knöchernen Skeletts. Anat. Anz. 148 (1980) 208 - 218.

[4] Seidler, E., D. Wendler, W. Gabler: Histochemische Modellversuche zum Wirkungsmechanismus lathyrogener Substanzen. Acta histochem. 90 (1991) 141-145.

[5] Wendler, D., W. Gabler, W. Schmidt: Über die Beeinflussung von Blastogenese und Embryogenese der Ratte durch Aminoacetonitril. Anat. Anz. 139 (1976) 115-129.

[6] Wendler, D.: Sensible Perioden nach Anwendung von Lathyrogenen während der Entwicklung von Ratte und Huhn. Wiss. Zschr. Ernst-Moritz-Arndt-Univ. Greifswald, Med. R. 27 (1978) 193-197.

[7] Wendler, D., W. Schmidt, W. Gabler: Aminoacetonitril und Fetogenese der Ratte. I. Fetotoxizität und Mißbildungen der Körpergestalt. Anat. Anz. 147 (1980a) 417-427.

[8] Wendler, D., W. Schmidt, W. Gabler: Aminoacetonitril und Fetogenese der Ratte. II. Fehlbildungen innerer Organe. Anat. Anz. 148 (1980b) 105-114.

[9] Wendler, D., E. Seidler: Molekularer Angriffspunkt teratogener Kollagenreifungsstörungen. Wiss. Zschr. Ernst-Moritz-Arndt-Univ. Greifswald, Med. R. 39 (1990) 35.

13. Möglichkeiten der Behandlung einer intrauterinen Wachstumsretardierung mit Nootropika

H.-J. Neumann und A. Zienert

13.1. Problemstellung

Den Nootropika werden Präparate unterschiedlicher chemischer Verbindungen zugerechnet, deren ähnliches Wirkungsprofil zur Einordnung in eine Arzneimittelgruppe führte. Als Prototyp gilt das Pyrrolidinpräparat **Piracetam**, das pharmakologisch am umfangreichsten untersucht wurde und als die am häufigsten eingesetzte Referenzsubstanz zu nennen ist. Weiterhin gehört auch das Pyridoxinderivat Pyrithioxin in diese Gruppe. Als nootrop wirksam erwies sich auch das Phenyoxyessigsäurederivat **Centrophenoxin**, das hauptsächlich als Pflanzenwachstumsregulator geprüft worden ist. Die **Orotsäure** zeichnet sich wegen ihrer Wirkungen gleichermaßen als typischer Vertreter dieser Arzneimittelgruppe aus.

Im Mittelpunkt der **metabolischen Effekte** der Nootropika stehen eine Verbesserung des Energiepotentials der Zelle sowie die Förderung von Enzymaktivitäten mit Begünstigungen der Lipid-, Protein- und der RNA-Synthese. Das haben tierexperimentelle Untersuchungen an unbeeinflußten adulten Tieren und die Ergebnisse nach hypoxischer oder traumatischer Schädigung gezeigt. Die Hauptwirkung der Nootropika ist ihre Fähigkeit zur Aktivierung energiebereitstellender Stoffwechselprozesse, die besonders unter den Gegebenheiten schädigungsbedingter Verminderungen oder auch bei erhöhten Anforderungen an Stoffwechselleistungen deutlich wird.

Diese günstigen Eigenschaften der Nootropikagruppe waren für uns der Grund für ihren Einsatz in der tierexperimentellen **Fehlbildungsprävention.** Wir fanden völlig neue und bislang nicht bekannte Eigenschaften vom Centrophenoxin hinsichtlich eines stimulierenden Effektes auf die pränatale Entwicklung bei Laboratoriumstieren [1, 3, 4, 5, 6, 7, 8, 10, 12, 13, 15, 16, 18, 19].

In den zurückliegenden Jahren haben wir über unsere Untersuchungen berichtet und blicken heute auf einen Zeitraum von 15 Jahren zurück, indem an der Medizinischen Fakultät der Universität Rostock und an der

Medizinischen Fakultät (Charité) der Humboldt-Universität Berlin tierexperimentell-teratologisch gearbeitet wurde. Im Mittelpunkt stand die Nootropikaforschung und hier speziell die Untersuchung zur Wirkung von Centrophenoxin bei Laboratoriumstieren mit zum Teil heterogenen Befunden.

Nach den eigenen Ergebnisse, die durch weiterführende Untersuchungen gestützt wurden, bewirkt Centrophenoxin eine Zunahme des Geburtsgewichts bei Ratten, Mäusen und Kaninchen. Diese Wirkung einer fetalen Massezunahme nach Applikation von Centrophenoxin war bei den von uns eingesetzten Versuchstierstämmen reproduzierbar und konnte statistisch gesichert werden [10, 11, 12].

Da der Effekt einer **Gewichtssteigerung** in der Geburtshilfe zur möglichen Beeinflussung einer Wachstumsretardierung interessant sein könnte, haben wir unsere Ergebnisse der Frauenklinik der Charité unterbreitet, da es bis zum heutigen Zeitpunkt keine einheitliche, befriedigende und effektive Therapie zur Beeinflussung der Mangelentwicklung des Feten gibt.

Nach Zulassung dieser klinischen Studie wurde die Wirkung des Centrophenoxins im Rahmen eines Doppelblindversuches an insgesamt 293 Probanden untersucht.

13.2. Methoden

Feten, die unter einer Wachstumsretardierung leiden, werden als "small for gestational age"- Kinder geboren. Man versteht darunter die Kinder, die im allgemeinen bezogen auf das Gestationsalter ein unter der 10. Perzentile gelegenes Geburtsgewicht haben.

Die Häufigkeit der Wachstumsretardierung wird nach mit ca. 5 % der Gesamtgeburten eines Klinikkollektivs angegeben [2, 14, 17] . Ein Drittel aller intrauterinen Größenwachstumsretardierungen der Feten stammen aus primär anamnestisch unbelasteten Schwangerschaften. Die perinatale Morbidität und Mortalität ist in diesem Kollektiv im Vergleich zu Normalgewichtigen um den Faktor 4 bis 8 erhöht. Lang et al. [9] registrierten eine Mortaliität bis zu 11 %! Wachstumsretardierte sind sowohl in ihrer somatischen als auch in ihrer neurologischen Entwicklung einem erhöhten Risiko ausgesetzt.

Kern der Arbeit ist herauszufinden, ob es bei rechtzeitiger Diagnose eine Therapie gibt (bisher existiert keine verbindliche Therapieform), die im Zusammenhang mit einer spezialisierten Betreuung dieser Schwangerschaften das Defizit zum Normgewicht annähernd ausgleichen kann.

Der Einsatz von Centrophenoxin wegen der günstigen Ergebnisse im Tierversuch sollte diese Möglichkeit prüfen. Nach den bisherigen Erkenntnissen aufgrund eigener Studien an Wistar-Ratten, Chinchilla-Kaninchen und CBA-Mäusen reguliert Centrophenoxin den Glukosestoffwechsel wie auch den Sauerstoffbedarf des Feten, so daß eine Gewichtszunahme und eine Senkung der spontanen Abortrate erreicht wurde.

Die Untersuchung wurden nach bestätigtem klinischen Prüfplan durchgeführt.

Indikation: Intrauterine Größenretardierung des Feten bei gesichertem Gestationsalter

Anzahl der Probandinnen: 293

Personenkreis:

- Patientinnen mit wachstumsretardierten Feten (d. h. ohne aus der Anamnese bekannte Belastung);
- Einsatz, wenn der Verlauf der fetalen Maße (Thoraxdurchmesser, biparietaler Kopfdurchmesser) unterhalb der an der Frauenklinik der Charité verwendeten Perzentilkurven (Issel-Hahmann-Kurven) liegt.

Voraussetzung für die Behandlung:

- Aufklärung der Patientinnen über die Notwendigkeit der medizinischen Intervention mit Centrophenoxin wegen des stoffwechselstimulierenden Effekts bei vorliegender intrauteriner Größenentwicklung des Feten;
- Information über Schutz des Feten;
- Information und Freiwilligkeit der Einnahme des Medikaments, wird von Patientinnen im Krankenbett dokumentiert.

Beginn und **Dauer** der Behandlung:

Einsatz des Medikaments bei Erkennung der intrauterinen Wachstumsretardierung ab 26. SSW bis zur vollendeten 37. Schwangerschaftswoche.

Doppelblindversuch:

Dosis: 3 x täglich 2 Dragées 250 Centrophenoxin (Helfergin^{R}, Cerutil^{R}) (früh, mittags, abends)

Bedingungen:
- Nichtraucher;
- Aufklärung über Vermeidung von Alkohol;
- Patientinnen mit Erkrankungen, die einer Dauermedikation bedürfen, nehmen an dieser Studie nicht teil.
- Patientinnen, bei denen ein Diabetes mellitus bekannt ist, entfallen für diese Studie.
- Die Einnahme der eventuellen Medikation von Magnesium-100-Tabletten für diesen Patientenkreis wurde beibehalten. Patientinnen mit anderer Medikation wurden in die Studie nicht einbezogen.

Kontrollen während der Behandlung
- Doppler-sonographische Untersuchung vor und während der Behandlung;
- zweiwöchentliche sonographische Kontrolle der fetalen Größenparameter und dreiwöchentlich Feindiagnostik-Untersuchung des Feten;
- wöchentliche Kontrolle der Patientinnen (RR, Gewichtskontrolle, Urinsediment, dreiwöchentlich HK und Nüchtern-BZ);
- zweimal wöchentlich kardiotographische Überwachung des Feten.

Kontrolle des Kindes nach Geburt sofort vom Neonatologen und Einschätzung der morphologischen Reife. Die Auswahl der C_4- oder C_9- Medikation erfolgte mit Losentscheid.

13.3. Ergebnisse

Die Gruppierung der Probanden erfolgte nach C_4 = "Centrophenoxin" (Placebo) und nach C_9 = Centrophenoxin (mit Wirkstoff). Die Gesamtzahl der Probanden betrug 293; davon nahm die C_4-Gruppe 125 Probanden und die C_9-Gruppe 168 Probanden ein. Die Altersverteilung im Kollektiv C_4und C_9war als Risikoeinflußfaktor nahezu gleich verteilt (Tab. 1). In beiden Kollektiven war die jüngste Patientin 17 Jahre und die älteste Patientin 36 Jahre alt, so daß das Risiko aufgrund des Alters der Patientin keinen Einfluß haben konnte.

Tab. 1: Altersverteilung in beiden Kollektiven.

Medk.	Jahre				Σ
	< 20	20 - 24	25 - 29	> 30	
C_4	30	50	40	5	125 = 42,7 %
C_9	15	87	48	18	168 = 57,3 %
gesamt	45	137	88	23	293

Die Parität zeigte ebenfalls eine ausgewogene Verteilung der Probandinnen mit Verdacht auf intrauterine Wachstumsretardierung. Eine Risikobelastung durch die Parität auf eine Wachstumsretardierung des Feten konnte nicht abgeleitet werden (Tab. 2). In beiden Gruppen waren zwei Drittel der Probanden (C_4 76 %, C_9 60,7 %) I Parae und 5 % der Gesamtzahl III Parae. 32,4 % der Probanden waren I Parae mit C_4-Medikation und 34,8 % I Parae mit C_9-Medikation.

Tab. 2: Ausgewogene Verteilung der Parität (der Probandinnen)

Parität	< 20		20 - 24		25 - 29		> 30		Σ	
	C_4	C_9	C_4	C_9	C_4	C_9	C_4	C_9	C_4 %	C_9 %
I	30	15	45	60	20	27	0	0	95 76,0	102 60,7
II	0	0	5	27	10	18	5	18	20 16,0	63 37,5
III	0	0	0	0	10	3	0	0	10 8,0	3 1,8
									125 100	168 100

Die Behandlung begann jeweils in C_4/C_9 nach der 26. SSW, zumeist in der 28. SSW bei dem zweiten sonographisch geäußerten Verdacht auf eine fetale Retardierung aufgrund der Verminderung des Thoraxwachstums des Feten < der 10. Perzentile der Issel-Hahmann-Kurve. Die Behandlungsdauer in beiden Kollektiven lag zwischen der 28. und 40. vollendeten Schwangerschaftswoche und dauerte minimal 6 Wochen und maximal 12 Wochen an.

Auffällig erscheint, daß die Behandlungsdauer, die durch die Geburt des Kindes beendet war, bei der Gruppe C_4 mit durchschnittlich 6 Wochen angegeben werden kann, während bei C_9 die Behandlungswochendauer bei durchschnittlich 9,6 Wochen lag. Das heißt, daß der Einfluß von C_9 auf die Verbesserung der Stoffwechselfunktion der Plazenta oder des Feten ein Grund für die Verlängerung der Gestation und damit den Erhalt der Schwangerschaft sein könnte. Dieser Umstand wird auch durch die vollendete Schwangerschaftsdauer zum Zeitpunkt der Geburt verdeutlicht. 20 % der Probandinnen mit C_4 wurden bis zur vollendeten 36. SSW entbunden, im Gegensatz zu 12,9 % von C_9-behandelten. 87,5 % der C_9-behandelten Probandinnen wurden nach der 37. Schwangerschaftswoche entbunden, also als reife Kinder. 4 % der C_4-Therapierten wurden innerhalb der 32. SSW entbunden (Tab. 3).

Tab. 3: Vollendete Schwangerschaftswoche zum Zeitpunkt der Geburt in Abhängigkeit von der C_4- und C_9-Behandlung

SSW	≤ 32		≤ 37		≥ 37-≤ 40		≥ 40		Σ
	Prob.	%	Prob.	%	Prob.	%	Prob.	%	
C_4	5	4,0	20	16,0	70	56,0	30	24,0	125
C_9	0	0	21	12,5	114	67,9	33	19,6	168
									293

Die Geburtsgewichtsverteilung zwischen der 31. bis 36. SSW war erheblich unterschiedlich bei gleicher Ausgangssituation bei Schwangerschaften mit intrauteriner Wachstumsretardierung der Feten. Während bei C_4-behandelten Probanden Neugeborene mit einem durchschnittlichen Gewicht von 1597 g geboren wurden, weisen die C_9-Probanden-Neugeborenen ein durchschnittliches Gewicht von 2312 g in der 31. bis 36. SSW auf. Die

Gewichte der Neugeborenen zwischen der 37. SSW und 41. SSW differierten zwischen den Gruppen C_4 und C_9 nur unwesentlich und lagen im Durchschnitt über 2800 g.

Geht man davon aus, daß die Überlebensrate der Neugeborenen vom Gewicht und der Reife abhängig gemacht wird, kann die Steigerung der Gewichtsklasse in der 31. bis 36. SSW der C_9-behandelten Probanden mit durchschnittlich 700 g mehr Neugeborenengewicht als in der C_4-Gruppe als ein überzeugendes Ergebnis nach Centrophenoxinbehandlung angesehen werden.

Das durchschnittliche Normalgewicht der Neugeborenen in der 32. bis 36. SSW liegt bei 2275 g, ist also dem Ergebnis nach der C_9-Behandlung entsprechend identisch!

Sieht man sich die Verteilung in den einzelnen Gewichtsklassen von C_4 und C_9 an, wird der Effekt der C_9-Therapie offensichtlich (Tab. 4). 72 % der C_4-behandelten Retardierten wogen bei der Geburt über 2500 g, dagegen aber 80 % der C_9-behandelten Retardierten. Vergleicht man diese Ergebnisse mit der Normalverteilung der Gesamtgeburten des Jahres 1990 an der Charité, entspricht das C_9-behandelte Kollektiv dieser Gesamtverteilung.

Tab. 4: Verteilung in den einzelnen Gewichtsklassen nach C_4- und C_9-Behandlung

Gewicht	C_4	%	C_9	%	1990 % (Charité)
≤ 1000 g	10	8,0	0	0	0,8
≤ 1499 g	5	4,0	3	1,8	2,7
≤ 1999 g	5	4,0	12	7,1	3,4
≤ 2499 g	15	12,0	18	10,7	6,8
≤ 2999 g	45	36,0	93	55,4	79,5
≥ 3000 g	45	36,0	42	25,0	6,7
	125		168		

Eine Aussage über den Zustand des Neugeborenen ergibt der pH-Wert der Nabelarterie. Der Geburtsstreß, der, je besser die Ausgangssituation ist, vom Feten verkraftet wird, wurde ebenfalls unterschiedlich von C_4- und C_9-Probanden verarbeitet. C_4-Neugeborene hatten eine höhere Azidosemorbidität als C_9-Neugeborene (Tab. 5). 39 % der C_4-Neugeborenen hatten eine Azidose, während 72 % der C_9-Neugeborenen einen normalen Säure-Basen-Haushalt aufwiesen. Wachstumsretardierte Neugeborene der C_4-Therapie zeigten zu 16 % einen Apgar-Wert < 7 nach einer Minute, während nur die Hälfte (8 %) der C_9-Gruppe einen Apgar-Wert < 7 aufwies. Dementsprechend waren 92 % der C_9-Gruppe nach der Einschätzung des Apgar-Wertes nicht gestört im Zustand gegenüber 84 der C_4-Neugeborenen.

Tab. 5: Das pH-Verhalten der C_4- und C_9-Neugeborenen

pH-Wert	7,11 ≤ 7,15		≤ 7,20		≥ 7,20		Σ	
C_4	21	17,4 %	28	21,6 %	76	61,0 %	125	100 %
C_9	5	3,0 %	42	25,0 %	121	72,0 %	168	100 %

Diese Ergebnisse sind nicht durch einen veränderten Geburtsmodus innerhalb der 2 Gruppen erzielt worden. Der Geburtsmodus war sowohl operativ (C_4 = 16 %, C_9 23,2 %) als auch spontan (C_4 = 84 %, C_9 = 76,8 %) für die C_4-Neugeborenen optimal. Im Vergleich zur Gesamtgeburtenzahl der Charité 1990 ist die Verteilung Spontangeburten zu operativen Geburten mit der C_4-Gruppe vergleichbar. Die Verteilung der neugeborenen Geschlechter in beiden Gruppen hat aufgrund der willkürlichen Auswahl der C_4- und C_9-Medikation unseres Erachtens keinen Einfluß auf die Ergebnisse (C_4: 54 % Mädchen, 46 % Jungen und C_9: 66 % Mädchen, 34 % Jungen).

13.4. Diskussion

Die Ergebnisse zeigen, daß Neugeborene nach C_9-Therapie stabiler im Säure-Basen-Haushalt und schwerer als C_4-Neugeborene waren und einen besseren Allgemeinzustand hatten. Die Belastung der Probanden mittels der 3 x 2 Dragées täglich war aufgrund der Darreichungsform unbedeutend und ökonomisch nicht aufwendig.

Die herkömmliche und aufgrund des Mangels einer effizienten therapeutischen Beeinflussung der wachstumsretardierten Feten angewandte Dilatol^{R}-Therapie zeigte bei unserem Vergleich wesentlich schlechtere Ergebnisse bezüglich der Gewichte des Neugeborenen und der Zustandsdiagnostik des Neugeborenen. Neugeborene mit Beta-Mimetika-Therapie waren zur C_9-Medikation durchschnittlich in der 32. bis 36. SSW um 837 g leichter und auch in der 37. bis 40. SSW um 349 g. Im Vergleich zur Beta-Mimetika-Therapie wurden nur 10,7 % der C_9-Therapierten unterhalb der 37. SSW geboren. Unter Dilatol^{R}-Therapie wurden 13,8 % unreif geboren und 3,1 % hochgradig unreif (< 32. SSW) gegenüber 0 % der C_9 -therapierten Neugeborenen.

Da biochemische Untersuchungen im Tierversuch bei Einsatz der Centrophenoxin-Therapie gezeigt haben, daß die Erhöhung der Masse der Feten auf einer Zunahme an organischer und anorganischer Substanz beruht und nicht nur durch Wasserretention bedingt ist, wird der stoffwechselstimulierende Effekt des Nootropikums belegt. Diesen nutzten wir, um mit einem höheren Gestationsalter und einem guten Zustand des Feten/Neugeborenen die perinatale Morbidität und Mortalität der Wachstumsretardierten zu senken.

Das Centrophenoxin wurde erstmals unter dem Aspekt einer Senkung der Untergewichtigenrate klinisch eingesetzt. Die günstigen Ergebnisse übertrafen unsere Erwartungen, so daß sich hier bei aller gebotenen Zurückhaltung in der Interpretation des Therapieerfolges möglicherweise völlig neue Wege in der Behandlung von Wachstumsretardierungen abzeichnen.

13.5. Zusammenfassung

Aufgrund pränatal-toxikologischer Studien an verschiedenen Tierspezies mit dem Nootropikum Centrophenoxin wurde ein reproduzierbarer gewichtssteigernder Effekt nachgewiesen. Diese Eigenschaft des Medikaments führte zu seinem klinischen Einsatz in der Behandlung von Wachstumsretardierungen, die als Doppelblindstudie praktiziert wurde. Dabei zeigte sich ein durchschnittlicher Gewichtszuwachs der mit Centrophenoxin behandelten Neugeborenen im Vergleich zur Placebogruppe von durchschnittlich 500 bis 700 g, darüber hinaus waren der Säure-Basen-Haushalt und der Allgemeinzustand des Neugeborenen stabiler.

Literaturverzeichnis

[1] Freye, H.-A., H. Scheufler, R. Schmidt: Tierexperimentelle Untersuchungen zur embryotoxischen und teratogenen Wirkung chemischer Substanzen - Modellstudie. Z. gesamte Hyg. 19 (1979) 45 - 46.

[2] Gallbright, R. S., E. J. Karzchmar, W. N. Piercy et al.: The clinical prediction of intrauterine growth retardation. Am. J. Obstet. Gynecol. 133 (1979) 281.

[3] Garling, H., U. Garling: Pränatal-toxikologische Untersuchungen zur Wirkung von Prednisolut^{R}, Cyclophosphamid und Centrophenoxin bei Wistar-Ratten und AB-Mäusen. Med. Diss., Rostock 1986.

[4] Hollnack, B., W. Hollnack: Zirkadianrhythmische Untersuchungen zur pränataltoxischen Wirkung von Cyclophosphamid und Centrophenoxin bei der Wistar-Ratte. Med. Diss., Rostock 1984.

[5] Kanzawa, F., A. Hoshi, S. Tsuda et al.: Potentiation of antitumor activity of cyclophosphamide by centrophenoxine. Gann 63 (1972) 409-413.

[6] Kreybig, Th. von: Die teratogene Wirkung von Cyclophosphamid während der embryonalen Entwicklungsphasen bei der Ratte. Naunyn-Schmiedebergs Arch. Pharmacol. 252 (1965) 173-195.

[7] Kreybig, Th. von, I. von Kreybig-Hackenberger: Allgemeine Grundlagen des teratologischen Tierexperiments. Arzneimittelforschung 17 (1967) 390-392.

[8] Kreybig, Th. von: Entstehung von Mißbildungen aus inneren und äußeren Ursachen. 1. Aufl. Urban und Schwarzenberg, München-Berlin-Wien 1975.

[9] Lang, N., O. Bellman, M. Hansmann et al.: Klinik und Diagnostik der intrauterinen Mangelentwicklung. Fortschr. Med. 95 (1977) 482.

[10] Machinek, H.-P.: Eine tierexperimentelle Studie zur Mißbildungsprophylaxe mit Centrophenoxin. Med. Diss., Rostock 1981.

[11] Machinek, H.-P., U. Peter: Stimulation des pränatalen Wachstums durch Nootropika am Tiermodell. Med. Habil-Schr., Rostock 1991.

[12] Neumann, H.-J.: Klinisch-ätiologische und tierexperimentell-teratologische Untersuchungen. Zur Ätiologie von Mißbildungen unter besonderer Berücksichtigung der Lippen-, Kiefer-, Gaumen-Segelspalten. Med. Habil.-Schr., Rostock 1978.

[13] Neumann, H.-J., H. Seyfarth: Der Einfluß von pränatal appliziertem Centrophenoxin auf die postnatale Gewichtsentwicklung von Wistar-Ratten. Anat. Anz. 151 (1982) 329-336.

[14] Rabe, D., W. Leucht, J. H. Hendrik et al.: Sonographische Beurteilung der Fruchtwassermenge. - II. Oligohydramnion. Geburtshilfe Frauenheilkd. 46 (1986) 422.

[15] Schieders, B., G. Stille, P. Grosdanoff: Embryotoxikologische Probleme in der Arzneimittelforschung. AMI Berichte 1 (1978), Institut für Arzneimittel des BGA, Dietrich Reiner Verlag.

[16] Schmidt, J.: Zur Pharmakologie der Nootropika. Beiträge zur Wirkstofforschung 17 (1982), Institut für Wirkstofforschung der AdW.

[17] Schmidt, W., J. H. Hendrik, D. Heberlein et al.: Mißbildungsdiagnostik mittels Ultraschall. In: Rettenmeyer, G. et al. (Hrsg): Ultraschalldiagnostik in der Medizin. G. Thieme, Stuttgart-New York 1987.

[18] Thuillier, J, P. Rumpf, G. Thuillier: Derivatives of acid actin as growth control agents in plants. Pharmacological properties of dimethylaminoethylester of parachlorphenoxy acetic acid. C. R. Sciences Soc. Biol. 153 (1959) 1914 - 1921.

[19] Wagner, I.: In-vivo-Untersuchungen zum Einfluß von Centrophenoxin auf den Stoffwechsel der D-Glukose im Zentralnervensystem der Maus. Med. Diss., Frankfurt/M. 1973.

14. Zur teratoprotektiven Wirkung von Meclofenoxat am Trypanblau-induzierten Fehlbildungsmodell bei der Wistar-Ratte

L. Günther und D. Wendler

14.1. Einleitung

Nach Literaturangaben [7, 8, 12, 13, 14, 15] kann die Teratogenität des Cyclophosphamid im Tierexperiment durch das Nootropikum Meclofenoxat (bekannt als Helfergin, Centrophenoxin, Cerutil) abgeschwächt werden. Dieser Effekt soll durch eine Optimierung des Glukosestoffwechsels sowie eine Verbesserung des Sauerstoffangbots an Zellen möglich sein. Ähnlich werden auch masse- und wachstumsfördernde Effekte gedeutet [16]. Ungeklärt bleibt dabei, welcher der beiden Bestandteile des Esters die eigentliche Wirkung bedingt. Einige Autoren sehen in der p-Chlorphenoxyessigsäure die wirksame Komponente [9, 17], andere schreiben dem Dimethylaminoethanol diese Eigenschaft zu [1, 2, 3, 6, 10, 11].

Im Rahmen dieser Untersuchungen sollte überprüft werden, inwieweit eine Fehlbildungsprävention mit Meclofenoxat bei der Ratte auch beim Teratogen Trypanblau erzielt werden kann.

Bereits Anfang der 30er Jahre sind teratogene Eigenschaften von Trypanblau bei der Vitalfärbung niederer Vertebraten beschrieben worden. Gilman et al. [4] konnten 1948 diese Wirkung auch an Säugerembryonen nachweisen. Seitdem hat sich dieser Vitalfarbstoff als Standardteratogen durchgesetzt. Trypanblau nimmt unter den Teratogenen eine interessante Sonderstellung ein, indem es nicht auf den Feten übertritt und ausschließlich vor dem Funktionstüchtigwerden der Chorioallantoisplazenta Fehlbildungen induziert. Seine Wirksamkeit ist bei der Ratte auf den 9. Tag p. c. beschränkt [18].

14.2. Material und Methoden

Als Versuchstiere dienten Wistar-Ratte. Das Trypanblau (Hollborn, Leipzig) wurde am 9. Tag p. c. (Spermiennachweis = 1. Tag p. c.) in einer Dosis von 80 mg/kg KM intraperitoneal appliziert. Meclofenoxat lag in handelsüblicher Form als Cerutil[R] (vormals VEB Arzneimittelwerk Dresden) vor und wurde in aufsteigender Dosierung (50, 100, 150, 300, 400 und 500 mg/kg KM) 4 Stunden vor dem Trypanblau auf gleiche Weise verabreicht. Als Vergleichsgruppen dienten nur mit Cerutil in gleicher Dosierung behandelte Tiere. Tieranzahlen, Gruppenverteilung und Versuchsaufbau sind der Tab. 1 zu entnehmen.

Die Auswertung erfolgte am 21. Tag p. c. Es wurden Implantationsraten, Resorptionsraten und die Fetgewichte erfaßt. Die Fixierung eines Teils der Keimlinge erfolgte in einem essigsauren Alkohol-Formol-Gemisch, die restlichen Feten wurden in 96%igem Ethanol gehärtet. Fehlbildungen erfaßten wir makroskopisch sowie durch Rasierklingenschnitt-Technik und nach Skelettfärbung mittels Alizarinrot S.

Der statistische Vergleich der Gruppen einer Versuchsanordnung untereinander erfolgte mit einem parameterfreien Verfahren, dem Kruskal-Wallis-Test für eine Irrtumswahrscheinlichkeit von 5 %. Zur Aufdeckung der Unterschiede zwischen den Gruppen wurden Paarvergleiche mit dem U-Test nach Mann und Whitney durchgeführt. Um die versuchsbezogene Irrtumswahrscheinlichkeit auch im Paarvergleich zu wahren, muß sie für den U-Test in Abhängigkeit von der Anzahl der Gruppen auf 0,7 % korrigiert werden.

14.3. Ergebnisse und Diskussion

Resorptionsraten (Tab. 2)

Die Resorptions- und Überlebensraten der Kontrolltiere und der behandelten Gruppen 1 - 7 unterschieden sich erheblich voneinander. Auffällig war ein deutlicher Anstieg der Resorptionsraten nach Trypanblaugaben ab einer Cerutildosis von 300 mg/kg KM (Gruppe 5). Zwischen der ausschließlich mit Trypanblau behandelten Gruppe 1 und den Gruppen mit der Kombination von 400 und 500 mg/kg KM (Gruppen 6 und 7) ist der Unterschied ebenfalls statistisch signifikant. Somit lag die Resorptionsrate bei Kombinationsbehandlung signifkant höher als bei isolierter Teratogenapplikation.

Tab. 1: Versuchsaufbau und Gruppenverteilung im Präventionsversuch (Trypanblau und Cerutil, Gruppen 1-7) und bei alleiniger Cerutilapplikation (Gruppen 11-16)

Gruppe	*Tieranzahl*	*Cerutil*	*Trypanblau mg/kg*
Kontrolle	*54*	-	-
1	*22*	-	*80*
2	*13*	*50*	*80*
3	*13*	*100*	*80*
4	*12*	*150*	*80*
5	*50*	*300*	*80*
6	*13*	*400*	*80*
7	*14*	*500*	*80*
Kontrolle	*38*	-	
11	*11*	*50*	
12	*13*	*100*	
13	*11*	*150*	
14	*20*	*300*	
15	*13*	*400*	
16	*12*	*500*	

Tab. 2: Resorptionsraten (Medianwerte) und Streuungsbereiche im Präventionsversuch (Trypanblau und Cerutil, Gruppen 2-7) und bei alleiniger Cerutilapplikation (Gruppe 11-16)

Gruppe	*Resorptionen*	*25 %*	*75 %*
		Perzentile	
Kontrolle	-	-	*6,0*
1	*58,3*	*27,0*	*74,2*
2	*46,7*	*24,5*	*72,1*
3	*56,3*	*36,4*	*66,7*
4	*64,0*	*46,6*	*70,2*
5	*71,4*	*52,8*	*86,2*
6	*87,5*	*80,0*	*100,0*
7	*100,0*	*100,0*	*100,0*
Kontrolle	-	-	-
11	*9,4*	-	*15,1*
12	*6,7*	-	*9,1*
13	-	-	*9,1*
14	*7,7*	-	*14,8*
15	-	-	-
16	*6,9*	-	*13,6*

Im Gegensatz dazu blieben die Resorptionsraten annähernd gleich, wenn Cerutil allein in derselben Dosierung verabreicht wurde. Es ergaben sich innerhalb der cerutilbehandelten Kollektive (Tab. 2, Gruppen 11-16) keine statistisch signifikanten Veränderungen der Resorptionsraten. Der Medianwert und die Streuungsperzentilen lagen annähernd in derselben Größenordnung.

Fehlbildungsraten und Fehlbildungsmuster (Tab. 3)

Die Applikation von Trypanblau am 9. Tag p. c. induziert bei der Ratte ein charakteristisches Fehlbildungsmuster: Anophthalmien, Rumpfverkürzung, Omphalozelen bzw. Gastroschisis (Abb. 1). Typisch sind Fehlbildungen des Neuralrohres: Hydrocephalus internus, Meningozelen und Exenzephalien (Abb. 1). Häufig sind auch Myelodysplasien im Lumbalbereich (Abb. 2). Noch häufiger als das ZNS schädigt Trypanblau das Skelettsystem. Hier traten Schädelknochendysplasien oder -aplasien, zumeist in Kombination mit Exenzephalien oder Meningozelen, auf. Skelettfehlbildungen waren äußerlich sichtbar durch Fehlstellungen der hinteren Extremitäten und Schwanzfehlbildungen unterschiedlicher Grade. Die Variationen reichten von Ringel-, Stummel- oder Fadenschwänzen (Abb. 1, 2) bis zu völligen Schwanzagenesien. Mittels Skelettfärbung konnten Rippenanomalien, wie Gabel-, Spalt- oder Blockrippen, aber auch überzählige, 14. Rippenanlagen (Abb. 3a,b) sowie Unregelmäßigkeiten der Sternebrae erfaßt werden.

Wirbelkernverschmelzungen und weite Wirbelkernabstände (Abb. 3a) sind als skelettale Begleiterscheinungen bei Spina bifida aperta bzw. als knöcherne Analogie einer Spina bifida occulta in der Skelettfärbung anzusehen. In geringerem Umfang sahen wir aber auch Schädigungen anderer Organsysteme.

Trotz verminderter Überlebenszahlen traten bei kombinierter Behandlung (Tab. 3), Gruppen 2-7) ebenfalls ab 300 mg/kg KM Cerutil aufwärts vermehrt Fehlbildungen auf (Gruppen 5-7). Betrachtet man die Fehlbildungen nach den Hauptorgansystemen, so lag das typische Schädigungsmuster in allen behandelten Gruppen vor. Die ansteigende Fehlbildungshäufigkeit ließ sich auch für die einzelnen Organsysteme nachweisen. In erster Linie sind ZNS und Skelettsystem betroffen. Obwohl die Medianwerte bei höhe-

Tab. 3: Fehlbildungsraten (Medianwerte) und Streuungsbereiche im Präventionsversuch (Trypanblau und Cerutil, Gruppen 2-7) und bei alleiniger Cerutilapplikation (Gruppen 11-16)

Gruppe	*Fehlbildungen*	*25 %*	*75 %*
		Perzentile	
Kontrolle	-	-	*7,1*
1	*62,5*	*50,0*	*75,0*
2	*42,9*	*33,3*	*93,8*
3	*41,4*	*19,5*	*76,3*
4	*50,0*	*16,7*	*66,7*
5	*92,9*	*37,5*	*100,0*
6	*100,0*	*57,5*	*100,0*
7	*100,0*	-	-
Kontrolle	-	-	*6,9*
11	-	-	*7,9*
12	-	-	*18,2*
13	-	-	*6,3*
14	-	-	*6,7*
15	*6,7*	-	*33,3*
16	*8,0*	*6,9*	*15,0*

rer Dosis ansteigen, was auf mehr Fehlbildungen pro Tier innerhalb der Gruppe hindeutet, deckt der statistische Vergleich der Gruppe 1 gegen die Gruppen 2-7 sowohl in der Gesamtfehlbildungsrate, als auch in den Organsystemen keine relevanten Unterschiede auf. Die Streuungsbereiche sind annähernd konstant. Auch bei alleiniger Verabreichung von Cerutil am 9. Tag der Gestation (Tab. 3, Gruppen 11-16) konnten mit steigender Dosierung Mißbildungen erzeugt werden. Diese betrafen überwiegend das Skelettsystem, ohne aber gegenüber der Kontrolle signifikant zu sein. Besonders war ein gehäuftes Auftreten 14. Rippenpaare bemerkenswert. In der Gruppe 16, die mit 500 mg/kg KM Cerutil behandelt wurde, lag die höchste Mißbildungsrate vor.

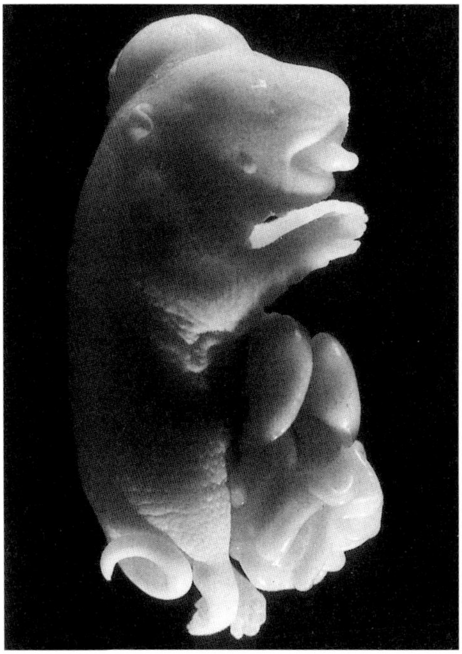

Abb. 1: Multipel fehlgebildeter Rattenfetus vom 21. Tag p.c.: Exviszeration, Exenzephalie, Mikrognathie, Anophthalmie, Ringelschwanz, Fehlrotation der hinteren Extremitäten. Rumpfverkürzung. 300 mg/kg KM Cerutil und 80 mg/kg KM Trypanblau am 9. Tag p. c.

Keimlingsgewichte (Tab. 4)

Im Gewichtsverhalten zeigte sich ein ähnlicher Trend: Mit dem Ansteigen der Fehlbildungsrate treten auch gehäuft Retardationen auf. Das durch

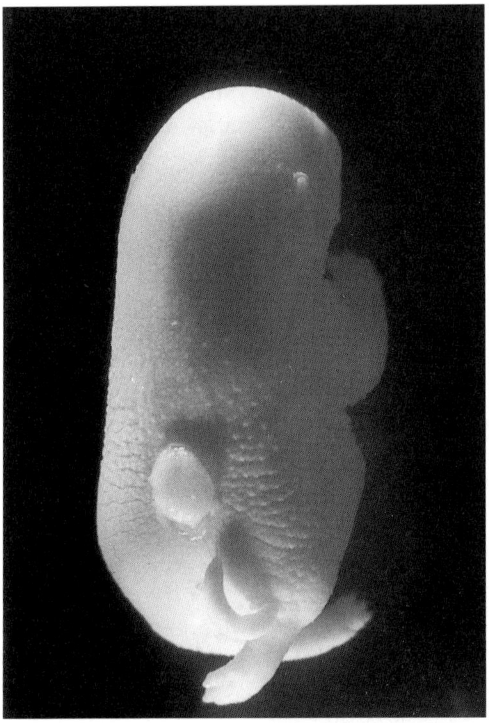

Abb. 2: Rattenfetus vom 21. Tag p. c. mit Myelodysplasie, Fehlrotation der hinteren Extremitäten, Rumpfverkürzung, Schwanzansatz an der Basis der hinteren Extremität. 300 mg/kg KM Cerutil und 80 mg/kg KM Trypanblau am 9. Tag p. c.

schnittliche Fetgewicht der einzelnen Gruppen nimmt dabei mit steigender Cerutildosis ab (Tab. 4, Gruppen 5-7). Jedoch sind diese Unterschiede im Vergleich mit der ausschließlich trypanblaubehandelten Gruppe 1 nicht signifikant.

Alleinige Cerutilbehandlung (Tab. 4), Gruppen 11-16) läßt mit steigender Dosierung keine signifikanten Gewichtsveränderungen gegenüber der Kontrolle erkennen. Offenbar kommt es durch Meclofenoxat zu einer Potenzierung der embryotoxischen Wirkung des Trypanblau. Der für eine Dosis oberhalb von 400 mg/kg KM beschriebene Anstieg der Resorptionsrate bei Applikation von Cerutil und Trypanblau läßt sich nicht aus einer einfachen additiven Wirkung heraus erklären, sondern muß vielmehr in einer synergistischen bzw. kombinierten Wirkung der beiden Präparate gesucht werden. Als mögliche Ursache kommt die Beeinflussung lysosomaler Enzyme in Betracht, die von Glees [5]

Tab. 4: Fetgewichte in g (Medianwerte) und Streuungsbereiche im Präventionsversuch (Trypanblau und Cerutil, Gruppen 2-7) und bei alleiniger Cerutilapplikation (Gruppen 11-16)

Gruppe	*Fetgewichte*	*25 %*	*75 %*
		Perzentile	
Kontrolle	*3,4*	*3,2*	*3,6*
1	*3,0*	*2,7*	*3,2*
2	*3,1*	*2,9*	*3,9*
3	*3,0*	*2,9*	*3,5*
4	*3,0*	*2,8*	*3,1*
5	*2,7*	*2,3*	*2,9*
6	*2,9*	*2,7*	*3,1*
7	*2,3*	-	-
Kontrolle	*3,5*	*3,3*	*3,7*
11	*3,5*	*3,3*	*3,6*
12	*3,3*	*3,2*	*3,4*
13	*3,2*	*3,2*	*3,4*
14	*3,3*	*3,1*	*3,5*
15	*3,3*	*3,0*	*3,4*
16	*3,1*	*3,0*	*3,4*

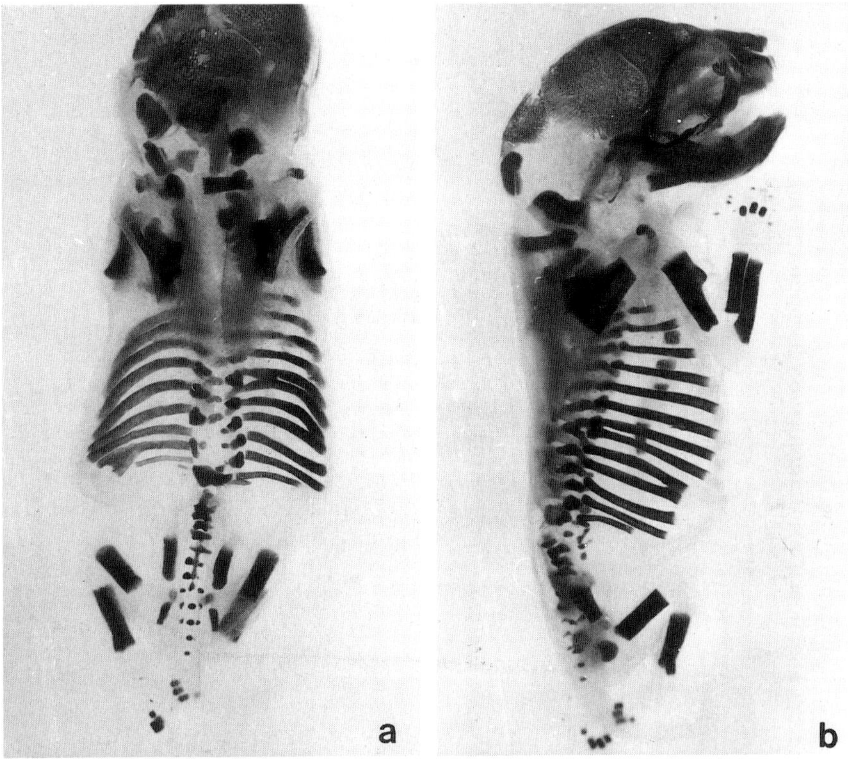

Abb. 3 a, b: Skelett eines fehlgebildeten Rattenfeten vom 21. Tag p. c. (Alizarinrotfärbung) nach Applikation von 80 mg/kg KM Trypanblau am 9. Tag p. c. Aufweitung des unteren thorakalen und lumbalen Wirbelkanales, Verschmelzung der ventralen und lateralen Wirkelkerne von Th 13 - S 4. Am thorako-lumbalen Übergang bestand eine Spina bifida aperta. Vorliegen eines 14. Rippenpaares, Gabelrippe (a) und Rippenfusion (b).

beschrieben wurde und z. B. eine Rolle bei der Lipofuszinreduzierung in den Gliazellen spielt. Da der Angriffspunkt des Trypanblau ebenfalls lysosomale Enzyme im viszeralen Dottersackepithel sind, könnte dies eine Verstärkung des Trypanblaueffektes bedingen.

Die Auswirkungen der 2 aufeinanderfolgenden i. p. Injektionen am 9. Tag p. c. kommen für dieses Phänomen nicht in Betracht, da sonst, unabhängig von der Dosis, eine Steigerung der Resorptionsraten zu verzeichnen wäre. Durch einen positiven Kontrollversuch mit Kochsalz sowie mit Polividon, dem Lösungsmittel des Cerutil, konnten auch diese Ursachen ausgeschlossen werden. Sie zeigten keine Auswirkungen auf die Resorptions-
unspezifische Fehlbildungsprävention beim Trypanblaumodell ungeeignet.
raten und erzeugten keine Fehlbildungen. Meclofenoxat ist für eine

Wegen der vermehrt auftretenden skelettalen Eigenschaften der Substanz im Tierexperiment wünschenswert.

Literaturverzeichnis

[1] Andriamampandry, C., L. Freysz, J. N. Kanfer et al.: Conversion of the ethanolamine, monomethylethanoleamine and dimethylethanolamine to choline-containing compounds by neurons in culture and by the rat brain. Biochem. J. 264 (1989) 555-562.

[2] Fischer, H.-D., Ch. Wustmann, E. Rudolph et al.: Hypothetische Wirkungsmechanismen einzelner Nootropika. In: J. Schmidt (Hrsg.): Nootropika - Schriftenreihe der Medizinischen Akademie "Carl Gustav Carus" Dresden, Band 22, Teil A. Carus-Akademie, Dresden 1986.

[3] Fischer, H.-D., Ch. Wustmann, E. Rudolph: Nootropika als cerebrale Antihypoxydotika. Z. Klin. Med. 42 (1987) 1077-1080.

[4] Gillman, J., C. Gilbert, T. Gillman et al.: A preliminary report on hydrocephalus, spina bifida, and other congenital anomalies in the rat by trypan blue. S. Afr. J. med. Sci. 13 (1948) 47-90.

[5] Glees, P., P. E. Spoerri: Centrophenoxin-induzierter Abbau und Transport von Lipofuszin. Arzneimittelforschung 25 (1975) 1543-1548.

[6] Hochschild, R.: Effect of dimethylaminoethanol on the life of sensible male A/J mice. Exp. Gerontol. 8 (1973) 185-191.

[7] Machinek, H.-P.: Eine experimentelle Studie zur Mißbildungsprophylaxe mit Centrophenoxin. Med. Diss., Rostock 1981.

[8] Machinek, H.-P.: Eine tierexperimentelle Studie zur Mißbildungsprophylaxe mit Centrophenoxin. Wiss. Z. Ernst-Moritz-Arndt-Univ. Greifswald, Med. Reihe 32 (1983) 36-39.

[9] Meszaros, J., S. Gajewska: Some pharmacological effects of centrophenoxine and its components in mice. Arzneimittelforschung 22 (1972) 1923-1926.

[10] Miyazaki, H., A. Kagemoto, I. Ishij et al.:
Uptake by brain and distribution of radioactivity after intravenous administration of 14C-labeled meclofenoxate in mice. Chem. Pharm. Bull. 19 (1971) 1681-1690.

[11] Miyazaki, H., K. Nambu, Y. Minake et al.: Comparative studies on the metabolism of beta-dimethylaminoethanol in the mouse brain and liver following administration of dimethylaminoethanol and its p-chlor-

phenoxyacetate, meclofenoxate. Chem. Pharm. bull. 24 (1976) 763-769.

[12] Neumann, H.-J., H.-P. Machinek, H. Frömmel: Tierexperimentelle Studie zur Mißbildungsprophylaxe mit Centrophenoxin. Dtsch. Z. Mund- Kiefer- Gesichtschir. 6 (1982) 25-33.

[13] Neumann, H.-J.: Mißbildungsprävention mit Centrophenoxin (Cerutil) im Tierexperiment. Zahn-, Mund- u. Kieferheilkd. 71 (1983) 280-283.

[14] Neumann, H.-J.: Zum Stand der tierexperimentellen Mißbildungsprävention mit Centrophenoxin. Wiss. Z. Ernst-Moritz-Arndt-Univ. Greifswald, Med. Reihe 34 (1985) 31-32.

[15] Neumann, H.-J.: Ist eine tierexperimentelle und klinische Mißbildungsprävention möglich? Zent.bl. Gynäkol. 108 (1986) 1222-1227.

[16] Neumann, H.-J., W. Hollnack, H.-P. Machinek: Ergebnisse experimenteller Untersuchungen zur Stimulation des pränatalen Wachstums durch Nootropika. Z. Klin. Med. 44 (1989) 345-348.

[17] Sladek, N. E.: Potentiation of antitumor drug action by centrophenoxine: Specificity. J. Pharmacol. Exp. Ther. 201 (1977) 518-526.

[18] Wendler, D.: Zur Teratogenität einiger Bisazoverbindungen. Wiss. Z. Ernst-Moritz-Arndt-Univ. Greifswald, Med. Reihe 39 (1990) 25.

15. Die Hydrazinderivate, ihre teratogene Wirkung auf den Viszeralschädel und Möglichkeiten der Prävention

N. Abou Tara

15.1. Einleitung

Das Erkennen des anomalen biologischen Geschehens, die Aufdeckung der möglichen Ursachen und die Therapie von Fehlgebildeten bedeuten nicht nur ein wissenschaftliches Problem, sondern sind auch eine ethische Verpflichtung [1].

Die Hydrazinderivate sind trotz ihrer Toxizität in unserem täglichen Leben weit verbreitet und verursachen als peristatische Faktoren Fehlbildungen bei Tier und Mensch. Ziel unserer Untersuchungen ist es, die Teratogenität von 2 Hydrazinderivaten bei der Ratte aufzuzeigen und begrenzt auf den Kauschädel, vergleichbaren Fehlbildungen beim Menschen gegenüberzustellen. Wir verwendeten für unsere Versuche Natulan^{R} und 1-Methyl-1-Formylhydrazin.

15.2. Befunde

Die Verabreichung von 200 - 250 mg/kg Natulan^{R} am 13. und 14. Tag der Gravidität oder von 300 mg/kg 1-Methyl-1-Formylhydrazin (Abb. 1) führen bei der Ratte zu schweren Fehlbildungen des Viszeralschädels (Tab. 1). Es kommt zur Bildung von Zysten in den Zahnpulpen bis hin zu Gaumenspalten, zur Ankyloglosie und völligem Fehlen der Labio-dento-gingivalleiste. Diese Fehlbildungen sind mit denen beim Menschen vergleichbar, wobei auch genetische Faktoren nicht unberücksichtigt bleiben dürfen.

Nach Verabreichung der beiden Hydrazinderivate mit teratogen wirksamen Dosen und gleichzeitiger Gabe von 40 mg/kg einer Kombination von Vitaminen B1, B6 und B12 vom 13. bzw. 14. Tag der Gravidität an täglich, kam es zur **regelrechten** Entwicklung des Viszeralschädels.

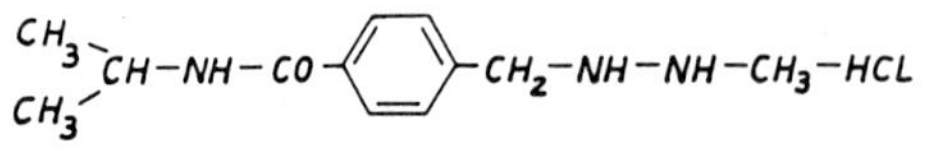

Natulan
(P-N-Methylhydrazinomethyl)
-N-isopropyl-benzamid)

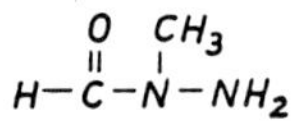

1-Methyl-1-Formylhydrazin

Abb. 1: Strukturformeln der verwendeten Hydrazinderivate.

Tab. 1: Die Wirkung von Natulan (I) und 1-Methyl-1-Formylhydrazin (II) auf die Embryonalentwicklung der Ratte

	d	mg/kg	n	Im	Re	Ret	Fehlb
I	12	150	2	25	3	-	10
		175	4	40	2	-	-
		200	3	31	21	-	1
	13	125	3	37	2	28	-
		200	2	25	-	-	6
		250	7	88	7	-	61
		300	3	38	18	-	20
	14	200	5	55	7	-	48
		250	2	21	21	-	-
	15	250	2	22	-	-	-
	16	250	2	23	1	-	-
II	13	200	2	20	1	-	19
		300	5	59	8	-	51
		400	2	21	7	-	14

Erklärung: d - Behandlungstag; n - Zahl der Muttertiere; Im - Implantationen insgesamt; Re - Resorptionen; Ret - Retardationen; Fehlb - Fehlbildungen bei den lebenden Feten.

Die Ergebnisse geben uns den Mut, unsere Tierexperimente weiter zu führen und zu erweitern. Die Umsetzung dieser Art von Behandlung auf den Menschen hat uns gute Resultate gebracht; die Zahl der angeborenen Fehlbildungen herabgesetzt und sogar vermieden.

Literaturverzeichnis

[1] Schafer, A.: Die soziale und ethische Dimension der Teratologie. In: G.-H. Schumacher, J. Fanghänel, T. V. N. Persaud (Hrsg.): Teratologie, S. 200 - 206. G. Fischer, Jena-Stuttgart-New York 1992.

16. Smoking and the Fetus: Experimental Studies in the Rat

T. V. N. Persaud

16.1. Introduction

Cigarette smoking is causally linked with lung cancer and cardiovascular diseases. It is the major preventable cause of death in North America. Cigarettes are extremely addictive and there is growing concern about its prevalence, especially among young people [3, 5, 8]. It has been estimated that there are more than 50 million smokers in the USA, and some 3000 teenagers become smokers each day, more girls than boys. In 1989, close to 40000 Canadians died from cigarette smoking, accounting for 20 percent of all deaths in the country [10].

The adverse influence of cigarette smoking on the fetus has been intensively investigated since Simpson [9] first reported a potential causal relationship between maternal smoking and decreased birthweight of the offspring [4, 6]. Of all potential health hazards threatening the fetus during pregnancy, cigarette smoking like alcohol consumption, is the most frequent and the most easily preventable. Epidemiological studies have shown that as much as 30 percent of women continue to smoke during pregnancy despite the known health risks to both mother and fetus [4, 5, 10].

Tobacco smoke is a complex mixture of particles and gasses containing several thousand different chemicals, but it is believed that nicotine is responsible for the pharmacological responses to smoking [6]. In order to characterize the range of vulnerability to the embryo following exposure to nicotine, we have carried out 2 series of experiments in pregnant rats following continuous exposure to nicotine during early gestation [2].

16.2. Pregnancy Outcome and Fetal Effects of Nicotine

The effects of nicotine in pregnant rats were investigated using Alzet osmotic minipumps (Alza Corporation, Palo Alto, California, Model 2001).

The minipumps were implanted subcutaneously on gestational day 6 and released nicotine continously over a period of seven days, at doses ranging from 42 to 600 μg/hr. Control animals received physiological saline in a similar manner.

Nicotine had a slight depressant effect on food and water consumption relative to the controls, but the differences were not significant. Comparison of mean maternal weight gain over the entire gestational period revealed no significant differences, except at the highest dose level where a significant decrease was observed between days 6 and 12. These animals also showed patches of hair loss which were randomly distributed. However, histological examination of the kidneys and liver indicated no signs of damage.

There were no maternal deaths and all pregnancies were carried to term. On day 20 of gestation, the animals were anesthetized with ether and the fetuses were recovered.

They were all alive and appeared normal. Furthermore, Wilson's sectioning and alizarin bone staining of selected fetuses revealed neither visceral nor skeletal anomalies [7]. There was a slight increase in the incidence of fetal resorptions following treatment at the 2 highest dose levels, 50 and 100 mg/animal compared to the control group, but the differences were not statistically significant. The size of the litter was significantly reduced following treatment at several dose levels, but the mean weight of the offspring was not affected in any of the treatment groups.

Because nicotine is known to accumulate in the brain, heart, liver, and kidneys, the weights of these fetal organs were compared. An analysis of variance test carried out did not reveal any significant differences. Also, histological studies of these organs revealed no changes when compared with the controls.

16.3. Postimplantation Development Following in Utero Exposure to Nicotine

On day 6 of gestation, Alzet osmotic minipumps (Model 2001), containing nicotine at 2 concentrations and one with physiological saline serving as a control group, were implanted subcutaneously. Group I rats received physiological saline (0,9 %); Group II and Group III animals received nicotine at a dose 75 µg/hr, and 150 µg/hr, respectively. During this period, the control rats were pair-fed with those of the experimental groups. Prior to day 6 of gestation, all animals were allowed standard rat chow and water ad libitum.

On day 12 of gestation, the rats were anesthetized with ether, and the uterine horns were removed via laparotomy. The horns were slit open along the antimesometrial border to reveal the conceptuses, and each implantation site was excised and treansferred to a petri dish containing Hanks' Buffered Saline Solution (HBSS). Using fine-tipped Type 5 Dumont forceps, and with the aid of a Wild stereo dissecting microscope, the membranes surrounding the embryo were removed to reveal the visceral yolk sac. The diameter of the sac was determined using a micrometer scale in the eyepiece of the microscope. The visceral yolk sac and allantois were assessed and then removed. The crown-rump (CR) length and head length of the embryo were measured. Specific developmental endpoints were also evaluated following the criteria established by Brown and Fabro [1].

All data were analyzed statistically by the Chi-square test or a one-way analysis of variance, and the significance of the differences were subsequently determined using Duncan's New Multiple Range Test.

Embryos treated with the lower dose of nicotine (75 µg/hr) showed significant difference ($P < 0,01$) from the controls with respect to the following developmental endpoints: yolk sac diameter, crown-rump length, head length, olfactory system, and the otic and optic systems. No evidence of maxillary of mandibular development was observed in this group, and hindlimb development was rarely observed.

Embryos treated with the higher dose of nicotine (150 µg/hR) were significantly different ($P < 0{,}01$) from control values for nearly all developmental endpoints. Only the number of somites, caudal neural tube, and forelimb were not significantly different. However, some development of the maxillary and mandibular processes was observed, in contrast to that of the embryos from the other 2 groups. Nearly all developmental endpoints for the embryos tieated with the higer dose were significantly different ($P < 0{,}01$) than those exposed to the lower dose. The exceptions were: crown-rump length, head length, number of somites, caudal neural tube forelimb bud. A smaller but significant difference ($P < 0{,}05$) was detected when the somite scores for the 2 groups of embryos were compared.

16.4. Discussion

Nicotine has been reported to cause increased neonatal mortality, decreased birth weight, and an increase in spontaneous abortions in humans. Similar observations were made in laboratory animals following maternal treatment with nicotine [6].

Woo and Persaud [11] also found that pregnant rats treated with nicotine during the postimplantation period resultes in delayed development of all embryological primordia studied. The present result confirm this observation, especially when nicotine was administered at the higher dose level. Indeed, with few exceptions, embryonic development was significantly delayed, when compared to the embryos of mothers treated with the lower dose. Of interest, some primordia examined (maxillary process, mandibular process, and olfactory system) revealed accelerated development after exposure to nicotine at the higher dose level.

The mode of action of nicotine on the embryo is a matter of speculation. Based on the pharmacological properties of nicotine, and the results of animal studies, several hypotheses have been put forward to account for its embryotoxicity [6]. Further studies are needed in this area.

In conclusion, continous in utero exposure of the rat embryo to varying doses of nicotine resulted in significant prenatal loss and retarded of delayed development of the embryo, but without causing gross fetal malformations. These findings are in agreement with the epidemiological reports on fetal outcome in mothers who smoke during pregnancy [4, 6].

References

[1] Brown, N. A., S. Fabro: Quantitation of rat embryonic development in vitro. A morphological scoring system. Teratology 24 (1981) 65 - 88.

[2] Daeninck, P. J., N. Messiha, T. V. N. Persaud: Intrauterine development in the rat following continuous exposure to nicotine from gestational day 6 through 12. Anat. Anz. 172 (1991) 257 - 261.

[3] Davis, R. L., K. Tollestrup, S. Milham Jr.: Trends in teenage smoking during pregnancy. Am. J. Dis. Child 144 (1990) 1297 - 1301.

[4] Fogelman, K. R., O. Manor: Smoking in pregnancy and development into early adulthood. Br. Med. J. 297 (1988) 1233 - 1236.

[5] McAnarney, E. R.: Cigarette smoking and adolescent pregnancy. Am. J. Dis. Child 144 (1990) 1294 - 1295.

[6] Nash, J. E., T. V. N. Persaud: Embryopathic risks of cigarette smoking. Exp. Pathol. 33 (1988) 65 - 73.

[7] Persaud, T. V. N., A. E. Chudley, R. G. Skalko: Basic concepts in teratology. S. 155 - 181. Alan R. Liss, Inc., New York 1985.

[8] Schelling, T. C.: Addictive drugs: the cigarette experience. Science 255 (1991) 430 - 433.

[9] Simpson, W. J.: A preliminary report on cigarette smoking and the incidence of prematurity. Am. J. Obstet. Gynecol. 73 (1957) 808 - 815.

[10] U.S. Department of Health and Human Services: The Health Benefits of Smoking Cessation. A Report of the Surgeon General. Rockville, Md. 1990.

[11] Woo, N. D., T. V. N. Persaud: Rat embryogenesis following exposure to alcohol and nicotine. Acta Anat. 131 (1988) 122 - 126.

17. The Use of the Non-Human Primate in Reproduction Toxicology

R. Korte, F. Vogel, W. Bee and I. Osterburg

17.1. Introduction

The most recent international activities for harmonization of guidelines in reproduction toxicology have pointed out the need for more flexibility in the scientific design of reproduction toxicity studies. The current preclinical guidelines of various countries and international organizations provide a rather fixed scheme for evaluation of reproduction toxicity whereby the commonly used species are the rat and the rabbit, i.e. a rodent and a non-rodent.

There are, however, valid reasons to use other species in reproduction toxicology, particularly the non-human primate as **alternative species.** 7 reasons shall be named here:

- One of the 2 normally used species (i.e. rat and rabbit) may not tolerate the application of the test compound so that this species cannot be used at all. This is, for example, the case with various antibiotic compounds which induce severe diarrhea in rabbits and ultimately cause the death of the test animals and are therefore not suitable for teratogenicity evaluations in this non-rodent.
- Occasionally it occurs that in one of the 2 species normally used in teratogenicity evaluation, no teratogenic effect is observed, while the other species may exhibit a higher number of resorptions, i.e. an embryotoxic potential. In this case, a third species is needed to further evaluate the potential risk for humans.
- When hormonal compounds are tested to evaluate their embryotoxic potential, it is not considered appropriate to use rats and rabbits on the larger scale. In those species pregnancy is maintained by hormones produced by the ovaries during the entire pregnancy, while in humans and in primates the placenta takes over this function. With some hormonal compounds, complete embryonic deaths in rats and rabbits can be induced with doses at or below the therapeutic dose levels in humans.
- Even if teratogenicity studies in rats and rabbits do not reveal any embryotoxic effect, it might be useful to perform a study in a third spe-

cies in order to minimize the risk for pregnant women, particularly if the compounds are intended to be used throughout the entire pregnancy.

- When investigating male fertility, good comparability to man in regard to hormonal and seminal parameters is essential for proper assessment; the non-human primate, especially the cynomolgus monkey (Macaca fascicularis) meets these requirements.
- In the non-human primate, male fertility can be investigated as integral part of a regular (sub-)chronic toxicity study without requiring additional animals whereas in smaller laboratory animals, additional satellite groups have to be added for these examinations which are then performed at necropsy only.
- A compound to be tested may, in one of the species normally used, be subject to a metabolism very different from that in humans, so it would be inappropriate to use this species for toxicity studies.

All species have a special degree of disadvantage, e.g. dogs, pigs, and ferrets have also been used in teratogenicity studies, but studies in these species were rare so that there are not sufficient background data available and furthermore, all 3 of these species bring specific difficulties to research, like heat season, blood sampling volume, and susceptibility to stress. The non-human primate has proved to be a favourable species in reproduction toxicology to improve risk assessment, because of its similarities to the human in respect of reproductive physiology, embryology, placentation etc. [3, 9, 14] and also because of the fact that spontaneous malformations are known to be very rare, i.e. in approximately 0.5 % of pregnancies [1, 2, 5, 6, 7, 11, 18].

Cycle length, conception rate, litter size, abortion rate, breeding season, hormonal system and other major factors influence the decision to choose a certain primate species for reproduction toxicity studies. HAZLETON Deutschland GmbH was involved in the performance of more than 1,500 timed pregnancies in primates, and on the basis of this experience, the cynomolgus monkey (Macaca fascicularis) is the animal of choice. The classical primate species, the rhesus monkey (Macaca mulatta), which was formerly in most common use in toxicology and related research, shows a very clear breeding season. This very distinct breeding season was observed even after 4 years in an indoor breeding colony, and it was also observed in females born in captivity. Female rhesus monkeys do not menstruate during most of the summer months and, correspondingly, alterations in the testes are histologically detectable in the male animals. In December, for example, all stages of sperm development can be observed while in August only a single germ layer is found.

In man as well as in non-human primates, spermatogenesis is controlled by a complex hormonal interrelationship. Of most importance among these hormones are testosterone, gonadotropin-releasing hormone (GnRH), follicle-stimulating hormone (FSH), and luteinizing hormone (LH). The interrelationship between these hormones and spermatogenesis was reviewed by Weinbauer and Nieschlag [12]. As demonstrated in Fig. 1, testosterone and FSH act directly on the spermatogenesis in the Sertoli cells, while LH acts via testosterone produced by the Leydig cells. As specific immunoassays for determination of low to normal values of LH and FSH in intact male cynomolgus monkeys are not available, testosterone is the hormone of

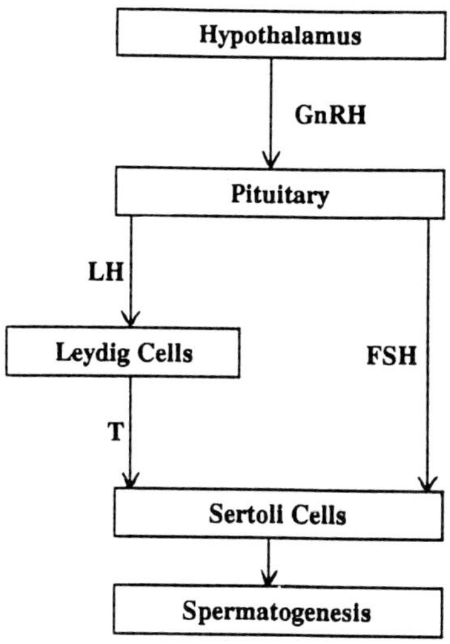

Fig. 1: Schematic represantation of the interrelationships between the hypothalamus, the pituitary and the testis. Gonadotropin-releasing hormone (GnRH) stimulates the release of the pituitary gonadotropins luteinizing hormone (LH) and follicle-stimulating hormone (FSH). Luteinizing hormone acts on spermatogenesis via testosterone (T) produced by the Leydig cells. Follicle-stimulating hormone directly acts on its target cells within the seminiferous tubule. (modified from G. Weinbauer, E. Nieschlag [12].

choice to be measured in toxicity studies. Biologically active LH can be measured by a method developed by Wickings, Quazi and Nieschlag [17] requiring extensive experience and familiarity with this method.

Various new methods have been developed as routine procedures to further improve this primate model and to increase the scientific value, e.g. laparoscopic examination for standard screening during quarantine, ultrasonic examination to confirm successful fertilization and for detailed monitoring of pregnancy especially during early organogenesis, electroretinography, extensive sperm analysis, detailed monitoring of hormone levels, and other.

In the following, fertility investigations in male and female cynomolgus monkeys as well as the evaluation of a possible teratogenic potential are described and reference data presented.

17.2. Material and Methods

17.2.1. Test system and husbandry conditions

Healthy male and female cynomolgus monkeys (Macaca fascicularis) were obtained either wildcaught or purpose bred. During the quarantine period of least 6 weeks, the animals were carefully monitored and various examinations were performed, particularly TB testing upon arrival and 2 and 6 weeks after arrival, feces examination, laparoscopic examination of all major abdominal organs in situ, blood sedimentation rate, and related clinical chemistry and hematology investigations.

The quarantine period was followed by all least 3 weeks of acclimatization in the toxicology facility before the animals were finally released for toxicity studies after careful physical examination by the site veterinarian.

The animals were housed individually in stainless steel cages in animal rooms with controlled environmental conditions (air conditioning with appproximately 10 air changes per hour, temperature range of 19 to 25 °C, and humidity range of 30 to 70 %; lighting of 12 hours light - 6.00 to 18.00 h - and 12 hours dark). For feeding, a commercial pellet diet for laboratory animals (Ssniff P 10, Ssniff Spezialdiäten GmbH, D-59494

Soest, Germany) was used. Twice daily, each animal received approximately 50 to 70 g of diet, supplemented twice weekly by fresh fruit and once weekly by a sclice of bread.

17.2.2. Investigation of male fertility in Macaca fascicularis

Male fertility was investigated in the course of regular (sub-)chronic toxicity studies. It was mainly limited to detailed sperm analysis and determination of hormone levels.

17.2.2.1. Collection of semen

During the pretest periods as well as during the treatment periods of toxicity studies, rectal probe electrostimulation (RPE) was applied to obtain semen samples. The colllection interval ranged from once weekly to every 4 weeks. Samples were collected throughout the year.

For RPE, the animals were anaesthetized by intramuscular injection of Ketavet^{R} (Parke Davis; 10 to 15 mg per kg body weight). RPE was then performed following the method described by Wickings and Nieschlag [16], using a bipolar probe and an AC transformer with variable regulation by pulses of 45 to 55 mA and 4 to 8 V. The duration of each pulse was approximately 2 seconds, with intervals of 15 seconds between the pulses.

The first ejaculation was normally observed after 2 to 4 stimulations. If RPE did not lead to ejaculation at all, the procedure was discontinued after a minimum of 12 stimulations. RPE was also terminated after 3 consecutive unsuccessful erections if 12 stimulations had already been applied.

The ejaculate was collected into preweighed glass vials and allowed to liquify at 37 °C for 30 to 60 minutes. Exsudate and coagulum were then separated for further analysis.

17.2.2.2. Ejaculate analysis

Ejaculate volume was measured by a variable pipette. The percentage progressive sperm motility was assessed on 200 spermatozoa in a drop of undiluted exsudate at 400 fold magnification.

Air dried and Papanicolaou stained sperm smears were used for investigation of sperm morphology at a magnification of 1000 x in reference to the WHO Laboratory Manual [15].

The remaining exsudate was then diluted and stained with buffered formalin methylviolet solution [15]. Sperm count was performed using a hemocytometer.

The coagulum was enzymatically digested by a 2 % trypsin solution [10]. Since sperm head and tail were separated by this method, a motility check could not be performed and only the sperm heads were counted after staining. To assess the sperm number in the coagulum, pooled coagulum was used in order to determine the specific gravity by volumetric analysis. The sperm count could thus be related to the total volume of the coagulum.

Evaluation of the ejaculates provided data for the following parameters:

Exsudate	Coagulum
weight (g)	weight (g)
volume (µl)	
sperm motility (%)	
sperm count (10^6/exsudate)	sperm count (10^6/coagulum)
sperm morphology	

Out of these parameters, ejaculate weight (g), total number of sperms (10^6/ejaculate), normal sperm morphology (%) and progressive sperm motility (%) were further analysed.

If the amount of exsudate was not sufficient for proper sperm count, there were no values taken into account. On 2 occasions, azoospermia was observed and considered as zero sperms.

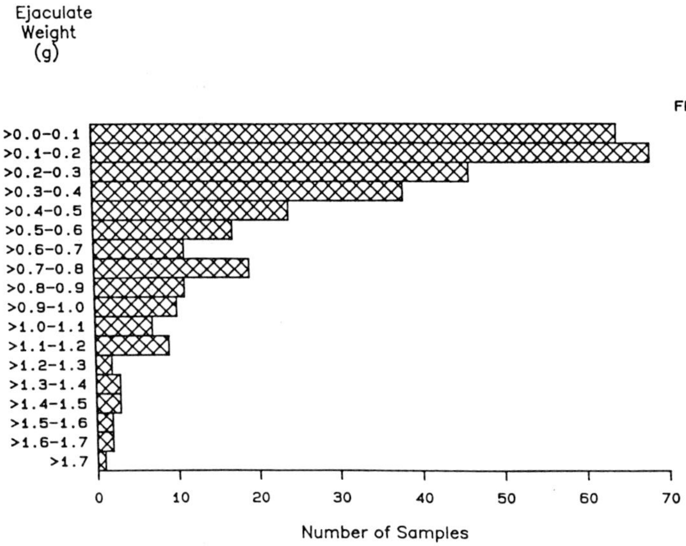

Ejaculate Weight (g)	FREQ.	CUM. FREQ.	PCT.	CUM. PCT.
>0.0-0.1	64	64	18.99	18.99
>0.1-0.2	68	132	20.18	39.17
>0.2-0.3	46	178	13.65	52.82
>0.3-0.4	38	216	11.28	64.09
>0.4-0.5	24	240	7.12	71.22
>0.5-0.6	17	257	5.04	76.26
>0.6-0.7	11	268	3.26	79.53
>0.7-0.8	19	287	5.64	85.16
>0.8-0.9	11	298	3.26	88.43
>0.9-1.0	10	308	2.97	91.39
>1.0-1.1	7	315	2.08	93.47
>1.1-1.2	9	324	2.67	96.14
>1.2-1.3	2	326	0.59	96.74
>1.3-1.4	3	329	0.89	97.63
>1.4-1.5	3	332	0.89	98.52
>1.5-1.6	2	334	0.59	99.11
>1.6-1.7	2	336	0.59	99.70
>1.7	1	337	0.30	100.0

Fig. 2: Histographic presentation of individual ejaculate weight (g).

17.2.2.3. Hormone level investigations

For determination of testosterone levels, blood samples were taken 3 times prior to treatment during a 90 day toxicity study from 20 male animals (except one animal where only 2 samples could be obtained) and weekly throughout the treatment period from 5 control animals which received 1 % carboxy methylcellulose at a volume of 4 ml/kg/day. All determinations were performed in duplicate by radioimmuno assay.

17.2.2.4. Statistical analysis

The Shapiro-Wilk statistic [8] was applied as test of normality and carried out on all individual values and also on individual mean values. As none of the 5 investigated parameters was normally distributed, data are expressed as median values and the 25th and 75th percentiles; furthermore, the minimum and maximum values are given to show the range of variation.

17.2.3. Investigation of female fertility in Macaca fascicularis

More than 1,500 timed pregnancies were achieved in the cynomolgus monkey during recent years at HAZLETON Deutschland GmbH. In the relatively large colony of female cynomolgus monkeys, menstrual cycling was monitored daily in all animals of the mating pool for approximately 3 menstrual cycles to allow proper determination of the middle of the individual menstrual cycle for successful insemination. Ultrasonic examination was performed on day 18 to 20 post-coitum to confirm pregnancy.

Blood samples were collected on day 20 post-coitum and weekly thereafter over the complete period of pregnancy and progesterone levels used for confirmation of maintained pregnancy or abortion, as applicable. In most studies, the dosing period lasted from day 20 post-coitum to day 50 post-coitum which corresponds to the regular design of a teratogenicity study in non-human primates. This covered the developmental stages from 7/8 to 19/20 according to Carnegie.

During the complete experimental period of the teratogenicity studies, abortions had to be expected in both control and/or test animals. Due to the fact that abortions often occur overnight and that the primates mostly eat the aborted material, a very careful check was carried out every morning to detect blood and/or abortion material in the excrement tray below the cages.

The teratogenicity studies were terminated on day 100 (±1) or on day 150 (±1) post-coitum by cesarean section, a surgery which is easily performed and does not cause major problems. Besides detailed examination of the fetuses, the placentae were examined for normality. The normal form of the placenta of the cynomolgus monkey is a placenta bidiscoidalis (i.e. it has 2 separated disks), but in some cases, only one disk was visible, or the 2 disks were attached to each other. Twins are quite rare in this species. In more than 1000 cesarean sections in cynomolgus monkeys, only one case of twins was observed.

Ultrasonic examination was performed frequently during organogenesis and rectal palpation for the remaining period until cesarean section to closelymonitor pregnancy and the viability and development of the embryo/fetus. It is absolutely advisable to perform a cesarean section also in those cases in which a believed pregnancy has already been terminated by abortion although no abortion material was found, or where abortion is suspected to occur shortly. This will allow to preserve fetal material and thus further evaluate the possible cause of abortion.

Investigation of female fertility in non-pregnant animals was limited mainly to detailed monitoring of menstrual cyclicity by daily vaginal smearing and investigation of hormonal profiles in relation to individual menses to determine any irregularities.

17.2.3.1. Menstrual cycling and menstrual bleeding

Vaginal smearing was performed daily during the pre-study observation period and evaluated for more than 650 menstrual cycles to determine cycle length as well as duration of menstrual bleeding. Observed bleeding was scored from 1 to 4 as slight to heaviest.

17.2.3.2. Ultrasonic examination as pregnancy test

On day 18, 19, or 20 post-coitum, the inseminated female monkeys were examined by ultrasonography for determination of pregnancy. A real-time electronic linear scanner (SSD-610 Hellige) with a 7.5 MHz scanhead and a videoprinter (Mitsubishi model P 60 B) was used as described by Korte et al. [4].

Determination of pregnancy by ultrasonic diagnosis has completely replaced the formerly used mouse-uterus-test. Besides being a valuable development from the animal welfare perspective, it is also more cost-effective [4].

17.2.3.3. Abortion

As for monitoring of menstrual cycling, the occurrence of abortion was monitored by daily vaginal smearing to detect signs of unexpected vaginal bleeding. In addition, the excrement trays were inspected daily for possible fetal and/or placental remnants and ultrasound examination was performed regularly.

17.2.3.4. Hormone level investigations

Blood samples taken on days 1, 3, 5, 7, 8, 9, 10, 11, 12, 13, 14, 15, 17, 19, 21, 23, 25, and 27 of one menstrual cycle of 16 non-pregnant female monkeys were evaluated for 17-β estradiol, serum progesterone, and luteinizing hormone (LH). All determinations were performed in duplicate, if possible, by radioimmuno assay.

17.3. Results

17.3.1. Male fertility

17.3.1.1. Ejaculate weight and sperm count

The overall seminal values are shown in Table 1. The median ejaculate weight (n = 337) was 0.27 g (range: 0.01 to 2.43 g; 25th and 75th percentiles: 0.13 and 0.57g). The frequency distribution of ejaculate weight is presented in Fig. 2.

Tab. 1: Seminal characterization of ejaculates from Macaca fascicularis

Parameter	Median	25th and 75th Percentiles		Range	Number of Samples
Ejaculate weight (g)	0.27	0.13	0.57	0.01 - 2.43	337
Sperm count (10^6/ejaculate)	73	30	156	0 - 2865	330
Normal sperm morphology (%)	74	60	83	6 - 95	181
Progressive motility (%)	73	65	78	23 - 93	74

The medium sperm number (n = 330) was 73 million per ejaculate (range: 0 to 2865; 25th and 75 the percentiles: 30 and 156). In Fig. 3, sperm numbers are depicted in logarithmic order (log base 10).

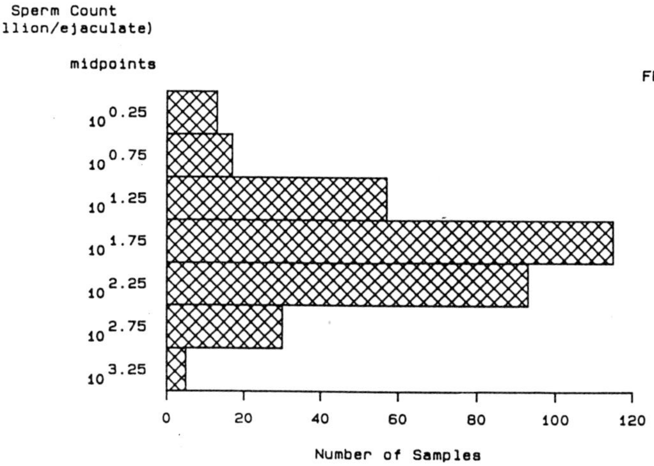

FREQ.	CUM. FREQ.	PCT.	CUM. PCT.
13	13	3.94	3.94
17	30	5.15	9.09
57	87	17.27	26.36
115	202	34.85	61.21
93	295	28.18	89.39
30	325	9.09	98.48
5	330	1.52	100.0

Fig. 3: Histographic presentation of individual total sperm count (10^6 /ejaculate).

Sperm count as well as ejaculate weight show a notable variation. It must however be considered that cynomolgus monkeys frequently masturbate. The ejaculate is then not always found below the cage because some animals use to eat it. Therefore, it cannot be judged whether the animal has recently masturbated prior to rectal probe eletroejaculation which thus negatively affected the ejaculate volume as well as the sperm number.

17.3.1.2. Sperm morphology

Contrary to human spermatozoa where mainly head abnormalities occur, the main defects observed in cynomolgus spermatozoa were tail defects which were categorized as rolled, bent, broken, and thickened. Head and midpiece defects were found only on one single occasion. Therefore, only normal morphology is depicted in Fig. 4. The median value (n = 181) was 74 % (range: 6 to 95 %; 25th and 75 th percentiles: 60 % and 83 %). In Fig. 5, representative tail defects recorded by scanning electron microscopy are displayed.

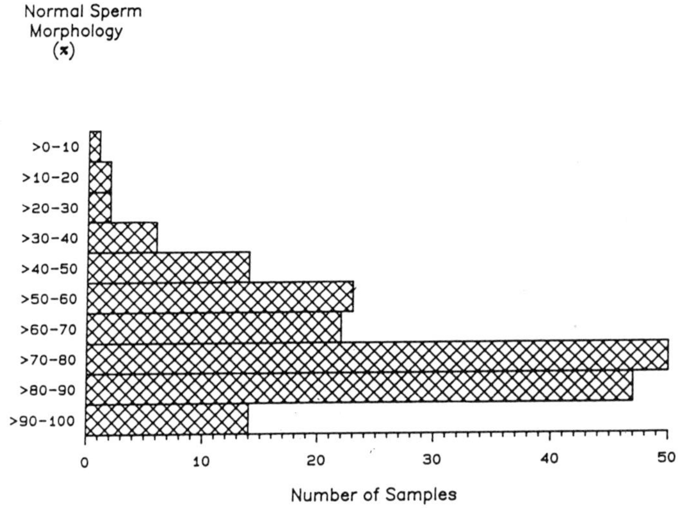

FREQ.	CUM. FREQ.	PCT.	CUM. PCT.
1	1	0.55	0.55
2	3	1.10	1.66
2	5	1.10	2.76
6	11	3.31	6.08
14	25	7.73	13.81
23	48	12.71	26.52
22	70	12.15	38.67
50	120	27.62	66.30
47	167	25.97	92.27
14	181	7.73	100.0

Fig. 4: Histographic presentation of individual percentage of normal sperm morphology (%).

17.3.1.3. Sperm motility

The frequency distribution of progressive sperm motility is exhibited in Fig. 6. The median (n = 74) was 73 % (range: 23 to 93 %; 25th and 75th percentiles: 65 and 78 %). These data suggest a close relation between normal sperm morphology and progressive motility.

17.3.1.4. Testosterone

The median value for serum concentration of testosterone in male cynomolgus monkeys (n = 124) was 28.4. nmol/l (range: 3,2 to 145.3 nmol/l; 25th and 75th percentiles: 18.6 and 46.7 nmol/l). The individual values are presented in Table 2, the distribution in Fig. 7.

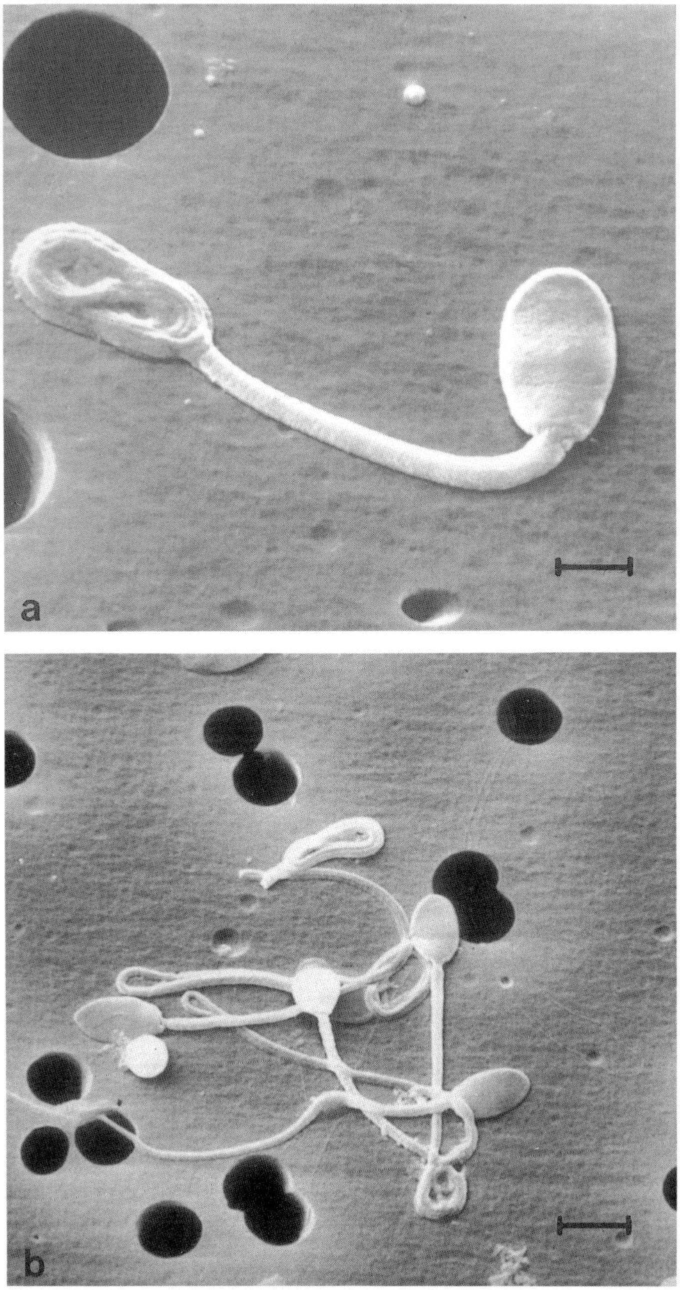

Fig. 5: SEM photographs of sperm tail defects in Macaca fascicularis
a. rolled tail (Scale: 2 μm)
b. broken, bent, and rolled tails (scale: 5 μm).

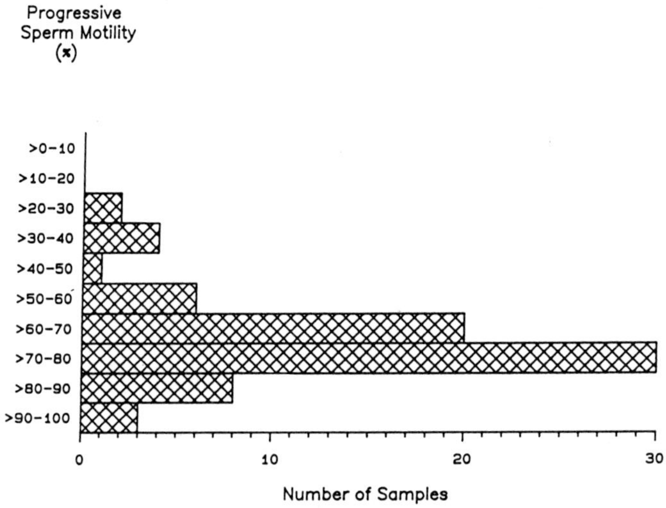

	FREQ.	CUM. FREQ.	PCT.	CUM. PCT.
>0-10	0	0	0.00	0.00
>10-20	0	0	0.00	0.00
>20-30	2	2	2.70	2.70
>30-40	4	6	5.41	8.11
>40-50	1	7	1.35	9.46
>50-60	6	13	8.11	17.57
>60-70	20	33	27.03	44.59
>70-80	30	63	40.54	85.14
>80-90	8	71	10.81	95.95
>90-100	3	74	4.05	100.0

Fig. 6: Histographic presentation of individual percentage of progressive sperm motility (%).

17.3.2. Female fertility

17.3.2.1. Menstrual cycling and menstrual bleeding

The individual menstrual cycle data are presented in Fig. 8. The mean duration of menstrual cycling (n = 658) was 30.2 days (range: 20 to 69 days; 25th and 75th percentiles: 27.1. and 31.5 days). Fig. 9 shows the individual menstrual bleeding data. The mean duration of menstrual bleeding (n = 743) was 4.5 days (range: 1 to 12 days; 25th and 75th percentiles: 3.1 and 4.8. days).

17.3.2.2. Ultrasonic examination as pregnancy test

Within a 3.5 year period, 2,268 pregnancy tests by ultrasonic diagnosis were performed as shown in Tab. 3. Among them, 656 were found to be positive. The false positive rate was 1.5 % and the false negative rate 0.2 %.

Tab. 2: Individual testosterone levels in Macaca fascicularis

Animal No.	No. of samples	Testosterone nmol/l				
		Maximum Value	Minimum Value	Median	25th Percentile	75th Percentile
1	3	31.6	23.8	30.20	23.8	31.60
2	3	49.9	23.1	28.40	23.1	49.90
3	3	26.3	21.2	26.00	21.2	26.30
4	3	46.6	22.5	40.40	22.5	46.60
5	3	145.3	46.8	48.30	46.8	145.30
6	3	58.1	34.3	39.50	34.3	58.10
7	3	95.4	53.7	68.10	53.7	95.40
8	16	124.2	19.2	45.05	30.8	53.40
9	16	50.6	8.3	17.75	13.2	27.35
10	3	12.6	6.2	7.00	6.2	12.60
11	3	82.1	41.1	43.80	41.1	82.10
12	3	18.8	14.9	17.20	14.9	18.80
13	16	56.2	3.2	9.80	4.6	17.55
14	16	93.5	19.3	35.25	26.4	63.05
15	16	69.6	18.9	28.70	22.8	40.20
16	3	31.4	17.7	24.50	17.7	31.40
17	3	32.5	16.6	32.30	16.6	32.50
18	3	59.0	19.3	23.20	19.3	59.00
19	3	54.2	17.6	47.30	17.6	54.20
20	2	13.0	6.5	9.75	6.5	13.00
TOTAL	124	145.3	3.2	28.4	18.55	46.7

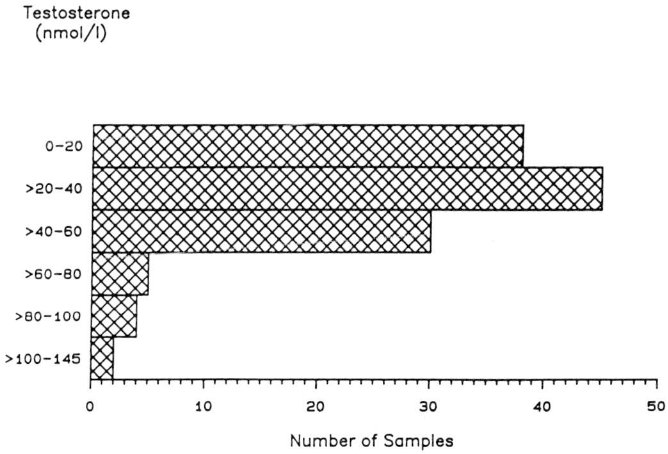

	FREQ.	CUM. FREQ.	PCT.	CUM. PCT.
0-20	38	38	30.65	30.65
>20-40	45	83	36.29	66.94
>40-60	30	113	24.19	91.13
>60-80	5	118	4.03	95.16
>80-100	4	122	3.23	98.39
>100-145	2	124	1.61	100.0

Fig. 7: Histographic presentation of individual testosterone levels (nmol/l).

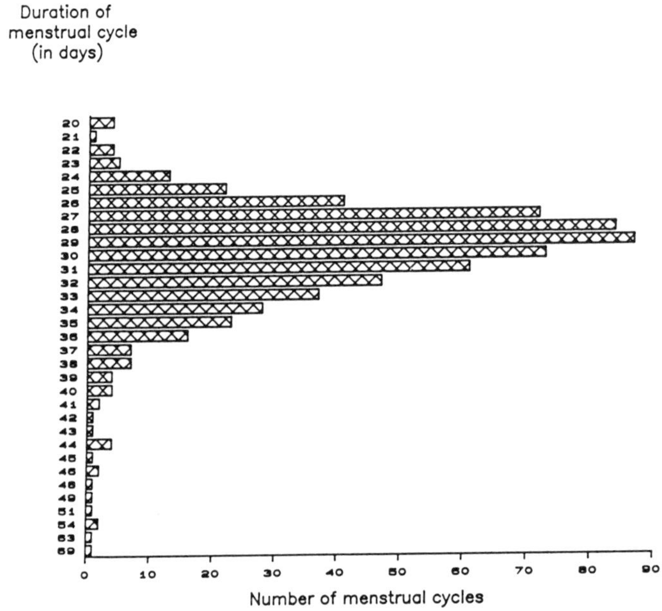

FREQ.	CUM. FREQ.	PCT.	CUM. PCT.
4	4	0.61	0.61
1	5	0.15	0.76
4	9	0.61	1.37
5	14	0.76	2.13
13	27	1.98	4.10
22	49	3.34	7.45
41	90	6.23	13.68
72	162	10.94	24.62
84	246	12.77	37.39
87	333	13.22	50.61
73	406	11.09	61.70
61	467	9.27	70.97
47	514	7.14	78.12
37	551	5.62	83.74
28	579	4.26	87.99
23	602	3.50	91.49
16	618	2.43	93.92
7	625	1.06	94.98
7	632	1.06	96.05
4	636	0.61	96.66
4	640	0.61	97.26
2	642	0.30	97.57
1	643	0.15	97.72
1	644	0.15	97.87
4	648	0.61	98.48
1	649	0.15	98.63
2	651	0.30	98.94
1	652	0.15	99.09
1	653	0.15	99.24
1	654	0.15	99.39
2	656	0.30	99.70
1	657	0.15	99.85
1	658	0.15	100.0

Fig. 8: Histographic presentation of individual menstrual cycle length (days).

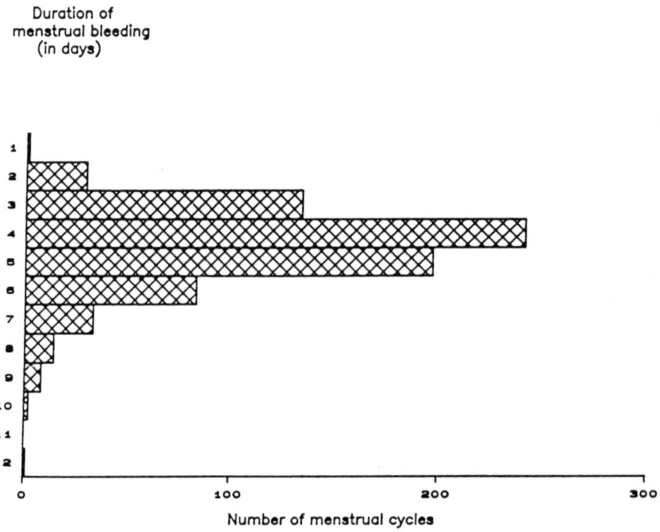

FREQ.	CUM. FREQ.	PCT.	CUM. PCT.
1	1	0.13	0.13
29	30	3.90	4.04
134	164	18.03	22.07
241	405	32.44	54.51
197	602	26.51	81.02
83	685	11.17	92.19
33	718	4.44	96.64
14	732	1.88	98.52
8	740	1.08	99.60
2	742	0.27	99.87
0	742	0.00	99.87
1	743	0.13	100.0

Fig. 9: Histographic presentation of individual duration of menstrual bleeding (days).

Tab. 3: Ultrasonic examination as pregnancy test (February 1988 to August 1991)

	Number	Percentage
Pregnancy tests performed	**2,268**	**-**
Positive pregnancy tests	**656**	**28.9 %**
False positive pregnancy tests	**34**	**1.5 %**
False negative pregnancy tests	**4**	**0.2 %**

These results confirm the high reliability of ultrasonic diagnosis for pregnancy determination in primates. Compared to the data presented by Korte et al. [4] in 1988 (false positive rate: 2.5 %; false negative rate: 0.5 %), the false positive/negative rates have considerably decreased with increasing experience. Ultrasonic examination is an excellent method for early determination of pregnancy with negligible impact on the female monkeys and with the result being immediately available.

Furthermore, false positives and false negatives can be identified at a very early point of time (within a few days after pregnancy test) which allows to remove the respective animals from study immediately.

17.3.2.3. Abortion

In 33 teratogenicity studies in Macaca fascicularis with a total of 363 timed pregnancies of control animals, 70 abortions were observed during the period of organogenesis, i. e. from day 20 to 50 of gestation (Tab. 4). This corresponds to an average rate of 19.3 % with a range from 0.0 to 45.6 %. However, it must be noticed that these data were derived from studies with various vehicles and various routes of administration.

17.3.2.4. Hormone level investigations

The results of hormone level investigation in relation to menstrual cycling

Tab. 4: Abortions in control animals (Macaca fascicularis) during organogenesis

Study No.	Pregnancies	Abortions		
		Day 21 - 30 p.c.	Day 31 - 50 p.c.	% of Pregnancies
1	12	2	0	16.7
2	9	1	1	22.2
3	12	0	2	16.7
4	9	0	0	0.0
5	8	0	0	0.0
6	10	0	2	20.0
7	10	0	0	0.0
8	10	0	0	0.0
9	10	0	0	0.0
10	12	1	0	8.3
11	10	0	0	0.0
12	10	1	0	10.0
13	10	1	1	20.0
14	9	1	0	11.1
15	10	0	3	30.0
16	14	0	4	28.6
17	14	2	3	35.7
18	11	0	3	27.3
19	11	0	2	18.2
20	10	1	2	30.0
21	11	0	3	27.3
22	11	3	2	45.6
23	10	0	1	10.0
24	10	1	1	20.0
25	10	2	1	30.0
26	20	4	4	40.0
27	12	2	2	33.3
28	10	1	1	20.0
29	10	2	1	30.0
30	16	2	0	12.5
31	10	0	1	10.0
32	10	0	3	30.0
33	12	0	0	0.0
Total	363	27	43	19.3

(LH), with decreasing levels again towards the end of the menstrual cycle. The serum progesterone level increases after ovulation and decreases again prior to the following menstrual bledding are presented in Tab. 5 and Fig. 10. As in humans, the time of ovulation is indicated by a clear

Tab. 5: Hormone levels in relation to menstrual cycling

Day of Menstrual Cycle	17-β Estradiol pg/ml			Serum Progesterone ng/ml			Luteinizing Hormone (LH) ng/ml		
	Mean	SD	n	Mean	SD	n	Mean	SD	n
1	63	30	16	23	10	16	0.9	0.5	16
3	68	28	16	63	168	16	1.0	0.3	16
5	80	33	16	33	60	16	0.8	0.4	16
7	108	82	16	20	11	16	0.9	0.3	16
8	102	59	16	39	61	15	0.8	0.4	15
9	195	158	16	21	12	16	0.9	0.5	16
10	178	137	16	24	27	16	0.9	0.9	16
11	235	218	16	37	31	16	2.2	1.3	16
12	228	284	16	49	66	16	2.0	1.2	15
13	220	363	16	74	76	16	1.9	1.2	16
14	117	117	16	180	157	16	1.6	1.0	15
15	61	27	16	284	202	16	1.3	0.5	16
17	62	25	16	361	259	16	1.0	0.6	15
19	81	34	16	519	346	16	0.9	0.4	16
21	64	36	16	532	555	16	1.1	0.5	15
23	61	36	15	468	436	15	1.1	0.9	16
25	61	29	13	287	413	12	0.8	0.5	15
27	60	36	12	278	411	12	0.9	0.7	15

increase in 17-β-estradiol and luteinizing hormone (LH), with decreasing levels again towards the end of the menstrual cycle. The serum progesterone level increases after ovulation and decreases again prior to the following menstrual bleeding.

17.4. Discussion

17.4.1. Male fertility

The data on male fertility presented in this paper reflect the results of semen analysis on 337 ejaculates from 83 adult untreated or vehicle treated cynomolgus monkeys. The semen samples had been obtained by rectal probe electrostimulation which was shown to be a reliable method. There were only a few occasions of unsuccessful application of this method which may have been due to prior repeated masturbation, a behaviour

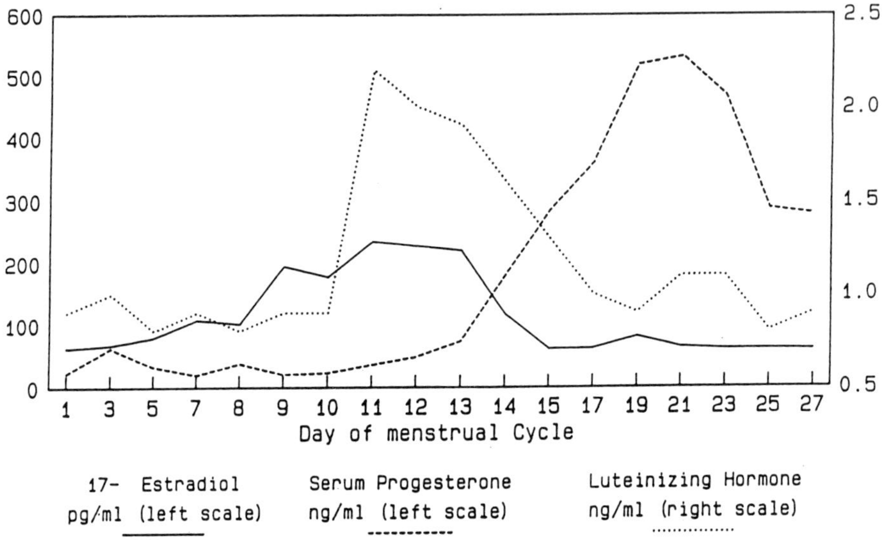

Fig. 10: Hormone levels in relation to menstrual cycling.

frequently observed in this species. The sedation with ketamine hydrochloride is not considered to have negatively affected the animals. The extensive amount of ejaculation data presented in this paper provide a solid background for male fertility investigations in the cynomolgus monkey. The considerable variability observed for ejaculate weight and sperm count is comparable with human data [15]. Examination of sperm morphology has nearly exclusively revealed tail defects which is contrary to human spermatozoa where mainly head abnormalities are found.

The testosterone values were comparable to the data reported by Weinbauer et al. [13], obtained in 6 cynomolgus monkeys, and are considered to reflect the normal range and variability of this hormone in the non-human primate.

As the testosterone concentration is influenced by the amount of LH released from the pituitary and is an important factor in spermatogenesis, this hormone is a valuable endocrine factor which should always be measured in male fertility investigations to supplement the results obtained from the varoius seminal parameters.

The testes of the male cynomolgus monkey are not subject to periodic changes as known in the rhesus monkey [16]. This important advantage of the cynomolgus monkey allows to perform fertility investigations throughout the year and to incorporate semen analysis into regular toxicity studies. According to the duration and the objective of a study, the examination interval may vary from weekly to 3 months. Although short intervals will provide more data, the stress factor also has to be taken into account. Further to the parameters described in this paper, other additional parameters may be investigated and may provide valuable supplemental information, e. g. regular measurement of testicular volume, testis biopsy etc.

17.4.2. Female fertility

Investigations of female fertility in the cynomolgus monkey have revealed various advantages for the use of this species in reproduction toxicology. The main advantage is that the female cynomolgus monkey does not show any menstrual seasonality and that thus, a teratogenicity study or a female fertility study can be initiated at any time during the year.

The menstrual cycling data presented in this paper show that the female animals have a fairly stable cycle of approximately 30 days, comparable to that in humans, with the ovulation being indicated by a clear increase in 17-ß-estradiol and luteinizing hormone (LH). The duration of menstrual bledding is also similar to that in humans.

Ultrasonic examination, introduced about 4 years ago for application in non-human primates at HAZLETON Deutschland GmbH, has become an established and reliable method for pregnancy diagnosis and has lead to considerable improvement of pregnancy monitoring in cynomolgus monkeys.

The average abortion rate observed in teratogenicity studies is considered to reflect the "natural" abortion rate. It is quite comparable to data obtained from breeding colonies.

Henndrickx (personal communication) observed 37 abortions in 213 pregnancies (17,4 %) from gestation day 19 to 100 and 53/213 (24,9 %)

from gestation day 19 to term in the breeding colony of the California Primate Research Center in Davis/California during 1983-1990.

Korte et al. [5] reported 52 abortions out of 572 pregnancies (9.1 %) for Macaca fascicularis and 63 abortions out of 573 pregnancies (11.0 %) for Macaca mulatta. These clearly lower abortion rates are not surprising as in large breeding colonies, early abortions can easily be missed because they might occur even prior to confirmation of pregnancy.

17.5 Conclusion

The data presented support the assertion that the non-human primate, especially the cynomolgus monkey, is a valid and available model for hazard assessment of reproductive toxicants and teratogens in humans. There is a high degree of similarity in respect to the hormonal system and gametogenesis between the cynomolgus monkey and man.

(In)fertility investigations in the male cynomolgus monkey should consist at least of the parameters ejaculate weight, sperm count, sperm motility, sperm morphology, and testosterone level in order to obtain a representative picture. Furthermore, detailed histopathological evaluation is required and should be supplemented by testis biopsy to obtain additional data at least once predose and - if possible - at different phases of a study.

Investigation of female fertility in non-pregnant animals will mainly be restricted to detailed determination of various hormonal parameters, however in relation to menstrual cycling which is an essential requirement for data evaluation.

To allow proper judgement of fertility as well as embryotoxicity data for cynomolgus monkeys, extensive background data are required as considerable individual variability for male as well as female animals has to be taken into account.

There are further advantages of using the cynomolgus monkey in reproduction toxicology which are summarized as follows:

- The body weights of approximately 3 to 5 kg allow easy handling of the animals and reduce the space needed per animal.
- Related to the relatively low body weights, small quantities of test compounds are needed which is extremely important for many compounds where the production is complicated and/or expensive.

- The cynomolgus monkey has become more widely used in toxicology than the rhesus monkey, i.e. more background data are available, particularly referring to reproduction toxicology/physiology. Tab. 6 summarizes the groups of compounds tested.
- The availability of purpose bred animals is good and further improving.

Tab. 6: Classification of test substances

Oestrogen	**Antibiotic**
Progestogen	**Cephalosporin**
Combination of oestrogen and progestogen	**Sulphonamide**
	Fungicide
Anti-androgen	**Herbicide**
Prostaglandin	**Anti-malarial drug**
Non-steroidal anti-inflammatory drug	**ACE-inhibitor**
	Calcium antagonist
Analgesic	**Dopamine antagonist**
Neuroleptic	**Biotech products**
Acelaic acid	**(growth factor, anti-AIDS, etc.)**

References

[1] Hendrickx, A. G.: Teratological findings in a baboon colony. In: C. O. Miller (Hrsg.): Food and Drug Administration Conference on Nonhuman Primate Toxicology. US Govt. Printing Office, Washington 1966.

[2] Jerome, C. P.: Congenital malformations and twinning in a breeding colony of old world monkeys. Lab. Anim. Sci. 37 (1987) 624-630.

[3] Korte, R., F. Vogel, I. Osterburg: The primate as a model for hazard assessment of teratogens in humans. Arch. Toxicol. Suppl. 11 (1987) 115-121.

[4] Korte, R., F. Vogel, I. Osterburg: Determination of pregnancy in Macaca fascicularis by use of ultrasonography. In: D. Neubert, H.-J. Merker, A. G. Hendrickx (Hrsg.): Non-Human Primates - Deve-

lopmental Biology and Toxicology, S. 101 - 107. Ueberreuter Wissenschaft, Wien, Berlin 1988.

[5] Korte, R., F. Vogel, I. Osterburg et al.: Prenatal waste and spontaneous malformations in macaques. In: D. Neubert, H.-J. Merker, A. G. Hendrickx (Hrsg.). Non-Human Primataes - Developmental Biology and Toxicology, S. 141 - 147. Ueberreuter Wissenschaft, Wien, Berlin 1988.

[6] Lapin, B. A.: Defects in Development and Malformation. The Monkey - Subject of Medical and Biological Experiments, S. 297. Akademia Meditsinskich Nauk SSSR, Sukhumi 1963.

[7] Morris, L. N.: Spontaneous congenital limb malformations in nonhuman primates: a review of the literature. Teratology 4 (1971) 335-341.

[8] Shapiro, S. S., M. B. Wilk : An analysis of variance test for normality (complete samples). Biometrica 52 (1965) 591-611.

[9] Steiner, R. A., W. J. Bremmer: Endocrine correlates of sexual development in the male monkey, Macaca fascicularis. Endocrinology 109 (1981) 914-919.

[10] Valerio, D. A., W. E. Leverage, J. H. Munster: Semen evaluation in macaques. Lab. Anim. Care 20 (1970) 734.

[11] Van Wagenen, G.: Vital statistics from a breeding colony. J. med. Prim. 1 (1972) 3-28.

[12] Weinbauer, G., E. Nieschlag: The role of testosterone in spermatogenesis. In: E. Nieschlag, H. M. Behre (Hrsg.): Testosterone - action, deficiency and substitution, S. 23-50. Springer, Berlin, Heidelberg 1990.

[13] Weinbauer, G. F., F. J. Surmann, E. Nieschlag: Suppression of spermatogenesis in a non-human primate (Macaca fascicularis) by concomitant gonadotropin-relesing hormone antagonist and testosterone treatment. Acta Endocrinol. 114 (1987) 138-146.

[14] Wheeler, M. D., D. M. Styne: The nonhuman primate as a model of growth hormone physiology in the human being. Endocr. Rev. 9 (1988) 213-246.

[15] WHO Manual for the Examination of Human Semen and Semen-Cervical Mucus Interactions. Cambridge University Press, Cambridge 1987.

[16] Wickings, E. J., E. Nieschlag: Seasonality in endocrine and exocrine function of the adult rhesus monkey (Macaca mulatta) maintained in a controlled laboratory environment. Int. J. Androl. 3 (1980) 87-104.

[17] Wickings, E. J., M. H. Quazi, E. Nieschlag: Determination of biologically active LH in the serum of male rhesus monkeys. J. Reprod. Fertil. 57 (1979) 497-504.

[18] Wilson, J. G., J. A. Gavan: Congenital malformations in nonhuman primates: spontaneous and experimentally induced. Anat. Rec. 158 (1967) 99-110.

18. Einige praktische Erfahrungen bei der Anwendung des Open-Field-Testes in der Pränataltoxikologie

J. Buschmann

18.1. Einführung

Der Open-Field-Test wurde in den dreißiger Jahren von Hall [13] zur Untersuchung von Ratten auf einer großen kreisförmigen und von einer Wand begrenzten Fläche erstmals eingesetzt. Die verhaltensbiologischen Grundlagen dieses Tests beschreibt Denenberg [10] recht anschaulich: "Viele Säuger 'erstarren' ('freeze'), wenn sie starken oder schädigenden Stimuli ausgesetzt sind. Das Erstarren scheint adaptive Bedeutung zu haben, indem es für einen Prädator schwieriger ist, ein unbewegliches Tier zu beobachten. Eine zweite Folge der Exposition gegenüber solchen Stimuli ist die, daß dadurch oft eine Erhöhung der Aktivität des autonomen Nervensystems bewirkt wird. Eines der Ergebnisse einer solchen Aktivität ist, daß das Tier Kot ablegt. Folglich kann ein emotionales Tier als ein solches definiert werden, welches, wenn mit schädigenden oder neuen Stimuli konfrontiert, sich nicht bewegt und Kot ablagert. Einen solchen Satz von Stimuli zu erzeugen ... ist relativ einfach. Alles was wir tun müssen, ist die Ratte in eine Umgebung zu setzen, die sich deutlich von allen durch sie jemals kennengelernten unterscheidet ... Durch Einteilung des Bodens in entsprechend große Quadrate ist es möglich, die Aktivität durch Erfassung der Anzahl der von der Ratte in einem vorgegebenen Zeitintervall betretenen Quadrate zu quantifizieren."

Neben der Untersuchung der **Emotionalität,** d.h. der Fähigkeit des Tieres, erregt zu sein, erfaßt die Testung im Open Field als zweiten Parameter dic **Exploration,** d. h. den Drang des Tieres nach Erkundung der neuen Umwelt. Beide Faktoren stehen miteinander in Wechselwirkung [19] und rufen bei dem zu testenden Tier verschiedene Formen der lokomotorischen Aktivität und Kotabgabe hervor. Da sich diese Größen relativ einfach und in einer vergleichsweise kurzen Testperiode (3 bis 10 Minuten) erfassen lassen, gewann der Test große Popularität in der Verhaltensbiologie zur Untersuchung der individuellen Disposition unterschiedlicher Tiere.

Als mit der weiten Verbreitung der "Verhaltensteratologie" [18] die Suche nach praktikablen, sensitiven und prädiktiven Testmethoden einherging, fand der Open-Field-Test breite Anwendung bei der Untersuchung einer potentiellen Beeinflussung postnatalen Verhaltens durch Substanzexpostionen in utero. Bei einer Umfrage in den USA war er sogar der am häufigsten genutzte Test [1]. Dabei zeigte sich auch, daß im Gegensatz zu Untersuchungen in der Verhaltensbiologie, wo zu einer Spezifizierung der Testaussage eine mehrmalige Testung an aufeinanderfolgenden Tagen oft unumgänglich ist [19], ein solcher Aufwand bei teratologischen Screeninguntersuchungen nicht notwendig ist. Letztere dienen im Sinne eines "apical testing" [15] nur zur Klärung der Frage, ob durch die Testsubstanz das Verhalten der Nachkommen in irgendeiner Weise beeinflußt wird, und experimentelle Untersuchungen haben gezeigt, daß eine einmalige Testung im Open Field ein sensitiver Indikator einer pränataltoxischen Wirkung sein kann [6, 9, 14, 16, 17].

Tatsächlich scheint der Test für derartige Fragestellungen geeignet: Gottschewski [12] berichtet von Untersuchungen aus den USA und Großbritannien, die ergaben, daß bei Kindern "Hyperkinesien als Folge der ständigen und unkontrollierten Zufuhr von Nahrungsmittelzusätzen" beobachtet wurden. Andere Untersucher fanden heraus, daß in manchen Schulklassen bei 20 % der untersuchten Kinder die Konzentrationsfähigkeit nicht ausreichte, um eine Unterrichtsstunde durchzuhalten. Könnte die oben beschriebene Grundidee des Open Field im Sinne der Messung der Motorik in einer neuen Umgebung nicht ein Modell dieser "Streß-"Situation bei Kindern darstellen? Bei allen Einschränkungen, die es gerade bei der Übertragbarkeit von Verhaltensparametern von Tieren auf den Menschen zu beachten gibt, scheint diese Schlußfolgerung nicht unlogisch.

Den dargestellten Vorteilen der Open-Field-Technik steht freilich ein relativ hoher Personalaufwand entgegen. Eine Datenerfassung kann aber in aller Regel durch gut eingearbeitete technische Mitarbeiter/innen erfolgen. Darüberhinaus ist eine Automatisierung möglich, wobei jedoch zu beachten ist, daß die kurze Untersuchungsdauer ohnehin die Präsenz einer Person, die das jeweils nächste Tier einsetzt, erfordert und andererseits ein Informationsverlust unvermeidlich ist, indem mögliche Verhaltensanomalien dann nicht beobachtet werden [11].

Obwohl die Arbeiten von Candland und Nagy [7] einige für die praktische Anwendung des Tests relevante Fragestellungen beantworten, gibt es dennoch eine Reihe noch weitgehend offener Probleme, z. B. die Problematik der Testinteraktionen (d.h. Beeinflussung der Resultate des Open Field durch vorhergehende Untersuchungen), Einfluß der Tageszeit und des Alters auf die untersuchten Parameter sowie Effekte der Gewöhnung an die Testsituation bei gegebenenfalls notwendiger Mehrfachtestung. Einige Ergebnisse dazu sollen hier einmal zusammengefaßt werden.

18.2. Material und Methoden

Bei allen in der vorliegenden Arbeit dargestellten Untersuchungen bestand das Open Field aus einer runden Plastikwanne (30 cm hoch, 1 m Durchmesser), deren Grundfläche in Felder (Rand-, Mittel und Zentralfelder) eingeteilt ist. Im Zentralfeld befindet sich eine Startbox (20 cm Durchmesser, 20 cm hoch, oben offen), in die das zu testende Tier gesetzt wird. Nach 10 Sekunden wird die Startbox entfernt und im Verlauf der darauffolgenden 3minütigen Testperiode folgende Parameter durch direkte Beobachtung erfaßt und semi-on-line am Computer registriert [5]:

a) Latenzzeit: Zeit von der Entfernung der Startbox bis zur ersten von der Ratte gezeigten Aktivität

b) Ambulation: Anzahl der von der Ratte mit allen 4 Extremitäten betretenen Felder (getrennt nach Rand-, Mittel- und Zentralfeldern)

c) Aufrichten: Anzahl der Momente, während derer die Ratte nur auf den Hinterextremitäten steht (außer beim Putzen)

d) Putzen: Anzahl der Bewegungsabläufe, während derer die Ratte Putzbewegungen an Kopf oder Rumpf ausführt. 2 Episoden müssen durch eine andere Form der Aktivität voneinander getrennt sein.

e) Rotation: Anzahl der Umdrehungen der Ratte um 180 Grad innerhalb von höchstens 2 Feldern

f) Gesamtaktivität: Summe der unter b) bis e) genannten Aktivitäten

g) Defäkation: Anzahl der Kotballen, die die Ratte während der Testperiode im Open Field ablegt

Nach jedem Tier wird die Wanne mit einer milden Desinfektionslösung ausgewischt, bevor das nächste Tier getestet wird.

Die Untersuchungen erstreckten sich über ca. 10 Jahre und wurden an Wistar-Ratten unterschiedlicher Herkunft durchgeführt. Die Haltungsbedingungen sind bei Buschmann [4] näher beschrieben.

18.3. Ergebnisse und Diskussion

Im Rahmen eines Ringversuches mit Ethanol (allerdings nach postnataler Behandlung) konnte die prinzipielle Eignung des Open Field als Methode in der Verhaltenstoxikologie gezeigt werden [11], obwohl fast alle Parameter eine große Streuung aufwiesen [8]. Eine Verlängerung der Testzeit von 3 auf 5 Minuten führte nicht zu einer Verringerung der Variationskoeffizienten [Buschmann, unveröffentlichte Daten].

Eine ausreichende Standardisierbarkeit bei der Datenerhebung konnte mittels paralleler Erfassung durch 2 gut eingearbeitete Experimentatoren gezeigt werden. Bei keinem der untersuchten Parameter wurden bedeutsame (weder statistisch signifikante noch biologisch relevante) Differenzen beobachtet [Buschmann, unveröffentlichte Daten]. Darüberhinaus besteht die Möglichkeit der Videoaufzeichnung und anschließenden Bewertung durch stets ein und dieselbe Person.

Bei teratologischen Screeninguntersuchungen ergibt sich immer auch die Problematik großer zu testender Tierzahlen: Eine bestimmte Anzahl von Muttertieren, die während der Gravidität mit wenigstens 2 (in der Regel jedoch 3) Dosierungen einer Substanz behandelt werden, erbringt eine große Zahl von Jungtieren, die dann Gegenstand der eigentlichen Testung sind. Da für jeden Test eine Mindestzeit von mehreren Minuten veranschlagt werden muß, ist die Testung dieser großen Tierzahl nur möglich, wenn sie sich entweder über viele Stunden an weniger Tagen erstreckt bzw. an wenigen Stunden vieler Tage durchgeführt wird.

Zur Untersuchung des Einflusses der Tageszeit wurden Gruppen von Ratten an 4 aufeinanderfolgenden Tagen entweder vormittags oder nachmittags im Open Field getestet. Die Ergebnisse belegen, daß am ersten Testtag keine signifikanten Unterschiede zwischen Gruppen, die am Vormittag getestet wurden und solchen, die am Nachmittag untersucht wurden, auftraten. Allerdings verläuft die Adapdation an die Testsituation an den folgenden bei den am Nachmittag getesteten Tieren schneller als bei den am Vormittag untersuchten [Buschmann, unveröffentlichte Daten].

Zur Feststellung eines Effektes des Alters zum Testzeitpunkt wurden in einem Versuch Ratten am 22., 29., 36., 43., 50., 57. und 100. Lebenstag im Open Field getestet, wobei zu jedem Testzeitpunkt eine versuchsnaive Testgruppe neu in den Versuch aufgenommen wurde. Die Gruppengröße betrug 15 Tiere pro Geschlecht. Mittels multivariater Varianzanalyse wurde der Einfluß der Faktoren "Alter" und "Testvorerfahrung" auf die einzelnen Parameter des Open Field Verhaltens bestimmt. Die Ergebnisse sind in den Tab. 1 und 2 dargestellt und zeigen, daß alle Testgrößen durch einen oder beide Einflußfaktoren signifikant beeinflußt werden.

Tab. 1: Signifikanter Einfluß von Alter und Testerfahrung auf das Open-Field-Verhalten weiblicher Ratten

Parameter	Einflußfaktor	
	Alter	Erfahrung
Latenzzeit	0	0
Aufrichten	–	0
Randfelder	–	0
Mittelfelder	0	+
Zentralfeld	0	+
Rotation	–	0
Putzen	–	+
Ambulation	–	+
Gesamtaktivität	–	+
Defäkation	0	–
Putzzeit	–	+

Erklärung: +: signifikante Erhöhung des Parameters durch jeweiligen Faktor, –: signifikante Senkung des Parameters durch jeweiligen Faktor, 0: kein statistisch signifikanter Einfluß ($p > 5$ %)

Zusammen mit den oben gezeigten Ergebnissen, wonach am ersten Testtag kein Einfluß der Tageszeit auf die Open-Field-Aktivität festgestellt werden konnte, legt das die Schlußfolgerung nahe, lieber die Anzahl der pro Tag zu testenden Tiere zu erhöhen als die Anzahl der zur Testung notwendigen Tage.

Tab. 2: Signifikanter Einfluß von Alter und Testerfahrung auf das Open-Field-Verhalten männlicher Ratten

Parameter	Einflußfaktor	
	Alter	Erfahrung
Latenzzeit	0	-
Aufrichten	-	0
Randfelder	-	0
Mittelfelder	0	+
Zentralfeld	0	+
Rotation	-	0
Putzen	-	0
Ambulation	-	+
Gesamtaktivität	-	+
Defäkation	0	0
Putzzeit	-	0

Erklärung: +: signifikante Erhöhung des Parameters durch jeweiligen Faktor, -: signifikante Senkung des Parameters durch jeweiligen Faktor, 0: kein statistisch signifikanter Einfluß ($p > 5$ %)

Ein weiteres Problem besteht in der Fragestellung, ob die Ergebnisse des Open-Field-Testes durch vorangegangene Verhaltens- und/oder Entwicklungstests beeinflußt werden können. Dabei kommt dem mit der Testung zwingend verbundenen "Handling" eine große Bedeutung zu. Zur Untersuchung dieser Fragestellung wurden trächtige Ratten an unterschiedlichen Tagen der Gravidität mit Natriumsalicylat behandelt. Die adulten Nachkommen wurden dann im Open Field getestet. Eine Hälfte der Würfe wurde vorher einer verhaltensteratologischen Testbatterie [2], bestehend aus Untersuchungen zur Reflexontogenie, Schwimmtest und Drehstabtest, unterzogen, während die andere Hälfte der Würfe während der gesamten Aufzucht nur dem im Rahmen der Versuchstierhaltung üblichen Handling ausgesetzt war. Es konnte gezeigt werden, daß sowohl die pränatale Behandlung der Tiere als auch deren neonatales Handling das-Open-Field-Verhalten beeinflußten [2, 3, 4]. Interessanterweise überlagerte der Einfluß des Handlings die Versuchsergebnisse nicht im Sinne eines konstanten Fehlers, sondern verwischten in einem Falle die Substanzeffekte, während sie in einem anderen Falle die Rolle eines Challange Faktors, der sonst nicht nachweisbare Effekte erst augenfällig macht, spielten. Derartige Testinteraktionen können damit, wenn nicht beachtet und/oder durch ungenügende Methodenbeschreibung nicht herausgestellt, im Rahmen der Testung von Substanzen durchaus zu widersprüchlichen Ergebnissen führen. Andererseits können sie aber auch gezielt eingesetzt werden, etwa indem nur ein Teil der Tiere vor ihrer Testung im Open Field anderen Untersuchungen unterzogen wird.

Zusammenfassend ergibt sich, daß das Open Field als Test in der Verhaltensteratologie **geeignet** ist, wenn man sich des biologischen Hintergrundes, der Grenzen und damit auch der Beeinflußbarkeit durch Randfaktoren bewußt ist. Wenn der Test im Sinne eines "apical testing" eingesetzt wird, ist eine einmalige Testung der Tiere in aller Regel ausreichend. Methodische Einflüsse auf das Testergebnis müssen so weit wie möglich bekannt sein und können u. U. auch zu einer Verbesserung der Aussagefähigkeit gezielt verändert sowie zur besseren Interpretation der Resultate herangezogen werden. Gleichzeitig heißt das aber auch, daß gerade bei derartigen Untersuchungen eine peinlich genaue Methodenbeschreibung unumgänglich ist, um erzielte Ergebnisse bewerten, vergleichen und schließlich im Rahmen einer Risikoabschätzung nutzen zu können. Es bleibt daher noch viel zu tun, bevor Verhaltenstests wie das Open Field sinnvollerweise in die Routinetestung von Substanzen auf deren Potential, durch pränatale Verabreichung das Verhalten der Nachkommen dauernd zu beeinflussen, aufgenommen werden können und sollten.

Literaturverzeichnis

[1] Buelke-Sam, J., C. A. Kimmel: Development and standardization of screening methods for behavioral teratology. Teratology 20 (1979) 17-29.

[2] Buschmann, J.: Zum Einfluß von pränataler Salicylatbehandlung und neonatalem Handling auf das Open-field-Verhalten von Ratten. Wiss.Z. Humboldt-Univ. Berlin, Math.-nat. wiss. Reihe 37 (1988) 236-240.

[3] Buschmann, J.: Problems in behavioral teratology: test interactions. Zent.bl. Pharm. Pharmakother. Lab.diagn. 127 (1988) 297-298.

[4] Buschmann, J.: Zusammenhang zwischen morphologischen Mißbildungen und Verhaltensanomalien nach pränataler Salicylatbehandlung. In: Hoffmann, P., D. Pankow, Chr. Beierlein (Hrsg.): Beiträge aus toxikologischer Forschung . Wissenschaftliche Beiträge Martin-Luther-Universität Halle-Wittenberg 1989/42 (R 116) Halle (Saale) 72-84.

[5] Buschmann, J.: Computerprogramm zur rechnergestützten Auswertung des open-field-Verhaltens. Tag.-Ber. Nr. 285, Akad.Landwirtsch.-Wiss. DDR, S. 255. Berlin 1990.

[6] Buschmann, J., P. Clausing: Zur Pränataltoxizität von Nitrat: Einfluß auf die prä- und postnatale Entwicklung von Ratten. Schr.-Reihe Gesundh. Umw. 3 (1987) Sonderh. 1, 145-152.

[7] Candland, D. K., Z. M. Nagy: The open field: Some comparative data. Ann. N.Y. Acad. sci. 159 (1969) 831-851.

[8] Clausing, P.; J. Buschmann, D. L. Wolff et al.: Collaboratory study of the open field test in rats. Teratology 33 (1986) A13.

[9] Crampton, M. A., L. J. Rogers: Low doses of 2,4,5-T are behaviorally teratogenic to rats. Experientia 39 (1983) 891-892.

[10] Denenberg, V.H.: Open field behaviour in the rat: What does it mean ? Ann.N.Y. Acad. Sci. 159 (1969), 852-859.

[11] Gattermann, R.: Open-Field-Technik - Ergebnisse eines Ringversuches. Zool. Jb. Physiol. 91 (1987), 129-136

[12] Gottschewski, G. H. M.: Neue Möglichkeiten zur größeren Effizienz der toxikologischen Prüfung von Pestiziden, Rückständen und Herbiziden. Qual. Plant.-Pl. Fds. hum. Nutr. 25 (1975) 21-42

[13] Hall, C. S.: Emotional behavior in the rat: I. Defecation und urination as measures of individual differences in emotionality. J. Comp. Psychol. 18 (1934) 385-403. II. The relationship between need and emotionality. J. Comp. Psychol. 22 (1936) 61-68. III. The relationship between emotionality and ambulatory activity. J. Comp. Psychol. 22 (1936) 345-352.

[14] Hinkova, L., S. Tabacova: Open field exploration in two successive generations of rats treated with carbon disulphide throughout gestation. Activ. nerv. supr. Prag 20 (1978) 12-14.

[15] Jensh, R.P.: Behavioral testing procedures: A review. In: Johnson, E.M., D.M. Kochhar (Hrsg.): Handbook of experimental pharmacology. Bd. 65. S. 171-206.

[16] Sjöden, P.-O., U. Söderberg: Sex-dependent effects of prenatal 2,4,5-trichlorophenoxy-acetic acid on rats' open-field behavior. Physiol. Behav. 9 (1972) 357-360.

[17] Sjöden, P.-O., U. Söderberg: Long-lasting effects of prenatal 2,4,5 T on open-field behavior in rats: Pre- and postnatal mediation. Physiol. Psychol. 3 (1975) 175-178.

[18] Werboff, J., R. Kesner: Drugs in pregnancy: Behavioural teratology. Obstet. Gynaecol. Survey 18 (1963) 420-429.

[19] Whimbey, A. E., V. H. Denenberg: Two independent behavioral dimensions in open field performance. J. Comp. Physiol. Psychol. 63 (1967) 500-504.

19. Besteht nach Einnahme hormonaler Kontrazeptiva in der Frühschwangerschaft ein teratogenes Risiko?

G. Göretzlehner und U. Göretzlehner

19.1. Einleitung

Der mögliche Zusammenhang zwischen der Anwendung von **Sexualsteroiden** in der **Frühschwangerschaft** und dem Auftreten von **Fehlbildungen** wurde in der Literatur immer wieder kontrovers diskutiert. Grundlage für die unterschiedlichsten Auffassungen bildeten prospektive und retrospektive epidemiologische Studien, in denen zahlreiche Fragen **nicht** geklärt werden konnten.

1977 hatte die FDA entschieden, daß in die Pillenbeipackzettel der Hinweis aufzunehmen ist, daß ein zunehmendes Risiko für kongenitale Anomalien einschließlich von Herzfehlern und Gliedmaßendefekten nach Einnahme von Sexualhormonen sowie hormonalen Kontrazeptiva (h. K.) in der Frühschwangerschaft besteht. Nicht ausreichend beachtet wurde dabei, daß durch epidemiologische Studien lediglich Hypothesen bestätigt, verworfen bzw. neue Hypothesen abgeleitet werden können. 1987 erfolgte die Korrektur dieser Einschätzung [7]. Extensive epidemiologische Studien hatten ergeben, daß das Fehlbildungsrisiko nach Einnahme h. K. vor und in der Schwangerschaft nicht erhöht ist. Ein teratogener Effekt konnte nicht festgestellt werden.

Von der "Ständigen Kommission Steroidtoxikologie der Deutschen Gesellschaft für Endokrinologgie" war bereits 1978 von Hammerstein [16] der folgende, heute noch gültige Standpunkt, vertreten worden: "Aufgrund der vorliegenden Daten zur Teratogenität dieser Behandlungsform läßt sich ein Schwangerschaftsabbruch nach § 218 a, Abs. 2, Satz 1 (eugenische Indikation) nicht rechtfertigen. Ebeensowenig ist eine Zwitterbildung angesichts der geringen Hormonzufuhr zu befürchten." Fehlbildungen durch exogene Noxen, d. h. auch durch h. K., die syntethische Estrogene und Gestagene enthalten, sind nur zwischen dem 15. und 60. Tag p. c., z. Z. der Organogenese möglich. Während der Phase der Differenzierung der hormonsensitiven Genitalorgane zwischen dem 45. -

90. Tag p. c. können exogen zugeführte Sexualsteroide in Abhängigkeit von der Art des Steroids und dessen Dosis wirksam werden. Sowohl die Feminisierung als auch die Virilisierung im Sinne des Pseudohermaphroditismus femininus et masculinus sind möglich.

Bis zum 15. Tag p. c. erfolgt die Entwicklung nach dem "Alles-oder-Nichts"-Gesetz. Es kommt entweder zum Abort oder die Blastozyste entwickelt sich ungestört weiter. Nur die Beurteilung des Zeitraumes zwischen der 6. und 12. Schwangerschaftswoche bereitet Schwierigkeiten. Die in den h. K. enthaltenen Norsteroide sind so niedrig dosiert, daß die im Tierversuch getesteten Partialwirkungen beim Menschen nicht zum Tragen kommen können. Eine Virilisierung weiblicher Feten ist bei Einnahme dieser Steroide in der Frühschwangerschaft nicht zu befürchten. Unter den Progesteronderivaten sind Cyproteronacetat (CPA) und Chlormadinonacetat (CMA) am stärksten antiandrogen wirksam.

Das mögliche Feminisierungsrisiko männlicher Feten wurde im Tierversuch untersucht. So kamen bei Wistar-Ratten zwischen dem 16. und 19. Tag p. c. unterschiedliche CPA-Dosen zur Anwendung. 4 mg CPA/kg Körpergewicht führten zur Feminisierung männlicher Feten [51]. Graviden Beagle-Hunden wurden zwischen dem 23. - 44. Tag p. c. täglich 10 mg CPA/kg Körpergewicht intramuskulär injiziert. Bei männlichen Feten fehlten das innere Genitalsystem und die Prostata. Außerdem bestand ein äußeres weibliches Genitale mit einer blind endenden Vagina [51].

Die in den h. K. enthaltene Dosis von 2 mg CMA ist zu niedrig, um eine Feminisierung männlicher Feten zu induzieren. Für das stärkste Antiandrogen, CPA, besteht nach den Untersuchungen von Neumann [37] erst dann das Risiko einer Feminisierung männlicher Feten, wenn die tägliche Dosis über 100 mg beträgt. Diese Dosis ist in h. K. nicht enthalten. Von den bisher 24 erfaßten Schwangerschafaten, bei denen die Mütter zwischen dem 45. und 90. Tag p. c. CPA-haltige Kombinationspräparate eingenommen hatten, bestanden bei den Knaben keine Zeichen für eine Feminisierung der äußeren Genitalien. 20 Mütter hatten Diane oder Diane 35 (2 mg Cyproteronacetat und 0,05/0,035 mg Ethinylestradiol über 21 Tage) und 4 Frauen Androcur (50 mg - 100 mg Cyproteronacetat täglich) und zusätzlich Ethinylestradiol (0,03 - 0,05 mg täglich) in Form einer umgekehrten Sequentialtherapie eingenommen [51].

In der offenen Fall-Kontroll-Multizenterstudie - "Hormonale Kontrazeption und Schwangerschaft" [38] hatten 55 Frauen bis hin zur 16. Schwangerschaftswoche Norsteroid- oder CMA-haltige Kombinationspräparate zur Kontrazeption verwendet. Weder Zeichen der Virilisierung von weiblichen noch Zeichen der Feminisierung von männlichen Neugeborenen wurden bei der Untersuchung durch die Neonatologen beobachtet.

Gestagene und Estrogene wurden als teratogen und mutagen bezeichnet. Dazu trugen nicht zuletzt die Veröffentlichungen bei, in denen festgestellt wurde, daß es durch h. K. zu Fehlbildungen am Herz, an den Gliedmaßen, am Neuralrohr, zu Hypospadien und anderen Anomalien kommen könnte.

Optimal wäre, wenn Untersuchungen über die Exposition mit den einzelnen Substanzen, d. h. mit Estrogenen, Gestagenen und den Kombinationen beider Steroide vorliegen würden. Derartige Daten konnten aber bisher nicht analysiert werden, da weltweit die Forderung besteht, während der Schwangerschaft so wenig wie möglich Pharmaka zu verordnen.

19.2. Herzfehlbildungen

Herzfehlbildungen treten in 0,1 % bis 0,5 % bei allen Lebendgeborenen auf. Levy [33] berichtete als erster, daß Progestagene Herzfehlbildungen auslösen können. In der von den Autoren analysierten Fall-Kontroll-Studie wiesen 7 von 76 Kindern, deren Mütter im ersten Trimester Hormone erhalten hatten, eine Transposition der großen Gefäße auf. Bei den Kontrollen wurden derartige Anomalien nicht beobachtet. Nora [40] wies anhand einer retrospektiven Fall-Kontroll-Studie auf die mögliche Beziehung zwischen kardialen Anomalien und h. K. hin. Mit einer prospektiven Studie von 60 Fällen und Kontrollen konnten diese Befunde nicht bestätigt werden [41]. Eine zweite prospektive Studie, bei der auf einen Fall 2 Kontrollen entfielen, ergab signifikant mehr Herzfehler bei den Fällen.

Die Studien von Janerich [23] und Greenberg [15] ergaben ebenfalls positive Beziehungen zwischen der Inzidenz von Herzfehlern und der Einnahme h. K. in der Frühschwangerschaft. Braken [6] fand in einer Fall-Kontroll-Studie, daß die Exposition mit h. K zur Zeit der Konzeption das

Risiko für die folgenden Defekte verdoppelt Fallot'sche Tetralogie, Ventrikel-Septum-Defekt, Vorhof-Septum Defekt und Herzklappendefekte. Heinonen [21, 22] behauptete, es bestehe eine positive Beziehung zwischen der Sexualsteroidhormonexposition und Herzfehlern. Auch für Estrogene, Gestagene und die Kombination beider wurde ein erhöhtes relatives Risiko errechnet. Jedoch erwiesen sich die Schlußfolgerungen von Heinonen [21, 22] als nicht berechtigt. Wiseman [59] bewertete die Originaldaten der von Heinonen [21, 22] ausgewerteten Studie neu und konnte Schwächen in der Bewertung, Analyse und Zuordnung aufzeigen. Wiseman [59] schlußfolgerte, daß keine signifikanten Beziehungen zwischen der Hormonanwendung in der Schwangerschaft und Auftreten von Herzfehlern für das US Collaborative Perinatal Project existieren. Weitere Studien durch die Arbeitsgruppen in Israel [20], in Frankreich [13, 14], Finnland [50], Deutschland [17, 38], Schweden [29], Großbritannien [48, 56, 25] und den USA [34, 35, 58] gaben kein erhöhtes Risiko für Herzfehler bei der Einname h. K. nach dem ersten Lunarmonat.

Bei der Behandlung von imminenten Aborten im ersten Trimester mit Medroxyprogesteronacetat oder 17- α-Hydroxyprogesteroncaproat konnte ebenfalls keine Erhöhung des Risikos nachgewiesen werden [26]. Zu gleichen Resultaten kamen Ressequi [49] und Check [9]. In der Thailändischen Studie von Pardthaisong [44] wurde mitgeteilt, daß die Inzidenz für Herzfehlbildungen in der Gruppe der Frauen, die h. K. eingenommen hatten, niedriger war, als in der Gesamtpopulation.

Wiseman [58] verglich die Rate der Herzfehlbildungen in Großbritannien nach Anwendung von Gestagenen als Schwangerschaftstest von 1966 - 1980. Während dieses Intervalls ergab sich keine Korrelation zwischen kongenitalen Fehlbildungen und der Gestagengabe. Lediglich in den letzten Jahren der Studie, als Gestagene seltener zum Schwangerschaftstest eingesetzt wurden, war nahezu eine Verdoppelung der Ventrikel-Septum-Defekte feststellbar.

19.3. Extremitätenfehlbildungen

Die Extremitätenreduktionsdefekte sind definiert als Verkürzung oder Fehlen einer Extremität, eines Fingers oder einer Zehe. Die Ätiologie dieser Defekte ist meist unbekannt. Über einen Zusammenhang zwischen Gestagenen und Extremitätenfehlbildungen berichtete erstmals Janerich [24], wobei sich kein signifikanter Zusammenhang nach der Einname h. K. ergab. Greenberg [15] fand eine Zunahme nach Gestagenexposition. Anläßlich der retrospektiven Fall-Kontroll-Studie in Australien behauptete Kricker [28], daß eine Beziehung zwischen der Einnahme h. K. und Extremitätenfehlbildungen besteht. Diese Studie wies jedoch methodologische Mängel auf. In allen anderen Fall-Kontroll-Studien konnte eine Beziehung zwischen Extremitätenfehlbildungen und der mütterlichen Hormonexposition in der Frühschwangerschaft nicht erhoben werden [6, 30, 42, 44]. Yovich [60] fand nach Medroxyprogesteronacetatexposition in der Frühschwangerschaft keine Extremitätendefekte.

Bereits 1974 hatte die Arbeitsgruppe um Nishimura [39] bei 108 Embryonen, die nach Hormonexposition in der Frühschwangerschaft im Anschluß an den Abbruch mikroskopisch untersucht worden waren, keine Extremitätenreduktionsdeformitäten gesehen.

19.4. Hypospadien

Aarskog [1] berichtete als erster über einen möglichen Zusammenhang zwischen der Exposition mit Gestagenen, besonders Medroxyprogesteron, in der Frühschwangerschaft und der Ausbildung von Hypospadien. Die Latin American Collaboratio Congenital Anomaly Study [36] ergab ein 2,4faches relatives Risiko für Hypospadien nach Gestagenexposition. Allerdings fehlen in dieser Studie die exakten Angaben über die Exposition, zumal die Inzidenz der Hypospadien in den einzelnen lateinamerikanischen Ländern erheblich variiert. In der Studie von Czeizel [10] wurde eine ähnliche Assoziation festgestellt, allerdings bestanden methodologische Schwächen. Besser geplante Studien [3, 6, 26, 49, 53, 60] ergaben keinen Zusammenhang zwischen Hormonexpositionen mit Estrogen-Gestagen-Kombinationen bzw. Gastagenen und einer Hypospadie.

19.5. Neuralrohrdefekte und Hydrocephalus

Während Neuralrohrdefekte bei Mädchen häufiger registriert werden, kommt der Hydrocephalus häufiger bei Knaben vor. Die Ursache für beide

Fehlbildungen ist meist multifaktorriell. Bereits 1967 hatte Gal [12] anläßlich einer Fall-Kontroll-Studie auf die erhöhte Inzidenz von Myelomeningozelen und Hydrozephalie nach hormonalen Schwangerschaftstesten verwiesen. Allerdings wurde dabei die Familienanamnese nicht ausreichend berücksichtigt. Greenberg [15] und Harlap [19] beobachteten ein erhöhtes Risiko für Neuralrohrdefekte. In der Studie von Harlap [18, 19] wurde die Einnahme h. K. nach der letzten Menstruation als Exposition bezeichnet. Wahrscheinlich nahmen ein Teil der Fälle nur während der "Alles-oder-Nichts-Periode" die Steroide ein. Laurence [31] fand nach dem Einsatz von hormonalen Schwangerschaftstesten keine signifikante Zunahme von Neuralrohrdefekten. Ähnlich negative Fall-Kontroll-Studien stammen von Bracken [6] und Lammer [30]. Auch bei den mikroskopisch untersuchten Embryonen wurden von Nishimura [39] keine Neuralrohrdefekte beobachtet.

19.6. Ösophagusatresien

Bis auf die Studie von Lammer [30] konnte in den größeren Fall-Kontroll-Studien kein Zusammenhang zwischen der Steroidexposition und einer Ösophagusatresie festgestellt werden. Lammer [30] fand eine Zunahme des relativen Risikos auf 2,84.

19.7. Allgemeines Fehlbildungsrisiko

Die unterschiedlichen Resultate der einzelnen Studien, deren unterschiedliches methodologisches Vorgehen und die unterschiedlichen Definitionen der Fälle, Expositionen und Kontrollen haben Bracken [5] veranlaßt, die prospektiven Studien einer Meta-Analyse für die Fehlbildungen zu unterziehen. Die retrospektiven Studien wurden nicht berücksichtigt, da sie mit zuvielen Verzerrungen behaftet waren, die klare Aussagen nicht gestatten. Für die 13 großen, weitestgehend prospektiven Studien wurde ein Fehlbildungsrisiko von 0,87 errechnet. Das Risiko für Herzerkrankungen betrug 1,06 und für Extremitätendefekte lag es bei 1,04. Die Auswertung und Risikoberechnung kann aufgrund der Aufteilung der Probandinnen in Fälle mit Steroidexposition in der Frühschwangerschaft, ehemalige Einnehmer h. K. und niemals Anwender von Sexualsteroiden gezielt zu den Bezugsgruppen erfolgen. Je nach dem Vergleich zu den unterschiedlichen Kontrollgruppen variiert das relative Risiko für Frauen, die während der Frühgravidität h. K. eingenommen haben, innerhalb der einzelnen Studien erheblich.

19.8. Multizenterstudie

An der von Nikschick [38] veröffentlichten Studie, die als offene, gemischt prospektiv-retrospektive Fall-Kontroll-Multizenterstudie konzipiert worden war, beteiligten sich 11 Einrichtungen zwischen 1982 und 1985. 5866 Schwangere, 2834 "Fälle" und 3032 Kontrollen wurden erfaßt. Als "Fälle" wurden alle Schwangeren registriert, die während der Einnahme h. K. (n $\hat{=}$ 55) bzw. nach dem Absetzen derselben innerhalb von 6 Menstruationszyklen schwanger wurden. Dabei lag eine unterschiedliche Verteilung für die verschiedenen h. K. vor. Mit dieser Versuchsplanung gingen die Untersucher von der Dalenbach-Hellwegschen Hypothese aus, daß das Endometrium durch die h. K. noch ein halbes Jahr nach dem Absetzen verändert ist. Außerdem bezogen sie sich mit auf die Laumas'schen Untersuchungen, bei denen bis zu einem halben Jahr nach dem Absetzen der h. K. noch Steroidbruchstücke im Organismus nachgewiesen werden konnten. Als Vergleichskollektiv dienten 3032 Frauen nahezu gleichen Alters und gleicher Parität, die frühestens im 7. Zyklus nach Absetzen der h. K. schwanger wurden oder noch nie h. K. eingenommen hatten.

Die Neugeborenen wurden vom Neonatologen innerhalb der ersten 48 h nach der Geburt untersucht und dabei alle Fehlbildungen erfaßt. Alle während des Klinikaufenthaltes diagnostizierten Anomalien wurden registriert. Beim Vergleich der Häufigkeitsverteilung zwischen Fällen und Kontrollen bestanden für das Alter, die vorausgegangenen Geburten, für natürliche und artefizielle Aborte keine statistisch zu sichernden Unterschiede.

Die Verteilung der Häufigkeit des Gestationsalters zwischen beiden Vergleichskollektiven zeigte einen stark signifikant (p $\hat{=}$ 0,001) erhöhten Anteil an Frühgeburten mit 8,2 % zwischen der 28. und 36. SSW in der

Kontrollgruppe gegenüber 5,9 % bei den Fällen. Zwischen der 37. und 41. SSW ergaben sich keine Unterschiede. Die Rauchgewohnheiten und der Zigarettenverbrauch während der Schwangerschaft waren in den Vergleichskollektiven nahezu gleich. Ausgehend vom Gesamtmaterial rauchten sowohl bei den Anwenderinnen h. K. als auch bei den Kontrollen 19 % aller Schwangeren. Unter Berücksichtigung des Medikamentenverbrauchs, der in den ersten 12 SSW zu verzeichnen war, und der Hormonpräparate (Hydroxyprogesteroncaproat allein oder in Kombination mit Estradiol), die zum Schutz der Schwangerschaft verordnet wurden, konnten keine unterschiedlichen Anwendungshäufigkeiten in beiden Gruppen ermittelt werden. Das Fehlbildungsrisiko bei belastender Anamnese, d. h. beim Vorliegen von einzelnen oder mehreren Fehlbildungen in der Familie, war bei Fällen und Kontrollen gleich.

Perinatale Mortalität, Apgar-Score 8 nach 5 min und Geminihäufigkeit unterschieden sich zwischen Kontrollen und Fällen nicht. Frühgeburtsrate und Fehlbildungen waren bei den Kontrollen häufiger als bei den Fällen. Die Fehlbildungshäufigkeit in der Kontrollgruppe war gegenüber den Fällen signifikant ($p \leq 0{,}01$) häufiger. Eine statistisch nicht gesicherte erhöhte Fehlbildungshäufigkeit fand sich bei Einnahme der hormonalen Kontrazeptiva während der Frühschwangerschaft (1 : 55 = 1,8 %) und nach dem Absetzen im 3., 4. bzw. 6. Einnahmezyklus.

Die Fehlbildungshäufigkeit stieg mit zunehmendem Alter an und war besonders auffällig für steroidexponierte Frauen über 35 Jahre. Die Fehlbildungen traten sowohl bei den steroidexponierten Frauen als auch in der Kontrollgruppe häufiger bei Frauen mit belastender Familienanamnese auf.

Bei steigendem Zigarettenkonsum während der Schwangerschaft nahm die Fehlbildungshäufigkeit signifikant ($p \leqq 0{,}01$) zu. Allerdings konnte zwischen Fällen und Kontrollen kein wesentlicher Unterschied ermittelt werden. Aufgeschlüsselt auf die einzelnen Präparate ergab sich keine statistisch zu sichernde Fehlbildungshäufigkeit. Sowohl bei Knaben als auch bei Mädchen wurden die Fehlbildungen bei den Kontrollen häufiger diagnostiziert. Die Fehlbildungsrate für Frühgeburten mit einem Geburtsgewicht < 2 500 g war stark signifikant ($p < 0{,}001$) erhöht in der Kontrollgruppe. Der Vergleich zu den normalgewichtigen Neugeborenen der Kontrollen war ebenfalls stark signifikant verschieden. Für die Fälle war der

Unterschied der Fehlbildungshäufigkeit zwischen Früh- und Reifgeburten statistisch nicht sichtbar. Für die Mangelgeburten waren die gleichen Tendenzen im Vergleich zu den Reifgeburten feststellbar. Die Fehlbildungshäufigkeit stieg mit fallenden Apgar-Werten stark signifikant ($p < 0{,}001$) für Fälle und Kontrollen an. Der Vergleich von Einlingen und Mehrlingen ergab eine erhöhte Fehlbildungshäufigkeit für die Mehrlinge der Fälle ($p < 0{,}01$).

19.9. Hormonale Kontrazeption und Mutagenität

Die Aussage, daß durch Hormonexposition eine chromosomale Störung induziert werden konnte, ist nach Simpson [52] keine unvernünftige Hypothese. Carr [8] hatte über eine Zunahme der chromosomalen Abnormitäten im Abortmaterial nach mütterlicher Exposition mit h. K. berichtet. Jedoch konnten diese Befunde bei späteren Untersuchungen nicht bestätigt werden. Die minimalen Unterschiede, die Bou [4], Lauritzen [32], Alberman [2], Dhardial [11] und Klinger [27] im Abortmaterial fanden, ließen sich statistisch nicht sichern. Weder Gestagene noch Estrogene prädisponieren zum chromosomalen Abortus, noch führen sie zu einer Zunahme von strukturellen Chromosomenanomalien. Gestagene und Estrogene gehören auch nicht zu den Substanzen, die plausibel eine Mutagaenität induzieren. Trotz dieser Erkenntnisse sollte die Empfehlung von Wilson [57], daß Kinder, die nach Exposition der Mutter mit hormonalen Kontrazeptiva geboren werden, zu erfassen sind und ihre geistige und körperliche Entwicklung zu verfolgen ist, beachtet und befolgt werden, um umfassende Daten für die Diskussion zu erhalten. Die Einnahme hormonaler Kontrazeptiva in der Frühschwangerschaft stellt aufgrund unserer bisherigen Kenntisse keine Indikation für eine Abruptio dar.

Zusammenfassend kann festgestellt werden, daß durch hormonale Kontrazeptiva das Fehlbildungsrisiko nach Einnahme derselben in der Frühschwangerschaft **nicht** erhöht ist. Außerdem werden durch h. K. Infertilität, Spontanaborte, Schwangerschaftskomplikationen , Stillen und Kindesentwicklung **nicht** beeinflußt.

Literaturverzeichnis

[1] Aarskog, D.: Maternal progestins as a possible cause of hypospadias. N. Engl. J. Med. 300 (1971) 75.

[2] Alberman, E., M. Creasy, M. Elliot et al.: Maternal factors associated with fetal chromosomal anomalies in spontaneous abortions. Br. J. Obstet. Gynaecol. 83 (1976) 261.

[3] Avellan, L.: On aetiological factors in hypospadias. Scan. J. Plast. Reconstr. Surg. 11 (1977) 115.

[4] Boué, A., J. Boué: Actions of steroid contraceptives on genetic material. Geburtshilfe Frauenheilkd. 33 (1973) 77.

[5] Bracken, M. B.: Oral contraception and congenital malformations in offspring: A review and meta-analysis of the prospective studies. Obstet. Gynecol. 76 (1990) 552.

[6] Bracken, M. B., T. R. Holford, C. White et al.: Role of oral contraceptions in congenital malformations of offspring. Int. J. Epidemiol. 7 (1978) 309.

[7] Brent, R. L.: Editorial comment: Kudos to the Food and Drug Administration: Reversal of the package insert warning for birth defects for oral contraceptives. Teratology 39 (1989) 93.

[8] Carr, D. H.: Chromosome studies in selected abortions. I. Conception after oral contraceptives. J. Care. Med. Assoc. 103 (1970) 343.

[9] Check, J. H., A. Rankin, M. Teichman: The risk of fetal anomalies as a result of progesterone therapy during pregnancy. Fertil. Steril. 45 (1986) 575.

[10] Czeizel, A., J. Troth, E. Eordi: Aetiological studies of hypospadias in Hungary. Hum. Hered. 29 (1979) 166.

[11] Dhardial, R. K., A. M. Machin, S. M. Tait: Chromosome anomalies in spontaneously aborted human fetuses. Lancet 2 (1971) 20.

[12] Gal., I., B. Kirman, J. Stern: Hormonal pregnancy tests and neural tube defects. Nature 216 (1967) 83.

[13] Goujard, J., C. Rumeau-Rouquette: First trimester exposure to progestogen/estrogen and congenital malformations. Lancet 1 (1977) 482.

[14] Goujard, J., C. Rumeau-Rouquette, M. J. Cubizalles: Tests hormonaux de grossesse et malformations congenitales. J. Gynacol. Obstet. Reprod. 8 (1979) 489.

[15] Greenberg, G., W. H. W., Imman, J. A. C. Weatherall et al.: Ma-

ternal drug histories and congenital abnormalities. Br. Med. J. 2 (1977) 853.

[16] Hammerstein, J.: Mißbildungen nach Behandlung schwangerer Frauen mit weiblichen Sexualhormonen, 1978.

[17] Haller, J. L.: Hormontherapie während der Gravidität. Dtsch. Ärztebl. 4 (1974) 1013.

[18] Harlap, S., J. Eldor: Births following oral contraceptive failures. Obstet. Gynecol. 55 (1980) 447.

[19] Harlap, S., R. Prywes, A. M. Davies: Birth defects and estrogens and progesterons in pregnancy. Lancet 1 (1975) 682.

[20] Harlap, S., P. H. Shiono, S. Ramcharan: Congenital abnormalities in the offspring of women who used oral and other contraceptives around the time of conception. Int. J. Fertil. 30 (1985) 39.

[21] Heinonen, O. P., D. Slone, R. R. Monson et al.: Cardiovascular birth defects in antenatal exposure to female sex hormones. N. Engl. J. Med. 296 (1976) 67.

[22] Heinonen, O. P., D. Slone, S. Shapiro: Birth defects and drugs in pregnancy. Publishing Science Group, Littleton, Messachusetts, 1977.

[23] Janerich, D. T., J. M. Dugan, S. J. Standfest et al.: Congenital heart disease and prenatal exposure to exogenous sex hormones. Br. Med. J. 1 (1977) 1058.

[24] Janerich, D. T., J. M. Piper, D. M. Glebatis: Oral contraceptives and congenital limb-reduction defects. N. Engl. J. Med. 291 (1974) 697.

[25] Kasan, P. N., J. Andrews: Oral contraception and congenital abnormalities. Br. J. Obstet. Gynaecol. 87 (1980) 545.

[26] Katz, Z., M. Lancet, J. Skornik et al.: Teratogenicity of progestogens given during the first trimester of pregnancy. Obstet. Gynaecol. 65 (1985) 775.

[27] Klinger, H. P., M. Glaser, H. W. Kava: Contraceptives and conceptus: I. Chromosome abnormalities of the fetus and neonate related to maternal contraceptive history. Obstet. Gynaecol. 48 (1976) 40.

[28] Kricker, A., J. W. Elliot, J. M. Forrest et al.: Congenital limb reduction deformities and use of oral contraceptives. Am. J. Obstet. Gynaecol. 155 (1986) 1072.

[29] Kullander, S., B. Köllen: A prospective study of drugs and pregnancy. Acta Obstet. Gynecol. Scand. 55 (1976) 221.

[30] Lammer, E. J., J. F. Cordero: Exogenous sex hormone exposure and the risk for major malformation. J. Am. Med. Assoc. 255 (1986) 3128.

[31] Laurence, M., M. Miller, M. Vowies et al.: Hormonal pregnancy tests and neural tube defects. Nature 233 (1971) 495.

[32] Lauritsen, J. G.: The significance of oral contraceptives in causing chromosome anomalies in spontaneous abortions. Acta Obstet. Gynaecol. Scand. 64 (1975) 261.

[33] Levy, E. P., A. Cohen, F. C. Fraser. Hormone treatment during pregnancy and congenital heart disease. Lancet 1 (1973) 611.

[34] Linn, S., S. C. Schoenbaum, R. R. Monsen et al.: Lack of association between contraceptive usage and congenital malformations in offspring. Am. J. Obstet. Gynaecol. 147 (1983) 923.

[35] Michaelis, J., H. Michaelis, E. Gluck et al.: Prospective study of suspected associations between certain drugs administered during early pregnancy and congenital malformations. Teratology 27 (1983) 57.

[36] Monteleone, R. N., E. E. Castilla, J. E. Paz: Hypospadias: an epidemiologic study in Latin Amercia. Am. J. Med. Genet. 10 (1981) 5.

[37] Neumann, F., A. Schleusener, M. Albring: Pharmakologie der Antiandrogene. In: Hammerstein, J., U. Lachnit-Fixson, F. Neumann et al. (Hrsg.): Androgenosierungserscheinungen bei der Frau. Excerpta Med., Amsterdam- Oxford- Pincerton (1979) 149.

[38] Nikschick, S., G. Göretzlehner, O. Boldt et al.: Fehlbildungen nach Anwendung hormonaler Kontrazeptiva. Zent.bl. Gynäkol. 111 (1989) 1152.

[39] Nishimura, H. C. Uwabe, R. Semba: Examination of teratogenicity of progestons and/or estrogens by observations of the induced abortuses. Teratology 10 (1974) 93.

[40] Nora, J. J., A. H. Nora: Preliminary evidence for a possible association between oral contraceptives and birth defects. Teratology 7 (1973) 24.

[41] Nora, J. J., A. H. Nora, A. Blum et al.: Exogenous progestogen and estrogen implicated in birth defects. J. Am. Med. Assoc. 240 (1978) 837.

[42] Oakley, G. P., J. W. Flyntn, A. Falek: Hormonal pregnancy tests and congenital malformations. Lancet 2 (1973) 256.

[43] Oechsli, F. W.: Studies of the consequences of contraceptive failure. Final report for contract ND1-HD-5-2816. University of California, Berkeley, School of Public Health, 1976.

[44] Pardthaisong, T., R. H. Gray, E. B. McDaniel et al.: Steroid contraceptive use and pregnancy outcome. Teratology 38 (1988) 51.

[45] Peterson, W. F.: Pregnancy following oral contraceptive therapy. Obstet. Gynaecol. 34 (1969) 363.

[46] Robinson, S. C.: Pregnancy outcome following oral contraceptives. Am. J. Obstet. Gynaecol. 109 (1971) 354.

[47] Rothman, K. J., C. Louik: Oral contraceptives and birth defects. N. Engl. J. Med. 299 (1978) 522.

[48] Royal College of General Practitioners: Oral contraception study: The outcome of pregnancy in former oral contraceptive users. Br. J. Obstet. Gynaecol. 83 (1976) 606.

[49] Resseguie, L. J., J. F. Hick, J. A. Bruen et al.: Congenital malformations among offspring exposed in utero to progestons. Olmstead Country, Minnesota, 1936-1974. Fertil. Steril. 43 (1985) 514.

[50] Savolainen, E., E. Saksela, L. Saxen: Teratogenic hazards of oral contraceptives analyzed in a national malformation register. Am. J. Obstet. Gynaecol. 140 (1981) 521.

[51] Schützel, H., F. Neumann: Potential risk of intrauterine feminisation in man from the antiandrogen cyproterone acetate (CPA) in the recommended dose regimes? XII. World Congress of Gynecology and Obstetrics. Rio de Janeiro, October 23-28, 1989, S. 703.

[52] Simpson, J. L., O. P. Phillips: Spermicides, hormonal contraception and congenital malformations. Adv. Contraception 6 (1990) 141.

[53] Sweet, R. A., H. G. Schroot, R. Kurland et al.: Study of the incidence of hypospadias in Rochester, Minnesota 1940 - 1970, and a case-control comparison of possible etiologic factors. Mayo Clin. Proc. 49 (1974) 52.

[54] Torfs, C., L. Milkovich, B. J. Van Den Berg: The relationship between hormonal pregnancy tests and congenital abnormalities a prospective study. Am. J. Epidemiol. 113 (1981) 563.

[55] Varma, T. R., J. Morsman: Evaluation of the early use of proluton-depot (Hydroxyprogesterone hexamoate) in early pregnancy. Int. J. Gynaecol. Obstet. 20 (1982) 13.

[56] Vessey, M., L. Meisler, R. Flavel et al.: Outcome of pregnancy in women using different methods of contraception. Br. J. Obstet. Gynaecol. 86 (1979) 548.

[57] Wilson, J. G., R. L. Brent: Are female sex hormones teratogenic? Am. J. Obstet. Gynaecol. 141 (1981) 567.

[58] Wiseman, R. A.: Negative correlation between sex hormone usage and malformations. In: Prevention of Physical and Mernoi Congenital Defects Part C: Basic and Medical Science, Education and Futare Strategies, S. 171. Alan R. Liss, Inc. 1985.

[59] Wiseman, R. A., I. C. Dodds-Smith: Cardiovascular birth defects and antenatal exposure to female sex hormones - a reevaluation of some base data. Teratology 30 (1984) 359.

[60] Yovich, J. L., S. R. Turner, R. D. Pivet: Medroxyprogesterone acetate therapy in early pregnancy has no apparent fetal effects. Teratology 38 (1988) 135.

2o. Pränatale Infektion mit dem Erreger der Ringelröteln (humanpathogenes Parvovirus B19) - kein erhöhtes Fehlbildungsrisiko

S. Wiersbitzky, T. F. Schwarz und R. Bruns

20.1. Einleitung

Seit der Beschreibung der Folgen einer intrauterinen Rötelnvirus-Infektion des Keimlings durch Gregg [11] gehört zum gesicherten Basiswissen der klinischen Teratologie, daß verschiedene Viren mehr oder weniger ausgeprägte Störungen der Embryonalentwicklung des Menschen verursachen können. Es ist aber auch eine Tatsache, daß wir die meisten dieser Infektionen in graviditate heute noch **nicht** therapeutisch beeinflussen können und somit - gerade bei einer **Rötelnerkrankung der Schwangeren** - die Schwangerschaftsunterbrechnung durchgeführt wird.

Anliegen des vorliegenden Beitrages ist es, Informationen zum gegenwärtigen Erkenntnisstand auf dem Gebiet der exanthematischen Infektionskrankheiten zu geben und dabei das Verständnis zu wecken, daß es (außer Röteln) eine weitere häufige exanthematische Infektionskrankheit gibt, die neben einem zum Verwechseln ähnlich klingenden Namen auch ein ähnliches Exanthembild aufweist - dennoch gibt es gerade bei dieser Infektionskrankheit des Keimlings keine Fehlbildungen.

Das humane Parvovirus B19 wurde 1975 zufällig in Serumproben gesunder Blutspender entdeckt; offenbar lag bei den Spendern gerade eine Phase der Virämie vor [4]. Aufgrund physikalisch-chemischer Eigenschaften wird es der Virusfamilie der Parvoviridiae zugeordnet. Die Partikelgröße beträgt 20 nm, das Genom besteht aus einzelsträngiger DNA 5,4 kb. Durch seroepidemiologische Untersuchungen ist bekannt, daß das Virus weltweit verbreitet ist. Die Durchseuchung/Durchimmunisierung beginnt in der frühen Kindheit und findet vor allem in den ersten 30 Lebensjahren statt. Im gebärfähigen Alter sind in unseren Breiten ca 2/3 aller Frauen immun [25, 27]. Der Infektionsmodus ist sicher überwiegend eine aerogene Tröpfcheninfektion [2]. Blutkonserven oder andere aus Blut hergestellte Derivate (z. B. gerinnungsaktive Präparate) können aber ebenfalls das Virus verbreiten [19].

20.2. Klinische Erscheinungsformen der Infektion mit dem humanen Parvovirus B19

Am häufigsten ist sicher die klinisch inapperente Infektion mit Serokonversion zur Immunität ("stille Feiung"). Unter den Krankheitserscheinungen dominieren Symptome an der Haut, dem Lymphsystem, den Gelenken sowie den respiratorischen und enteralen Schleimhäuten. Die gegenwärtige allgemeingültige Definition einer akuten Parvovirus B19-Infektionskrankheit [1, 7, 12, 19, 20, 22, 25, 26, 27] ist deshalb: Exanthem (typisch: Erythema infectiosum sive "Ringelröteln"), Lymphknotenvergrößerung, Arthralgien, akute respiratorische Erkrankung, akute Gastroenteritis.

Seltene Krankheitserscheinungen sind in den Tab. 1 und 2 zusammengefaßt [2, 14, 15, 24, 26]. Die hämotologischen Symptome spielen eine klinisch bedeutsame Rolle und werden sicher künftige noch akutelle Forschungsthemen sein. Die gegenwärtigen Erkenntnisse sind in der Tab. 3 dargestellt. Das ist insofern bedeutsam, als die physiologischen Zielzellen des Virus im Menschen offenbar die hämatopoetischen Stammzellen sind.

Tab. 1: Parvovirus B19 - seltene Manifestationen

- bei chronischer hämolytischer Anämie: aplastische oder hämolytische Krise

- bei Leukose und kongenitalem Immundefekt: chronische Anämie (persistierende Infektion)

- bei genetischer Disposition (HLA/DR-Typ): Arthritis/Rheumatoidarthritis

- bei Affektion der Blutgefäße: vaskuläre Purpura, Immunvasculitis, Purpura Schoenlein-Henoch
  Herz-Kreislaufstörungen/Schock (Virämie/verzögerte Rekonvaleszenz)

- akute respiratorische Erkrankungen mit obstruktiven Ventilationsstörungen (in-/exspiratorisch) z. B. Bronchiolitis, Pseudokrupp, Asthma-Anfall

- akute Lymphadenitis mesenterialis (Pseudoappendizitis) mit und ohne Gastroenteritis

Tab. 2: Parvovirus B19 - Manifestationen (in Diskussion)

- Enzephalo- und/oder Neuropathie
- Enzephalitis (ohne oder mit persistierendem Schaden)
- Neuralgien
- Fieberkrämpfe
- vesikulöses Exanthem

Tab. 3: Parvovirus B19-Infektion, hämatologische Veränderungen

- Schwinden der Retikulozyten (bei Exanthembeginn)
- Anämie (Erythrozytenbildungs-Stop bis 26 Tage nach Infektion)
- Thrombozytopenie (bei Exanthemeintritt bzw. 14. - 16. Tag post infectionem)

Keine Veränderungen bei Leukozyten und im Differentialblutbild

20.3. Schwangerschaftsinfektionen

Eine klinische Besonderheit ist die intrauterine, sog. pränatale Infektion des Feten durch Parvovirus B19. Wegen der Affektion der hämatopoetischen Stammzellen in allen Blutbildungszentren des Keims kommt es zur Ausbildung eines (nicht immunologischen) "Hydrops fetalis", der naturgemäß große Ähnlichkeit mit einem fetalen Hydrops infolge einer Blutgruppenunverträglichkeit, d. h. einer serologisch durch Blutgruppen-Antikörper bedingten hämolytischen Fetalkrankheit, hat (klinisch bekanntes Beispiel: Rh-Blutgruppeninkompatibilität).

Seit 1984 ist bekannt, daß Parvo B19-Infektionen in der Schwangerschaft zu einem Hydrops fetalis mit folgendem Fruchttod führen können [13]. Das Risiko des Fruchttodes ist noch nicht ganz genau bekannt. Mehrere aktuelle Studien deuten aber darauf hin, daß die Abortrate bei 10 - 12 % liegt [7, 20],

Nach der Infektion der Schwangeren wird B19-Virus diaplazentar auf den Feten übertragen. Die Latenz zwischen mütterlicher Infektion und Beginn der fetalen Komplikationen kann bis zu 12 Wochen betragen [4]. B19 infiziert die fetalen Erythroblasten und führt so zu einer Inhibition der Erythropese [10]. Die sich daraus entwickelnde Anämie und der zugleich auftretende generalisierte Ascites, die Anasarka infolge Hypoproteinämie, führen letztlich zu einer kardialen Dekompensation und so zum intrauterinen Fruchttod [3, 10]. Aborte und Totgeburten wurden in allen Phasen der Schwangerschaft beobachtet, am häufigsten jedoch zwischen der 20. und 28. Schwangerschaftswoche.

Nach eigenen Beobachtungen kann die intrauterine Infektion des Keimes auch ohne schwerwiegende Komplikationen für den Feten ablaufen. Allerdings sind das Einzelfallbeobachtungen und es gibt keine Erfahrungen über die Häufigkeit der asymptomatischen fetalen Infektionen. Es ist allerdings bisher auch kein einziger gesicherten Fall einer Fehlbildung beim Kind bekanntgeworden, der auf eine intrauterine Parvovirus B19-Infektion zurückgeführt werden könnte [3, 4, 5, 6, 7, 16, 17, 19, 20, 22, 23]. Darum ist die Parvo B19-Infektion in graviditate bisher keine Indikation zum Schwangerschaftsabbruch [17].

20.4. Histopathologische Veränderungen

Diese Virusinfektion verursacht beim Keimling für den Fachmann typische histopathologische Veränderungen [5, 6]. Auffällig sind milchglasartige Kerneinschlüsse mit randständiger Chromatinverdichtung in den Erythroblasten. Die Zellkerne sind dabei zumeist ballonartig aufgetrieben, so daß sie der Form eines Lampions ähneln.

Durch elektronenoptische Untersuchungen ließ sich zeigen, daß die "Lampionkerne" das Parvovirus B19 enthalten [6]. Solche sogenannten "Lampionzellen" lassen sich aber in jedem Gewebe nachweisen, wobei sie in der Regel in den Gefäßen lokalisiert sind - auch sie enthaltenen nachgewiesenermaßen das B19-Virus.

Die von uns untersuchten mit B19-Virus infizierten Feten waren regelrecht entwickelt und wiesen keine inneren oder äußeren Fehlbildungen auf. Es ist aber kürzlich ein Bericht über eine B19-Infektion in der Frühschwangerschaft erschienen, wonach der es zu Augenanomalien gekommen war [21]. Unklar ist dabei, inwieweit diese Augenveränderungen zweifelsfrei durch B19 verursacht wurden.

Welche Empfehlungen werden aus gegenwärtiger Sicht im Falle einer Parvovirus-Infektion einer Schwangeren gegeben?

- Die Gabe von Standard-Immunglobin ist möglich, aber sehr unsicher, da nicht bekannt ist, ob es wirkt.

- Die Kenntnis des Immunstatus wäre für die Schwangere und den Arzt bedeutsam; im Falle einer Exanthemkrankheit muß nicht nur nach Röteln, sondern auch nach Parvo 19 gefahndet werden, bevor man Maßnahmen ergreift.

- Eine aktive Schutzimpfung ist nicht in Sicht.

Handelt es sich um eine gesicherte Parvo B19-Infektion, dann sollte durch kurzfristige Ultraschalluntersuchungen das Entstehen eines fetalen Hydrops frühzeitig erkannt werden. Gegebenenfalls kann versucht werden, durch intrauterine Transfusion die Schwangerschaft bei normaler Fruchtentwicklung zu erhalten.

20.5. Zusammenfassung

Das humanpathogene Paravovirus B19, seit 1975 als Erreger der Ringelröteln (Erythema infectiosum) bekannt, verursacht eine Reihe klinischer Erkrankungen. Bei einer Infektion der Schwangeren tritt in 10 - 12 % der Fruchttod ein (Abort, Hydrops fetalis). Fehlbildungen wurden bisher nicht beschrieben. Deshalb ist die Parvo 19-Infektion in graviditate keine Indikation zur Schwangerschaftsunterbrechnung, sondern man sollte nach Kontrolle des Immunstatus und der Virus-Serologie den Schwangerschaftsverlauf durch kurzfristige Ultraschalluntersuchungen hinsichtlich des fetalen Hydrops kontrollieren und gegebenenfalls versuchen, durch intrauterine Bluttransfusionen eine normale Fruchtentwicklung zu erreichen.

Literaturverzeichnis

[1] Anderson, M. J.: An outbreak of erythema infectiosum associated with human parvovirus infection. J. Hyg. Cam. 93 (1984) 85-93.

[2] Anderson, M. J., J. R. Pattison: The human parvovirus: brief review. Arch. Virol. 82 (1984) 137-148.

[3] Anderson, M. J. et al.: Human parvovirus B19 and hydrops fetalis. Lancet 1988/I, 535.

[4] Bond, P. R. et al.: Intrauterine infection with human parvovirus. Lancet 1986/I, 448-449.

[5] Burton, P. A.: Intranuclear inclusions in marrow of hydropic fetus due to parvovirus infection. Lancet 1986/II, 1155.

[6] Caul, E. O., M. J. Usher, P. A. Burton: Intrauterine infection with human parvovirus B19: A light and electron microscopy study, J. Med. Virol. 24 (1988) 55-66.

[7] Center for Disease Control: Risks associated with human parvovirus B19-infection. MMWR 131 (1989) 81-97.

[8] Clewley, J. P., B. J. Cohen, A. M. Field: Detection of parvovirus B19 DNA, antigen and particles in the human fetus. J. Med. Virol. 23 (1987) 367-376.

[9] Cossart, Y. E., B. Cant, A. M. Field et al.: Parvovirus - like particles in human sera. Lancet 1975/I, 72-73.

[10] Gray, E., R. J. L. Davidson, A. Anand: Human parvovirus and fetal anaemia. Lancet 1987/I, 1144.

[11] Gregg, N. M.: Congenital cataract following German measles in the mother. Trans. Ophthal. Soc. Akst. 3 (1941) 35-46.

[12] Joseph, P. R.: Incubation period of fifth disease. Lancet 1986/II, 1390-1391.

[13] Knott, P. D., G. A. C. Welply, M. J. Anderson: Serologically proved intrauterine infection with parvovirus. Br. Med. J. 289 (1984) 1660.

[14] Kurtzman, G. J., K. Ozawa, B. J. Cohen et al.: Chronic bone marrow failure due to persistent B19 parvovirus infection. New Engl. J. Med. 317 (1987) 287-294.

[15] Kurtzman, G. J. et al.: Pure red-cell aplasia of 10 years duration due to persistent parvovirus B19-infection and its cure with immunoglobulin therapy. New Engl. J. Med. 321 (1989) 519-523.

[16] Porter, H. J., A. M. Quantrill, K. A. Fleming: B19 parvovirus infection of myocardial cells. Lancet 1988/I, 535-536.

[17] Roggendorf, M. et al.: Parvovirus B19-Infektionen in der Schwangerschaft. Dtsch. Ärztebl. 85 (1988) 3445.

[18] Salimans, M. M. M. et al.: Rapid detection of human parvovirus B19 DNA by dot hybridization and the polymerase chain reaction. J. Virol. Methods 23 (1989) 19-28.

[19] Schwarz, T. F., M. Roggendorf, F. Deinhardt: Häufigkeit der Parvovirus B19-Infektionen. Seroepidemiologische Untersuchungen. Dtsch. med. Wochenschr. 112 (1987) 1526-1531.

[20] Schwarz, T. F. et al. Human parvovirus B19 infection in pregnancy. Lancet 1988/II, 566-567.

[21] Schwarz, T. F., M. Roggendorf, F. Deinhardt: Human parvovirus B19: ELISA and immunoblot assays. J. Virol. Methods 20 (1988) 155-168.

[22] Schwarz, T. F., H. H. Wolff: Die Parvovirus B19-Infektion: Nicht nur das Exanthem der "Ringelröteln". Hautarzt 40 (1989) 1-3.

[23] Weiland, H. T. et al.: Parvovirus B19 associated with fetal abnormality. Lancet 1987/I, 682-683.

[24] Wiersbitzky, S., T. F. Schwarz, C. Schröder et al.: Vaskuläre Purpura und andere Gefäß- und Kreislaufalterationen bei Kindern mit akuter B19-Infektion. Kinderärztl. Prax. 57 (1989) 193-197.

[25] Wiersbitzky, S., R. Bruns: Die Ringelröteln (Erythema infectiosum) - was gibt es Neues? Z. ärztl. Fortbild. 82 (1988) 359-360.

[26] Wiersbitzky, S., T. F. Schwarz, R. Bruns et al.: Seroprävalenz von Antikörpern gegen das humane Parvovirus B19 (Ringelröteln/Erythema infectiosum) in der DDR-Bevölkerung. Kinderärztl. Prax. 58 (1990) 185-189.

21. Toxoplasmosescreening in der Schwangerschaft - Greifswalder Modell

T. Kraußе, W. Straube, V. Hitz

21.1. Einleitung

Die Erwartungen zukünftiger Eltern in die moderne Medizin bezüglich einer komplikationslosen Schwangerschaft und gesunder normaler Nachkommen waren nie höher als heute. Berichte über in utero durch Toxoplasmose schwer geschädigte Kinder und die sich aus einer konnatalen Toxoplasmoseinfektion entwickelnden Spätmanifestationen und Folgekrankheiten haben allerorts die Frage nach der Einführung von generellen serologischen Toxoplasmosescreenings neu aufgeworfen. Es stehen ausreichend sensible und spezifische serologische Methoden für ein solches Screeningprogramm zur Verfügung, darunter auch die **Elisa-Technik.** Mit der Kombination von Sulfamerazin und Pyrimethamin bzw. Spiramycin stehen bei rechtzeitigem Beginn der Behandlung suffiziente Therapieschemata zur Verfügung, wie große nationale Screeningprogramme in Österreich und Frankreich belegen [1].

Zu Beginn der Schwangerschaft sind in Frankreich ca. 80 %, in Österreich etwa 60 % und in Großbritannien nur rund 20 % der Schwangeren immun [3]. Ein Infektionsrisiko besteht nur für jene Frauen, die sich während der Schwangerschaft erstmalig mit Toxoplasmen infizieren. Bei hochgradiger Schwäche des Immunsystems kann es über eine Reaktivierung einer latenten Toxoplasmose zur Infektion des Feten kommen. Je früher die Infektion in der Schwangerschaft stattfindet, desto schwerer sind die Schädigungen des Feten (die konnatale Toxoplasmose ist eine Fetalerkrankung), die von der klassischen Trias mit Hydrozephalus, intrakraniellen Verkalkungen und Chorioretinitis über Enzephalitis und Hepatitis bis hin zum Abort führen können. Die Übertragung der Infektion von der Mutter auf den Feten erfolgt im 1. Trimenon in 15 %, im 2. Trimenon zu etwa 45 % und im 3. Trimenon zu etwa 68 %. Zumeist wird bei konnataler Infektion ein völlig gesund erscheinendes Kind geboren [5]. Je höher die Durchseuchung und Primoinfektionsrate im Gebäralter sind, desto höher ist das Risiko für seronegative Frauen, sich mit Toxoplasmen zu infizieren.

21.2. Material und Methoden

Seit dem 1.10.1986 bis Dezember 1990 wurde in Greifswald und Umgebung ein generelles serologisches Toxoplasmosescreening mittels IgG-Elisa-Technik durchgeführt. In eine Studie zu Durchseuchung und Serokonversionsrate wurden insgesamt 4355 Schwangere einbezogen. Die Blutentnahmen zur serologischen Untersuchung fanden anläßlich der Erstvorstellung durchschnittlich in der 14. Schwangerschaftswoche (SSW) statt, bei seronegativen Schwangeren erfolgte je eine weitere Kontrolle in der 28. SSW und 35. SSW.

21.3. Ergebnisse und Diskussion

Die Hauptaufgabe der vorliegenden Studie war es, die Häufigkeit von Toxoplasma-Antikörpertitern sowie von Primoinfektionen in der Schwangerschaft für unser Einzugsgebiet zu ermitteln. Die Durchseuchung unter 4355 Schwangeren aus der Stadt Greifswald und Umgebung ist mit 72,8 % sehr hoch (Tab. 1). In Mitteleuropa beträgt sie etwa 50 % [1].

Tab. 1: Die Durchseuchung in Greifswald und Umgebung von 1986 - 1990

	n	D	SK	
		%	n	%
Okt. 1986 - Sept. 1987 *	2126	75,7	5	2,35
1987	721	76,1	1	1,39
1988	970	73,1	2	2,06
1989	575	67,1	2	3,48
1990	684	68,0	2	2,92
Städt. Wohnsitz	1976	70,0	4	2,06
Ländl. Wohnsitz	974	74,4	3	3,08
1987 - 1990 *	4355	72,8	11	2,53

Erklärung: n: Anzahl, D: Durchseuchung, SK: Serokonversionen
*) Die Daten wurden außer in der Schwangerenberatungsstelle im Klinikum der Ernst-Moritz-Arndt-Universität Greifswald auch im Ambulatorium Greifswald-Schönwalde und in Grimmen erhoben.

Allerdings reihen sich unsere Ergebnisse nahtlos in die anderer Studien im Osten Deutschlands ein. Gegenwärtig wird in der Literatur ein Trend zum Rückgang der Durchseuchung beschrieben [4]. Ihre Dynamik in unserem Einzugsgebiet stimmt mit diesen Beobachtungen überein. Die Senkung um 8 % seit 1987 auf 68% im Jahr 1990 ist statistisch signifikant. Es ist zu erwarten, daß damit das Risiko einer Ersterkrankung mit Toxoplasmose geringer wird.

Unter den 4355 Frauen kam es zu 11 Serokonversionen, was einer Serokonversionsrate von 2,53 % entspricht (Tab.1). Sie liegt im unteren Bereich der für Europa angegebenen Werte [1, 4].

Joss et al. [3] veröffentlichten eine Studie zum Kosten-Nutzen-Verhältnis in Schottland. Sie kamen zu dem Schluß, daß ein Screening das 0,7 bis 1,2fache der Kosten verursacht, die für die Behandlung und Rehabilitation von toxoplasmosegeschädigten Menschen aufzuwenden wären, und damit zu empfehlen ist. Die Arbeitsgruppe ging von 20 % Durchseuchung, einer Primoinfektionsrate von 2 - 2,5 % und von 3 Serumproben aus [3]. Andere Autoren empfehlen das Toxolasmosesscreening ab einer Serokonversionsfrequenz von 1 - 2 % [3].
Mit den von uns ermittelten epidemiologischen Daten sind für Vorpommern alle Voraussetzungen für ein kostengünstiges Screening erfüllt. In diesem Zusammenhang wird in der Literatur häufig die Frage der alleinigen Einführung eines Gesundheitserziehungsprogramms als billige und wirksame Methode der Verhinderung der konnatalen Toxoplasmose diskutiert. Die Zielgruppe eines solchen Programms sind die empfänglichen Frauen. Diese herauszufiltern, bedarf es jedoch serologischer Untersuchungen. Andererseits wird es dann auch schwerfallen, den zukünftigen Müttern zu erklären, warum nicht alles unternommen wird, was machbar wäre, nur weil es scheinbar teuer ist. Hier ist die Gesellschaft gefordert, die Mittel hat, dieses persönliche Leid zu verhindern oder zumindest wesentlich zu verringern. Ein Programm zur Infektionsprophylaxe ergänzt das Screening notwendigerweise, ersetzt es aber nicht.

Überraschend war die Beobachtung, daß eine hohe Durchseuchung wie 1987 mit 76,0 % mit einer geringen Serokonversionsfrequenz (1,39 %) verbunden war. Andererseits war 1989 bei nur 67 % seropositiven Schwangeren die Rate von Serokonversionen mit 3,48 % am höchsten. Statistisch ist dieser Zusammenhang aufgrund der kleinen Zahlen im Chi-Quadrat-Test (Irrtumswahrscheinlichkeit = 5 %, Korrektur nach Yates) nicht zu sichern.

Der auch 1990 mit 68 % noch sehr hohe Anteil seropositiver Frauen im Kreis Greifswald ist unseres Erachtens auf seinen insgesamt ländlichen Charakter, auf besondere Verzehrgewohnheiten in der ehemaligen DDR, nicht ausreichende persönliche Hygiene sowie ungenügende Gesundheitserziehung und Aufklärung der Bevölkerung zurückzuführen. Sicher trägt auch die große Anzahl wild lebender Katzen gerade in der Stadt und die zu erwartende hohe Durchseuchung des Nutztierbestandes zur Weiterverbreitung des Erregers bei.

Die Prävalenz von Toxoplasma-Antikörpern ist bei Schwangeren mit städtischem Wohnsitz geringer (70,0 %) als bei jenen, die im Landkreis Greifswald wohnen (74,4 %), obwohl letztere 0,71 Jahre jünger sind. Die Feststellung ließ sich für 839 Frauen im Alter von 23 - 25 Jahren statistisch sichern. Hier war der Unterschied zwischen Stadtbevölkerung mit 70,0 % und Landbewohnern mit 78,6 % Durchseuchung ganz besonders deutlich. Offensichtlich ist das Infektionsrisiko ländlichem Wohnsitz eindeutig höher.

Mit zunehmendem Alter kommt es zu einem signifikanten Anstieg der Durchseuchung, die Häufigkeit niedriger Titer steigt an, während gleichzeitig hohe Titer seltener werden. Bemerkenswert ist, daß 63 % der bis zu 18jährigen seropositiv sind und 57,4 % davon niedrige und mittlere Antikörpertiter aufweisen. Es ist anzunehmen, daß die Mehrzahl der Infektionen vor dem eigentlichen Gebäralter stattfinden, was sicher auf das niedrige kindliche Hygieneniveau, insbesondere auf das Spielen mit vorzugsweise jungen Katzen zurückzuführen ist. Das ist sehr günstig, da die sich nach einer Infektion entwickelnde Immunität künftige Schwangerschaften vor Schädigungen durch Toxoplasma gondii wirksam schützt.

21.4. Zusammenfassung

Für die Stadt und den Landkreis Greifswald wurde eine Durchseuchung mit Toxoplasma gondii von 72,8 % ermittelt. Die Frequenz von Serokonversionen in der Schwangerschaft unter 4355 Frauen beträgt 2,53 %. Ausgehend von diesen epidemiologischen Daten halt wir die Weiterführung eines generellen serologischen Screenings in Vorpommern sowohl aus ökonomischer, ethischer-moralischer als auch aus medizinischer Sicht, im Sinne der Mutterschaftsrichtlinien der Bundesrepublik Deutschland für sinnvoll und begründet [2].

Literaturverzeichnis

[1] Enders, G.: Infektionen und Impfungen in der Schwangerschaft, S. 143-161. Urban & Schwarzenberg-München 1991.

[2] Janitschke, K.: Empfehlungen zur Untersuchung auf Toxoplasma-Antikörper bei Schwangeren. Lab. med. 15 (1991) 449.

[3] Joss, A. W. L., J. M. W. Chatterton, D.O. Ho-Yen. Congenital Toxoplasmosis: to screen or not to screen? Public health 104 (1990) 9-20.

[4] Krauße, T.: Ergebnisse und Erfahrungen eines vierjährigen Toxoplasmosescreenings in der Schwangerschaft. Inaug.-Diss., Greifswald 1992.

[5] Thalhammer, O.: Toxoplasmose. Dtsch. med. Wschr. 106 (1981) 1051-1053.

22. Berücksichtigung teratogener Arbeitsstoffe in Gesetzgebung und Praxis

E. Straube

22.1. Einleitung und Problemstellung

Auch in modernen Industriestaaten sind Gefährdungen der Gesundheit durch die Arbeit oder Arbeitsplatzumgebung nicht völlig ausgeschlossen; Unfälle und Berufskrankheiten gäbe es sonst nicht. Bei der Exposition einer schwangeren Frau ist nicht nur sie, möglicherweise in stärkerem Maße als eine Nichtschwangere, sondern auch die Leibesfrucht gefährdet. Durch **Gebots-** (Pflichten des Arbeitsgebers laut Gefahrstoffverordnung) [3] und **Verbotsregelungen** (Mutterschutzgesetz) [5] sowie Schadenswiedergutmachung (Reichs-versicherungsordnung § 555a) [6] wirken **Gesetze** gegenregulierend, siehe Abb. 1 und 2. Sie können jedoch eine Gefährdung der menschlichen Reproduktion nicht sicher bannen.

Berufskrankheiten sind die Krankheiten, welche die Bundesregierung durch Rechtsverordnung mit Zustimmung des Bundesrates bezeichnet und die ein Versicherter bei einer ... Tätigkeit erleidet. Die Bundesregierung wird ermächtigt, in der Rechtsverordnung solche Krankheiten zu bezeichnen, die nach den Erkenntnissen der medizinischen Wissenschaft durch besondere Einwirkungen verursacht sind, denen bestimmte Personengruppen durch ihre Arbeit in erheblich höherem Grade als die übrige Bevölkerung ausgesetzt sind ...

Abb. 1: Gekürzte Definition des Begriffs Berufskrankheit laut Reichsversicherungsordnung (RVO) § 551 [2, 6].

Wer als Leibesfrucht durch einen Arbeitsunfall der Mutter während der Schwangerschaft geschädigt worden ist, steht einem Versicherten gleich, der einen Arbeitsunfall erlitten hat. Bei Anwendung des Paragraphen 551 braucht die Mutter weder krank im

Sinne der Krankenversicherung noch in ihrer Erwerbsfähigkeit gemindert gewesen zu sein.

Abb. 2: Definition des Sonderfalls einer Berufskrankheit, RVO 555a [2, 6].

Neben nicht vererbbaren Folgen von Schadeinflüssen muß auch die Gefahr von Erbgutveränderungen verantwortlich bedacht werden. So ist in der MAK-Wert-Liste der BRD bereits seit einigen Jahren eine Rubrik zu Fruchtschädigungen unter der Bezeichnung "Schwangerschaft" ebenso wie die Rubrik "Erbgutveränderungen" enthalten.

Der MAK-Wert (Maximale Arbeitsplatz-Konzentration) ist die höchstzulässige Konzentration eines Arbeitsstoffes als Gas, Dampf oder Schwebstoff in der Luft am Arbeitsplatz, die nach dem gegenwärtigen Stand Kenntnis auch bei wiederholter und langfristiger, in der Regel täglich 8stündiger Exposition, jedoch bei Einhaltung einer durchschnittlichen Wochenarbeitszeit von 40 Stunden (in Vierschichtbetrieben 42 Stunden je Woche im Durchschnitt von vier aufeinanderfolgenden Wochen) im allgemeinen die Gesundheit der Beschäftigten nicht beeinträchtigt und diese nicht unangemessen belästigt.

Abb. 3: Definition des MAK-Wertes [2, 3].

Die Maximale Arbeitsplatzkonzentration (MAK) legt die Grenze der "äußeren" Belastung am Arbeitsplatz fest (Abb. 3). Die "innere" Belastung wird durch den Biologischen Arbeitsstoff-Toleranz (BAT)-Wert normiert (Abb. 4).

Der BAT (Biologischer Arbeitsstoff-Toleranz)-Wert ist die beim Menschen höchstzulässige Quantität eines Arbeitsstoffes bzw. Arbeitsstoffmetaboliten oder die dadurch ausgelöste Abweichung eines biologischen Indikators von seiner Norm, die nach dem gegenwärtigen Stand der wissenschaftlichen Kenntnis im allgemeinen die Gesundheit der Beschäftigten auch dann nicht beeinträchtigt, wenn sie durch Einflüsse des Arbeitsplatzes regelhaft erzielt wird.

Abb. 4: Definition des BAT-Wertes [2, 3].

Beide, MAK und BAT, stellen den Bezugswert dar für die Beurteilung der Bedenklichkeit oder Unbedenklichkeit von Stoffkonzentrationen in der Luft am Arbeitsplatz. Da bei der Aufstellung dieser Grenzwerte jeweils von gesunden, nichtschwangeren Personen ausgegangen wurde, ist zusätzlich der Begriff der "Fruchtschädigung" aufgenommen worden. Darunter wird jede Stoffeinwirkung verstanden, die eine gegenüber der physiologischen Norm veränderte Entwicklung des Organismus hervorruft, welche ihrerseits prä- oder postnatal zum Tod oder zu einer permanenten morphologischen oder funktionellen Schädigung der Leibesfrucht führt. Die Klassifizierung hierzu ist Tab. 1 und 2 und 6 zu entnehmen; die jeweiligen Vertreter sind in Tab. 3, 4 und 5 aufgelistet [2]. Des weiteren wurde in der BRD begonnen, Arbeitsstoffe einzuteilen nach der Möglichkeit der Schädigung männlicher oder weiblicher Keimzellen mit genetisch bedingten Erkrankungen der Nachkommen (siehe Tab. 6).

Tab. 1: Klassifizierung fruchtschädigender Arbeitsstoffe [2]

Gruppe A:

Ein Risiko der Fruchtschädigung ist sicher nachgewiesen. Bei Exposition Schwangerer kann auch bei Einhaltung der MAK- und BAT-Wert eine Schädigung der Leibesfrucht auftreten.

Gruppe B:

Nach dem vorliegenden Informationsmaterial muß ein Risiko der Fruchtschädigung als wahrscheinlich unterstellt werden. Bei Exposition Schwangerer kann auch bei Einhaltung der MAK- und BAT-Werte eine Schädigung der Leibesfrucht nicht ausgeschlossen werden.

Tab. 2: Klassifizierung fruchtschädigender Arbeitsstoffe [2], Fortsetzung

Gruppe C:

Ein Risiko der Fruchtschädigung braucht bei Einhaltung der MAK- und BAT-Werte nicht befürchtet zu werden.

Gruppe D:

Eine Einstufung in eine der Gruppen A - C ist noch nicht möglich, weil die vorliegenden Daten wohl einen Trend erkennen lassen, aber für eine abschließende Bewertung noch nicht ausreichen.

Tab. 3: Vertreter für fruchtschädigende Arbeitsstoffe der Gruppen A und B [2]

Gruppe A:

Methylquecksilber

Gruppe B:

Blei

2-Brom-2-chlor-1,1,1-trifluorethan

Chlorierte Biphenyle	Chlormathan
Dimethylformamid	2-Ethoxyethanol
2-Ethoxyethylacetat	Kohlendisulfid
Kohlenmonoxid	2-Methoxyethanol
2-Methoxyethylacetat	2-Methoxypropanol-1
2-Methoxyprpylacetat-1	Toluol
Trichlormethan	

Tab. 4: Vertreter für fruchtschädigende Arbeitsstoffe der Gruppe C [2]

Ammoniak	2-Butoxyethanol
2-Butoxyethylacetat	ε-Caprolactam
Chlor	Chloracetalaldehyd
Chlorbenzol	2-Chlorethanol
Chlorwasserstoff	Cyclohexanon
Diazinon	1,2-Dichlorbenzol
1,4-Dichlorbenzol	Dichlordifluormethan
1,1-Dichlorethen	Di-(2-ethylhexy)-phthalat
Dichlorvos	Malathion
Methylmethacrylat	Monochlordifluormethan
N,N-Dimethylacetamid	Parathion
Styrol	Tetrachlorethen
Tetrahydrofuran	Tri-n-butylzinnverbindungen
1,1,1-Trichlorethan	Trichlorethen
Trichlorfluormethan	

Tab. 5: Vertreter für fruchtschädigende Arbeitsstoffe der Gruppe D [2]

Anilin, 2-Butanon	n-Butylacetat
2-Chlor-1,3-butadien	α-Chlortoluol
1,2-Diaminoethan	1,1-Dichlorethan
Dichlormethan	Diethylether
Dimethylether	1,4-Dioxan
Ethanol	Ethylacrylat
Ethylformiat	Methanol
Methylacetat	Methylformiat
N-Methyl-2-pyrrolidon	iso-propanol
Tetrachlormethan	Thiram
Trichlorbenzol	Xylol

Tab. 6: Klassifizierung erbgutverändernder Arbeitsstoffe mit Auflistung der bisher genannten Vertreter [2]

1. Stoffe, für die beim Menschen eine erbgutverändernde Wirkung nachgewiesen wurde.
2. Stoffe, für die im Tierversuch mit Säugern eine erbgutverändernde Wirkung nachgewiesen wurde.
3. Stoffe, für die eine Schädigung des genetischen Materials der Keimzellen beim Menschen oder im Tierversuch nachgewiesen wurde.

Bisherige Vertreter nur in der 2. Gruppe:

Acrylamid,
N-Methyl-bis(2-chlorethyl)amin,
Trimethylphosphat.

Soweit das theoretische Gerüst zu den teratogenen Arbeitsstoffen. Da die Beschäftigungsverbote für Schwangere noch umfassender sind als diejenigen für Frauen im allgemeinen, ist zu erwarten, daß potentiell eine Gefährdung im Zeitraum zwischen der Konzeption und der Bekanntgabe der Schwangerschaft vorliegt. Die bezüglich der Entstehung von Fehlbildungen vulnerable Zeit liegt in der Frühschwangerschaft - etwa zwischen der 2. bis 12. Schwangerschaftswoche, der Phase der Organdifferenzierung [4]. Um zu erfahren, in wieweit Theorie und Praxis bei der Prävention teratogener Schäden lückenlos aufeinander abgestimmt sind, versuchten wir die folgenden Fragen zu beantworten:

- Zu welchem Zeitpunkt wird die Schwangerschaft erstmalig diagnostiziert?
- Gibt es zeitliche Unterschiede bei der Diagnostik zwischen beruflich exponierten und nichtexponierten Schwangeren?
- In welchem Maße sind Schwangere im Vergleich zu nichtschwangeren Frauen beruflich exponiert?

22.2. Material und Methode

532 Arztbriefe [7] aus dem Jahre 1988/89, die in Schwangerenberatungsstellen des Ostseeküstenraumes anläßlich der Schwangerschaftsdiagnostik an die jeweiligen Betriebsärzte der Frauen gerichtet waren, sind das Ausgangsmaterial dieser Untersuchung. Den Arztbriefen war der Zeitpunkt der Diagnosestellung, den Rückantworten die berufliche Belastung zu entnehmen. Die angegebenen Expositionen wurden zur Vergleichbarkeit mit den Auswertungsbericht der Arbeitsmedizinischen Tauglichkeits- und Überwachungsuntersuchungen [1] differenziert nach schwerer körperlicher Arbeit (Schwerarbeit), physikalischen, chemischen und übrigen (z.B. Infektionsrisiko) Berufsbelastungen. Als "Berufsbelastung" oder "Exposition" galt dabei der Umstand, daß die nach gesetzlichen Bestimmungen einzuhaltenden Grenz- bzw. Normwerte nicht sicher eingehalten wurden, die Auslöseschwelle [3] überschritten war. Zum Vergleich der Häufigkeiten wurden kombinierte Expositionen getrennt zugeordnet entsprechend dem Vorgehen im Auswertungsbericht [1].

22.3. Ergebnisse und Diskussion

Sowohl bei beruflich exponierten als auch bei nicht exponierten Schwangeren wurde die Schwangerschaft durchschnittlich in der 11. Woche ihres Bestehens erstmalig diagnostiziert. Abb. 5 läßt die prozentuale Verteilung über den Zeitraum von der 6. bis zur 31. Woche erkennen, ohne daß eindeutige Unterschiede feststellbar sind. Im Vergleich zur Gesamtheit aller arbeitenden Frauen [1] sind die Schwangeren (124 von 532 oder 23,3 %) doppelt so häufig exponiert wie die Frauen der Vergleichsstudie (398.188 von 3.440.483 oder 11,3 %). Die Verteilung

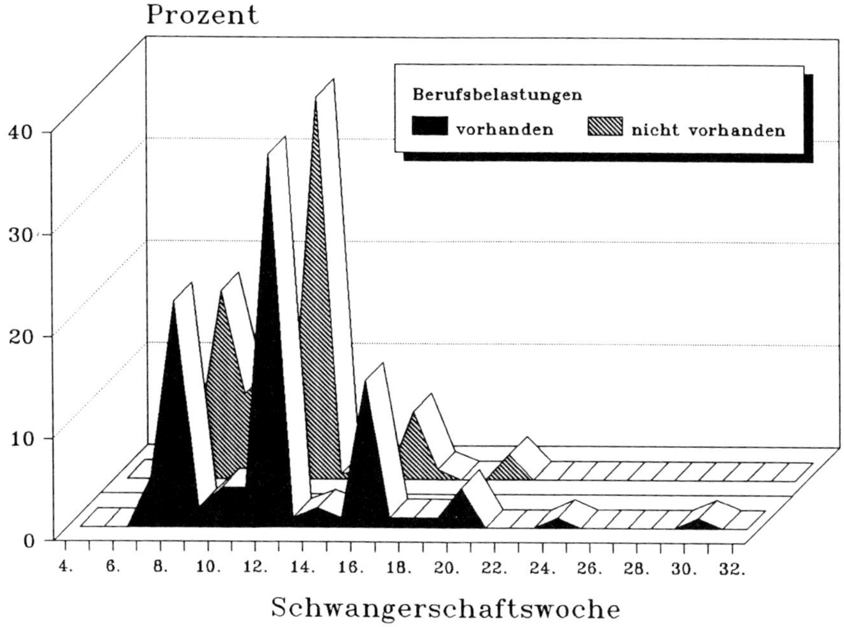

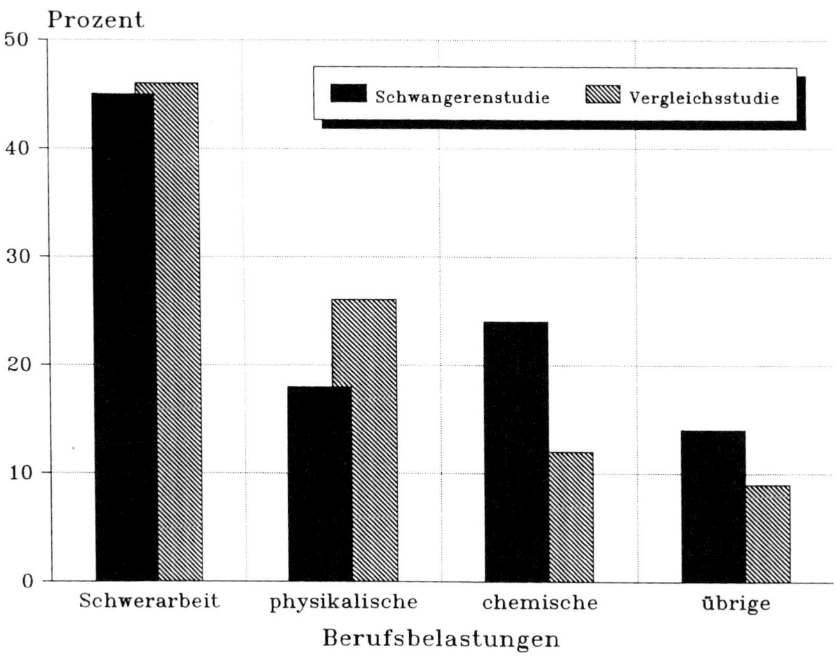

Abbildungsunterschrift siehe nächste Seite

der Belastungsfaktoren (siehe Abb. 6) ist ähnlich: chemische Expositionen wurden häufiger in der Schwangerenstudie gefunden. Die Feststellung einer Schwangerschaft erfolgt mittels Sonographie (ab 40. Tag nach der letzten Regelblutung) oder mittels immunologischer Verfahren (4-5 Tage vor der zu erwartenden Regel) unter dem Aspekt teratogener Belastungsfaktoren zu spät. Prinzipiell ist wenige (maximal 48) Stunden bis Tage nach der Konzeption durch die Anwesenheit sogenannter Frühschwangerschaftssignale bereits eine Diagnostik möglich, z.B. durch den Nachweis des early pregnancy factors (EPF) [8]. Dieser Nachweis ist jedoch sehr aufwendig und nicht allgemein verfügbar. Eine Verkürzung des Zeitraumes bis zur Feststellung der Schwangerschaft wäre bei Exponierten jedoch wünschenswert. Der Einsatz derart optimaler Diagnostik setzt voraus, daß die Frau um die Notwendigkeit besonders frühzeitiger Feststellung weiß a . Das wird durch § 20 Absatz 2 der Gefahrstoffverordnung gewährleistet [3], wonach gebärfähige Arbeitnehmerinnen über die für werdende Mütter möglichen Beschäftigungsbeschränkungen mindestens einmal jährlich arbeitsplatzbezogen zu unterrichten sind. Bleibt darauf hinzuweisen, daß für Exponierte durch den spät erfolgenden Schwangerschaftsnachweis eine Präventionslücke entsteht. Für die teratologische Forschung soll das Augenmerk auf die in Gruppe D eingeordneten Substanzen gelenkt werden, für die mangels ausreichender Ergebnisse noch keine eindeutige Zuordnung bezüglich ihrer Teratogenität vorgenommen werden konnte.

22.4. Zusammenfassung

Die gesetzlichen Regelungen der BRD bezüglich des beruflichen Einsatzes Schwangerer werden zitiert, fruchtschädigende Arbeitsstoffe klassifiziert. Mit diesen Bestimmungen werden die Ergebnisse einer Auswertung von 532 Arztbriefen aus der Praxis der Schwangerenberatung der Jahre 1988/89 verglichen. Dabei wird eine Lücke in der Prävention teratogener Folgen beruflicher Exposition

---

Abb. 5: Darstellung des Zeitpunktes im Verlaufe einer Schwangerschaft, zu dem diese erstmalig diagnostiziert wurde, differenziert nach dem Vorliegen beruflicher Belastungen.
Abb. 6: Prozentualer Vergleich der Expositionsstruktur in der Schwangerenstudie (N = 532) und der Vergleichsstudie des Auswertungsberichtes [1] für Frauen (N = 3.440.483).

offensichtlich. Sowohl am Arbeitsplatz unter Expositionen im Grenzbereich von Normwerten arbeitende als auch beruflich nicht gefährdete Schwangere kommen durchschnittlich in der 11. Woche der Schwangerschaft erstmalig zur Diagnostik. Die schwangeren Frauen dieser Studie sind verglichen mit nichtschwangeren Frauen am Arbeitsplatz insgesamt häufiger und besonders gegenüber chemischen Schadstoffen exponiert. Theoretisch, d.h. in der Gesetzgebung der BRD ist für die Prävention alles getan, jedoch wäre ein früherer Schwangerschaftsnachweis günstig. Der Hinweis an die Teratologen zielt auf experimentelle Untersuchungen zu teratogenen Schadstoffen der Gruppe D.

Literaturverzeichnis

[1] Arbeitsmedizinische Tauglichkeits- und Überwachungsuntersuchungen. Auswertungsbericht 1988, Zentralinst. für Arbeitsmed. der DDR, Berlin 1989.

[2] Deutsche Forschungsgemeinschaft: Maximale Arbeitsplatzkonzentrationen und biologische Arbeitsstofftoleranzwerte. VCH-Weinheim 1991.

[3] Gefahrstoffverordnung vom 26.8.1986 (BGBl. I S.1470) i.d. Änderung vom 16. 12. 1987 (BGBl. I S. 2721).

[4] Kleinebrecht, J., J. Fränz, A. Windorfer: Arzneimittel in der Schwangerschaft und Stillzeit. 2.Aufl. Wissensch. Verlagsgesellschaft mbH, Berlin 1986.

[5] Mutterschutzgesetz i.d.F.v. 18.4.1968 (BGBl. I S. 315) zul. geänd. am 30.6.1989 (BGBl. I S. 1297).

[6] Reichsversicherungsordnung vom 19.7.1911 (RGBl. S. 509) i.d.F. der Bekanntmachung vom 15.12.1924 (RGBl. I S.779).

[7] Straube, E.: Neuregelung der Schwangerenbetreuung unter Einbeziehung beruflicher Gefährdungsmöglichkeiten. Zent.bl. Gynäkol. 112(1990)377-381.

[8] Straube, W., U. Tiemann, Loh, M.: Early Pregnancy Factor. Med. aktuell 13(1987)276-278

23. Ventrale oder sagittale Spaltbildungen der Wirbelkörper, sog. Rhachischisis anterior oder Spina bifida anterior

M. von Lüdinghausen

23.1. Einleitung

Ventrale oder sagittale Spaltbildungen einzelner oder mehrerer Wirbelkörper sind beim Menschen selten. In der Literatur der letzten 70 Jahre fanden sich zusammengenommen etwa 200 Fälle [1, 2, 3, 4, 9, 10, 13, 17, 18, 23].

Wegen der im Vergleich zu den Präparationen in anatomischen oder pathologischen Instituten häufig durchgeführten röntgenologischen Untersuchungen der Wirbelsäule wurden derartige Spaltbildungen meist von Radiologen beschrieben. Wir fanden eine besondere Häufigkeit in einer Gruppe von Feten und Totgeburten mit Spina bifida posterior mit oder ohne Anencephalie und bei einer weiteren Gruppe von Kindern mit ventraler Bauchspalte.

23.2. Material und Methoden

Untersucht wurde eine Gruppe von Feten und Neugeborenen mit Spina bifida (N = 36), teilweise auch mit Anencephalie (N = 9) und eine Gruppe von Feten mit schwergradiger Omphalocele oder medialer Bauchspalte (N = 10). Die fehlgebildeten Feten stammten aus einer Sammlung der Anatomischen Anstalt der Universität München und aus dem Autopsiematerial des Pathologischen Instituts, Prof. Dr. F. Occhionero, in München. Alle Präparate wurden auf weitere Anomalien und Fehlbildungen hin kontrolliert. Klinisch war bei 2 Feten bereits ein Klippel-Feil-Syndrom diagnostiziert worden, das u. a. durch eine verminderte Halswirbelsäule, den sog. Kurzhals, charakterisiert war. Nach Eviszeration wurde das Achsenskelett nach dem Prinzip der Kontaktaufnahme mit sehr weichen Röntgenstrahlen auf Mammographiefilm überprüft.

23.3. Ergebnisse

In der Gruppe "Spina bifida mit/ohne Anencephalie" hatten 10 Fälle und in der Gruppe "ventrale Bauchspalte" hatten 6 Fälle eine sagittale Spaltbildung der Wirbelkörper. Von den zusammen 16 Fällen hatten 10 einen leichten Grad einer sagittalen Spaltbildung (1 oder 2 Wirbelsegmente be-

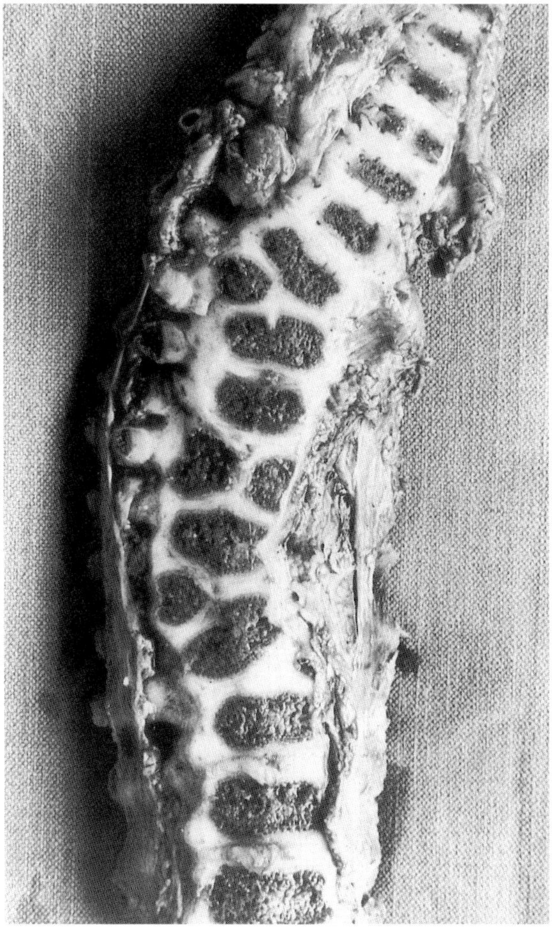

Abb. 1a: Ventralansicht eines Feuchtpräparates einer linkskonvex verbogenen Wirbelsäule eines 29 cm langen weiblichen Feten. Der Scheitel der Seitkrümmung befindet sich im Bereich von Th6/7; eine Wirbelkörperspalte, die rechts und links von je einem Blockwirbel gesäumt wird; 3 Segmente weiter nach kranial sieht man einen rechtsseitigen Keilwirbel, 2 Segmente nach kaudal einen diagonalen Blockwirbel und 2 korrespondierende Keilwirbel.

treffend) (Abb. 1a,b, 2), 2 einen mittleren Grad (3 oder 4 Wirbelsegmente betreffend) und 4 einen schweren Grad (5 oder mehr Wirbelsegmente gespalten). In der letzteren Gruppe lag ein offener Canalis neurentericus (Verbindung zwischen Wirbelkanal und Leibeshöhle bzw. prävertebraler Raum) vor (Abb. 3, 4a,b). Von den 16 Fällen waren 10 weiblichen Geschlechts.

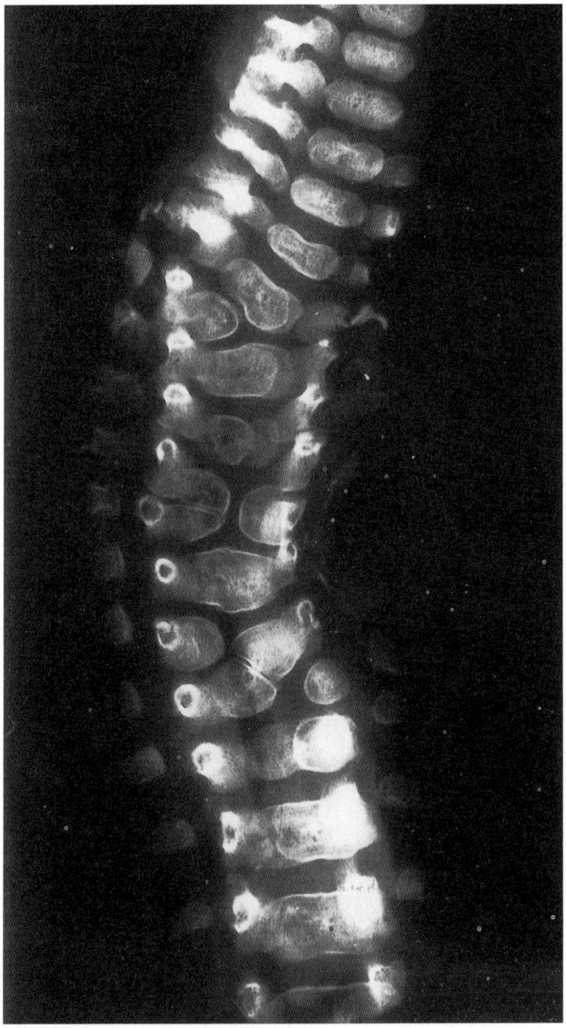

Abb. 1b: Kontaktröntgenaufnahmen des Präparates von 1a. Neben den beschriebenen Befunden wird deutlich, daß bei Th2 und bei Th10 in einem einheitlichen Wirbelkörper 2 getrennte Knochenkerne vorliegen (Corpus vertebrae binucleare).

Geringgradig ausgeprägte sagittale Wirbelkörperspalten waren in der mittleren Brustwirbelsäule oder am thorakolumbalen Übergang lokalisiert. Mittelgradige Spalten fanden sich im Bereich der oberen Halswirbelsäule im Zusammenhang mit Anencephalie und Spina bifida aperta der oberen Halswirbelsäule.

Schwergradige Spaltbildungen der Wirbelkörper mit Canalis neurentericus-Bildung betrafen die Hals-, Brust- und Lendenwirbelsäule. Bei allen Schweregraden fanden sich ober- und unterhalb der Spalten Halb-, Keil- oder Blockwirbel sowie einzelne Wirbelkörperverschmelzungen vom Typ der

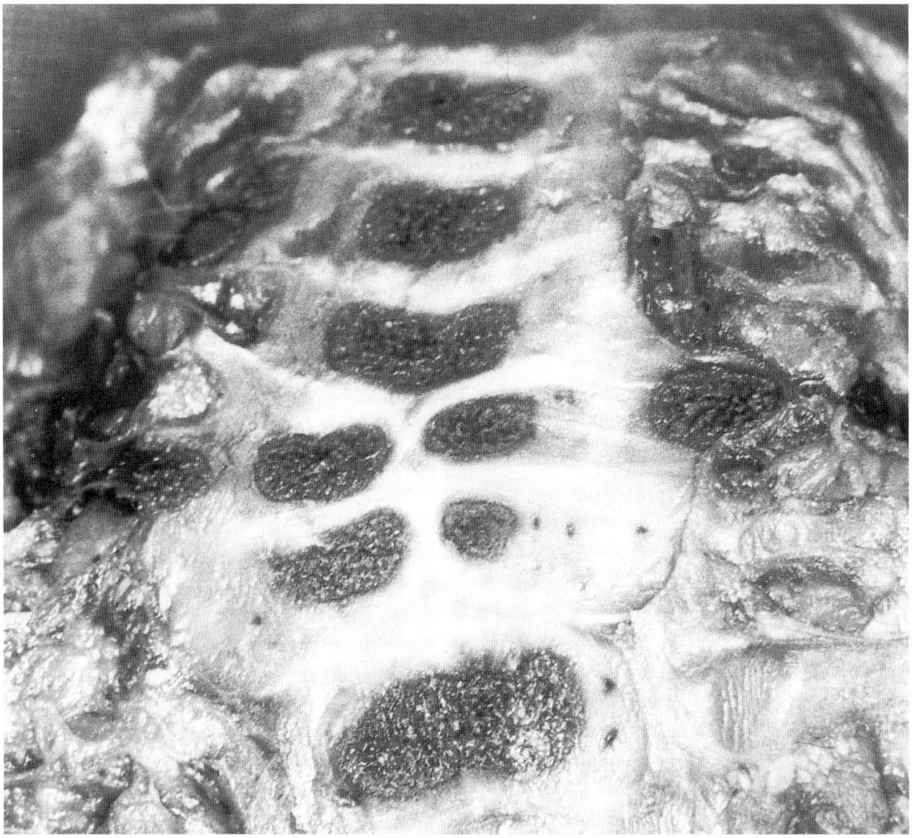

Abb. 2: Ventralansicht einer Wirbelsäule eines 39 cm langen männlichen Feten mit Spina bifida aperta im cervico-thorakalen Übergang. Die Ausschnittsvergrößerung zeigt im Bereich von C7/Th1 eine Wirbelkörperspaltbildung, die 2 Segmente betrifft.

sog. Schmetterlingswirbel. Zugleich bestanden im Einzelfall auffällige Skoliosen oder Kyphoskoliosen sowie Rippensynostosierungen. Schon mit bloßem Auge waren Seitverlagerungen, Verkleinerungen und Verziehungen von Bandscheiben, vor allem aber des Nucleus pulposus - Materials, zu erkennen. Beim isolierten Vorkommen von Keilwirbeln, rechts- oder linksseitigen bzw. diagonalen Blockwirbeln lag ein nur schmaler Faserring der Bandscheibe vor, wobei der Nucleus pulposus fehlte.

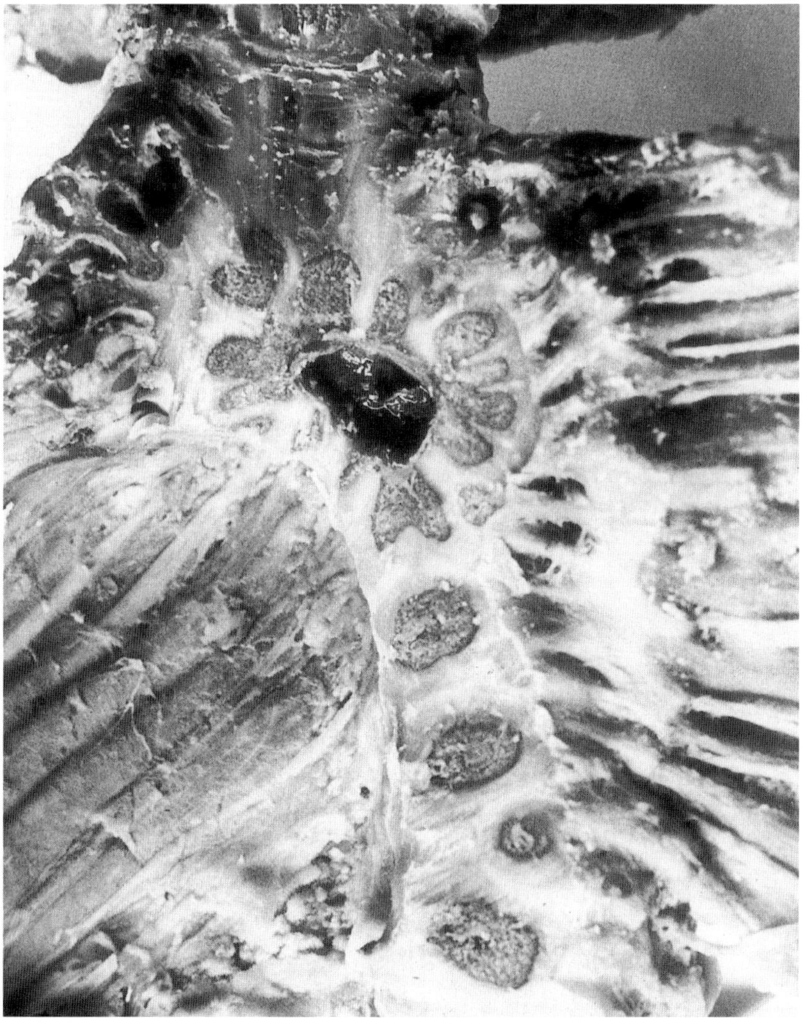

Abb. 3: Ventralansicht einer Wirbelsäule eines 41 cm männlichen Feten mit Klippel-Feil-Syndrom (Kurzhals), Spina bifida aperta posterior über der Brustwirbelsäule und eine Wirbelkörperspalte, die 6 Thorakalsegmente betrifft.

23.4. Diskussion

Aufgrund der zahlreichen, in der Literatur mitgeteilten Einzelbeobachtungen und vielen eigenen Befunderhebungen betonte Schmorl [22] den besonderen Charakter der Wirbelsäulenanomalien, die oftmals als "kombinierte" Fehlbildungen des Achsenskelettes auftreten würden. Die Bevorzugung des weiblichen Geschlechts in unserem Material von Spina bifida ventralis (sagittale Wirbelkörperspaltung oder Rhachischisis anterior) [28] entspricht der bekannt größeren Affinität des weiblichen Ge-

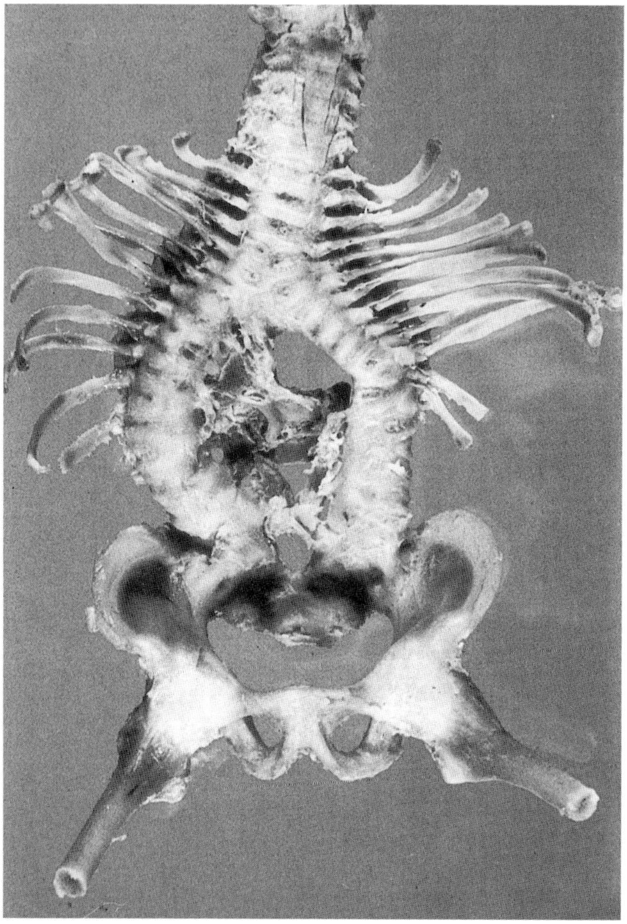

Abb. 4a: Ventralansicht eines Feuchtpräparates eines etwa 29 cm langen Feten mit schwerstgradiger Spina bifida aperta posterior und Wirbelkörperspaltbildung der unteren Hälfte der Brustwirbelsäule, der Lenden- und Kreuzbeinwirbelsäule. Es besteht ein weit offener Canalis neurentericus, ein Verbindungskanal zwischen Wirbelkanal und Leibeshöhle.

schlechts zu neuroektodermalen Fehlbildungen wie Anencephalie (Craniorhachischisis) und Spina bifida (posterior) [20]. Während es beim Menschen nie gelungen ist, die formale und kausale Genese der Spaltwirbel aufzuklären [28], konnte sie durch Theiler [26, 27] bei der Maus verfolgt werden. Danach wirkt sich eine vorzeitige Rückbildung der Chorda dorsalis auf die Anlage des Wirbelkörpermesenchyms aus. Die Spaltungstendenz manifestiert sich tierexperimentell im kranialen und besonders im kaudalen Ende der Wirbelsäule. Damit gleichen diese Befunde

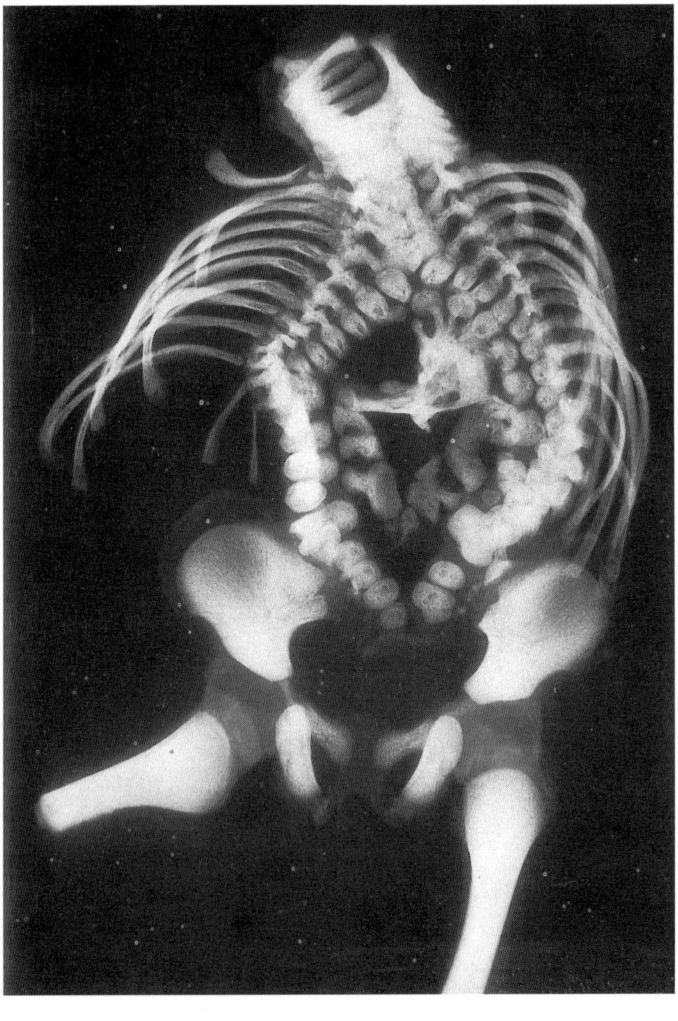

Abb. 4b: Das Kontaktröntgenbild verdeutlicht, daß der Inhalt des Canalis neurentericus teilweise aus Knochenrudimenten besteht.

in groben Zügen den von uns erhobenen. Die Entstehung der Wirbelkörperspalten kann ursächlich vorwiegend als Hemmungsfehlbildung nach Rückbildungsstörung und Verlaufsabweichung der Chorda dorsalis erklärt werden, auch durch segmentale Verdoppelung, Versprengung oder Persistenz von Material der Chorda dorsalis und/oder der Chordascheide [6, 11, 15, 19, 24, 29]. Für Junghanns [12] ist abnorme Verknöcherung vorwiegend durch abnorme Gefäßversorgung bedingt. Wirbelkörperspalten im Halsbereich sind oft mit Spina bifida posterior in diesem Abschnitt und auch mit Anencephalie vergesellschaftet [6, 20].

Feller, Sternberg [8], Rütt und Degenhardt [19] betonten die Koinzidenz von Klippel-Feil-Syndrom und verschiedenartigen Wirbelsäulenfehlbildungen. Wirbelkörperspalten im Lenden- und Kreuzbeinbereich gehen oft mit entsprechender Spina bifida (posterior) aperta oder occulta einher [21]. Ventrale Spalten des Kreuzbeins mit evtl. Meningocele sacralis anterior bei der erwachsenen Frau können ein Geburtshindernis darstellen [5, 7, 14].

Das Fehlen oder die Verminderung von Nucleus pulposus - Material bei Blockwirbelbildung und gleichzeitiger Verschmelzung der Wirbelbögen wurde auch von Theiler [25] sowie von Töndury und Theiler [28] beschrieben. Bei reduziertem Nucleus pulposus - Material nimmt Theiler eine segmental verkleinerte und möglicherweise verlagerte Chordahöhle an, von der direkt die Gestaltung der Faserschichten des Anulus fibrosus und indirekt die Bildung und Form der Knochenkerne der Wirbel beeinflußt wird. Im Ergebnis fanden wir Wirbelkörperspalten oder -nicht ganz so schwer zu bewerten - Wirbelkörperassimilationen, sog. Schmetterlingswirbel [16]. In diesem Zusammenhang ist interessant, daß nach tierexperimentellen Befunden stets Abwinkelungen der Chorda die Ursache für abnorme Krümmungen der Wirbelsäule waren [25].

Die vorgestellten Fälle mögen dazu anregen, bei der Diagnostik von Kindern mit Anencephalie, Spina bifida (posterior) und Bauchspalten auch an eine mögliche Wirbelkörperspalte zu denken. Diese kann im Einzelfall mit einem Canalis neurentericus vergesellschaftet sein, der durch einen nach ventral prolabierten "Bruchsack" aus Rückenmarkshäuten und Anlagematerial des früheren Neuralrohres gekennzeichnet ist.

Literaturverzeichnis

[1] Altschul, W.: Spina bifida anterior und andere Mißbildungen der Wirbelsäule. Fortschr. Röntgenstr. 27 (1919) 607–620.

[2] Bergel, A.: Chordaverdoppelung bei einem menschlichen Embryo von 13 mm größter Länge. Z. Anat. 90 (1929) 52–56.

[3] Budde, M.: Die Bedeutung des Canalis neurentericus für die formale Genese der Rhachischisis anterior. Zieglers Beitr. path. Anat. 52 (1912) 91–129.

[4] de Cuveland, E.: Unvollständiger Wirbelkörper-Sagittalspalt. Fortschr. Röntgenstr. 98 (1963) 364.

[5] Demel, R.: Meningocele sacralis anterior. Dtsch. Z. Chir. 209 (1928) 90–97.

[6] Dziallas, P.: Zur Morphogenese menschlicher Mißbildungen. In: v. Lanz: Anatomisches Seminar, München 1962.

[7] Esterly, J. R., O. M. Baghassarian: Presacral neurenteric cyst. Bull. John Hopkins Hosp. 113 (1963) 202–210.

[8] Feller, A., H. Sternberg: Über Fehlbildungen der Wirbelkörper bei Spaltbildungen des Zentralnervensystems und ihre formale Genese. Z. Anat. Entwickl.-Gesch. 103 (1934) 609–633.

[9] Gruber, G. B.: Ungewöhnliche neurenterische Kommunikation bei Rhachischisis anterior und posterior. Virchows Arch. path. Anat. 247 (1923) 401–410.

[10] Gruber, G. B.: Vorweisungen zur Frage der totalen Wirbelsäulenspaltung mit und ohne Darmekstrophie. Verh. Dtsch. Path. Ges. 29 (1937) 339–348.

[11] Hecker, W. Ch., G. Hollmann, B. Stück: Persistierender Canalis neurentericus. Langenbecks Arch. klin. Chir. 302 (1963) 662–675.

[12] Junghanns, H.: Offene Fragen aus dem Gebiete der Wirbelsäulenentwicklung und der Wirbelsäulenfehlbildung. Z. Anat. Entwickl.-Gesch. 106 (1936) 625–636.

[13] Korff, H.: Über ein Darmstück in einer Wirbelspalte als Ausdruck einer unvollständigen neurenterischen Verbindung. Virchows Arch. path. Anat. 299 (1937) 190–202.

[14] Kroner, T., F. Marchand: Meningocele sacralis anterior. Arch. Gynäkol. 17 (1881) 444–474.

[15] Meyer-Burgdorff, H., J. Klose-Gerlich: Hemmungsmißbildungen im

Ablauf der Wirbelsäulenverknöcherung. Langenbecks Arch. klin. Chir. 182 (1935) 220-230.

[16] Müller, F., R. O'Rahilly, D. R. Benson: The early origin of vertebral anomalies, as illustriated by a butterfly vertebra. J. Anat. 149 (1986) 157-169.

[17] Reiser, A.: Vollkommene Spaltbildung am 5. Lendenwirbelkörper. Röntgenpraxis 2 (1931) 937-942.

[18] Risel, W.: Canalis neurentericus und Rhachischisis anterior. Verh. Dtsch. Path. Ges. 15 (1912) 379-415.

[19] Rütt, A., K. H. Degenhardt: Beitrag zur Ätiologie und Pathogenese von Wirbelsäulenfehlbildungen. Arch. Orthop. Unfallchir. 51 (1959) 120-139.

[20] Saul, H.: Röntgenologisch-anatomische Untersuchungen über die Veränderungen der Wirbelsäule bei Craniorhachischisis. Z. Anat. Entwickl.-Gesch. 128 (1969) 350-377.

[21] Saunders, R. L. de C.: Combined anterior and posterior spina bifida in a living neonatal human female. Anat. Rec. 87 (1943) 255.

[22] Schmorl, G.: Die gesunde und kranke Wirbelsäule im Röntgenbild und in der Klinik. 5. Aufl., G. Thieme, Stuttgart 1968.

[23] Spanner, R.: Untersuchung zur Genese der Rhachischisis anterior und posterior. Z. Anat. 85 (1928) 323-362.

[24] Sternberg, H.: Über Spaltbildungen des Medullarrohres bei jungen menschlichen Embryonen. Virchows Arch. path. Anat. 272 (1929) 325-374.

[25] Theiler, K.: Blockwirbelbildung bei Defekten des hinteren Körperendes. Archiv der Julius Klaus Stiftung Zürich 25 (1950) 343-374.

[26] Theiler, K.: Die Entstehung von Spaltwirbeln bei Danforth's shorttail Maus. Acta Anat. 21 (1954) 259-283.

[27] Theiler, K., S. Glueckson-Waelsch. The morphological effects and the development of the fused mutation in the mouse. Anat. Rec. 125 (1956) 83-104.

[28] Töndury, G., K. Theiler: Entwicklungsgeschichte und Fehlbildungen der Wirbelsäule. 2. Aufl. In: Die Wirbelsäule in Forschung und Praxis, Bd. 98 (Hrsg. K. P. Schulitz). Hippokrates, Stuttgart 1990.

[29] Tsou, P. M., A. Yau, A. R. Hodgson: Embryogenesis and prenatal development of congenital vertebral anomalies and their classification. Clin. Orthop. Rel. Res. 152 (1980) 211-231.

24. Bewegungszyklen der Mandibula bei funktionell gestörten und nichtgestörten Patienten

D. Kubein-Meesenburg, H. Nägerl und J. Fanghänel

24.1. Einleitung

Teratologische Erscheinungsformen im stomatognathen System und Störungen des Kaumechanismus bilden eine breite Palette mit ursächlichen Faktoren. Es handelt sich nicht nur um morphologisch faßbare Fehlbildungen der Bestandteile dieses Systems, sondern auch um Störungen der **neuromuskulären Steuerung** [1, 3].

In der sagittal-vertikalen Hauptfunktionsrichtung steht der Mandibula ein Bewegungsraum zur Verfügung, innerhalb dessen sie eine ebene Bewegung ausführen kann. Im anterioren Bereich wird dieser durch das Posselt-Diagramm und im posterioren artikulären Bereich durch den von uns beschriebenen "artikulären Bewegungsraum" verdeutlicht.

Ein neues Meßverfahren weist nach, daß alle Punkte der anatomischen Struktur der Mandibula in der Gesamtheit der Bewegung Hysteresen beschreiben; dieses gilt auch und besonders für die sogenannte "Interkondylarachse".

Eine bewegliche Scharnierachse der Mandibula müßte - wenn sie die Bezeichnung Scharnierachse verdiente - die Bewegung des Körpers auf 2 Freiheitsgrade beschränken. Das bedeutet, daß die Scharnierbahn für alle Bewegungen des Körpers dieselbe sein müßte. Hysteresen nach Schleifen dürften nicht auftreten. Die anatomische "Scharnierachse" hat aber diese Eigenschaft nicht.

Es wurde überprüft, ob es denn an anderer Stelle der "bewegten Ebene", möglicherweise auch **außerhalb** der anatomischen Strukturen der Mandibula eine solche physikalisch definierte Scharnierachse, die allen Mandibulabewegungen gemeinsam ist, existiert. Rechnerunterstützte Analysen der Bewegung der Mandibula in der "Sagittal-Vertikal-Ebene" weisen eine solche neuromuskulär erzwungene Scharnierachse nach, die etwa oberhalb der anatomischen Struktur der Mandibula und somit außerhalb der Kiefergelenke liegt [2, 3, 4, 5].

24.2. Die neuromuskulär gegebene dimere Gelenkkette der Mandibula

"Scharnierachsen", die mit Hilfe einer irgendwie gearteten kleinen Öffnungsrotation von einem Achsiographen aufgezeichnet werden, haben nicht die Funktion einer Scharnierachse. Sie stellen als Meßgröße nur die initialen Rastpole bzw. Rastpolachsen der zugehörigen Mandibulabewegungen dar, die im weiteren Verlauf diese Funktion verlieren, da sie dann tatsächlich nur als Punkte der bewegten Ebene betrachtet werden können, deren Bahnen die entsprechenden Apparate dann aufzeichnen. Diese Bahnen laufen in der Analyse der gesamten Bewegung nicht in sich zurück und zeigen deshalb das Charakteristikum eines beliebigen Mandibulapunktes.

Der Mandibula wird der Freiheitraum, den sie als "freier Hebel" haben muß, dadurch ermöglicht, daß im Zusammenspiel mit dem neuromuskulären

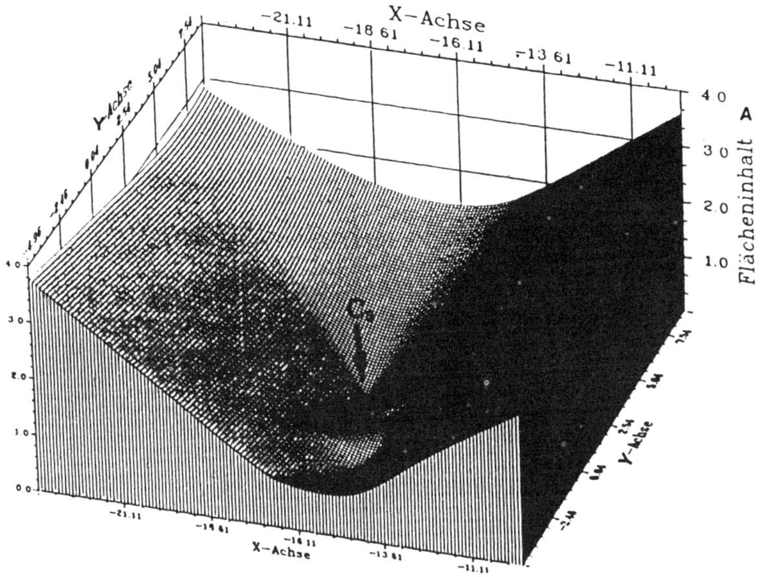

Abb. 1: Ermittlung der neuromuskulären Scharnierachse

Feedback-System Bewegungen erzeugt werden, für die im sagittalen Bild ein bestimmter Punkt der bewegten Ebene die Funktion einer beweglichen, eindimensional geführten Scharnierachse übernimmt. Dieser Punkt der Achse liegt den Messungen nach außerhalb der anatomischen Struktur der Mandibula (Abb. 1, 2). Über den y-x-Koordinaten der Mandibulapunkte (Systempunkte) C_n ist der von der zugehörigen Bahnkurve umrandete Flächeninhalt aufgetragen. Mittels eines besonderen Computerprogramms kann der Mandibulapunkt C_s mit der kleinsten umrandeten Fläche individuell für jeden Patienten aufgesucht werden. Innerhalb der Meßgenauigkeit ist dieser Flächenwert $A(C_s) = 0$. Dieses ist die Bahnkurve der neuromuskulären Scharnierachse.

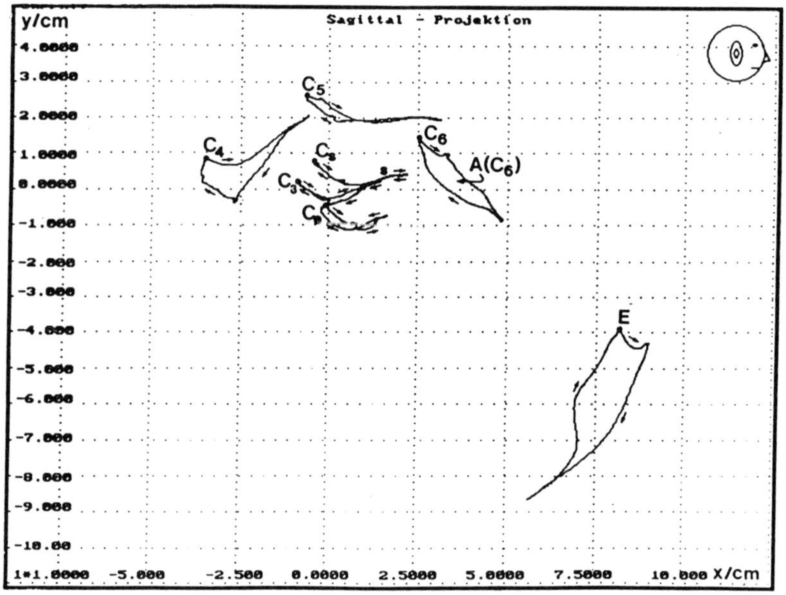

Abb. 2: C_s ist der einzige Systempunkt der bewegten Ebene (Mandibula), dessen Bahn s innerhalb der Meßgenauigkeit in sich zurückläuft. Der Punkt C_s zeigt diese Eigenschaft bei allen Bewegungen der Mandibula. Alle anderen Punkte C_n der Mandibula führen Bahnen aus, die eine Fläche $A(C_n)$ einschließen.

Um diese Achse rotiert die Mandibula, wobei sich jene gleichzeitig zu sich selbst noch zusätzlich auf einer nahezu kreisförmigen Bahn hin und her bewegt. Wir nennen diese bewegliche Achse **neuromuskuläre**

Scharnierachse, da sie zunächst einer anatomischen Struktur nicht unmittelbar zugeordnet werden kann und da sie sowohl in der kranialen Grenze bei der freien Mundöffnung als auch beim Umfahren des mandibulären Bewegungsraumes, also bei allen Mandibulabewegungen benutzt wird.

Obgleich neuromuskulär gesteuert, stimmt diese kreisförmige Bahnspur, physikalisch strukturell gesehen, funktionell mit der einer kinematisch offenen dimeren Gelenkkette überein, die dem bewegten Körper, hier der Mandibula, nur 2 Freiheitsgrade zubilligt (Abb. 3a, b). Sie ermöglicht jedem anderen Punkt der bewegten Ebene, der nicht mit dieser beweglichen Achse zusammenfällt, einen Bewegungsraum, innerhalb dessen er sich bewegen kann. Dieser Raum wird um so größer, je weiter der betrachtete Punkt von der bewegten Achse der dimeren Gelenkkette entfernt ist (Abb. 2, 3a, b).

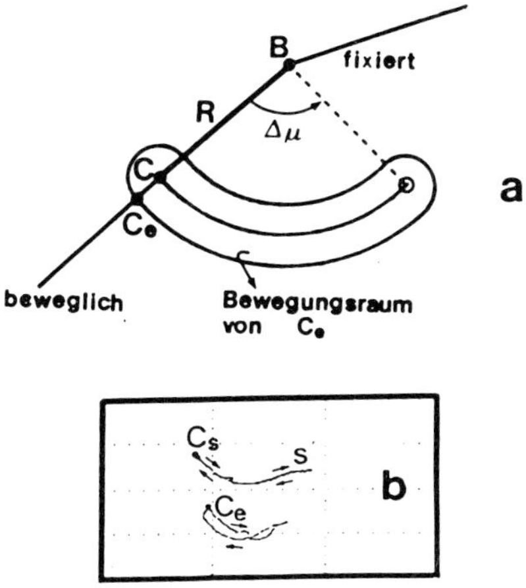

Abb. 3a, b: Dimere Gelenkkette und Bewegungsräume
Eine dimere Gelenkkette mit der beweglichen Drehachse C_s und der fixierten Drehachse B ermöglicht jedem Punkt der bewegten Ebene (mit Ausnahme C_s) einen Bewegungsraum.

Verallgemeinernd läßt sich sagen, daß die Natur (Scharnier-) Gelenkkonstruktionen verwendet, in denen die tatsächliche Scharnierachsenfunktion Punkten neben den Gelenken zukommen. Mit diesem "genialen" Trick gewinnt das Gelenk gerade jene Flexibilität, die es braucht, um der Vielfältigkeit seiner Aufgaben Herr zu werden. Mit dieser dimeren Gelenkkette wird die Unwucht, die die Technik zu vermeiden trachtet, von der Natur mit den neuromuskulären dimeren Ketten geradezu zum Prinzip erhoben. Da es dem neuromuskulären System möglich ist, die Mandibula nur so zu führen, daß sie eine konstante Scharnierachse benutzt und gleichzeitig die Bewegung eine ganz bestimmte Bahn auswählt, muß es ein zweites Führungssystem geben. Dieses hat dann bei der ebenen Bewegung in der sagittal vertikalen Ebene die Aufgabe der Reduktion der 2 Freiheitsgrade auf einen, den diese Bahn repräsentiert. Bei der allgemeinen, räumlichen Bewegung erfolgt dann über zusätzlich separate Führungssysteme die Reduktion von 6 auf einen Freiheitsgrad.

24.3. Die Struktur der neuromuskulär geführten Mandibulabewegungen

Im Zusammenspiel mit dem Kiefergelenk erzeugt und benutzt das neuromuskuläre Feedback-System also mit der neuromuskulären Gelenkkette eine Basiskonstante für alle möglichen mandibulären Bewegungen.

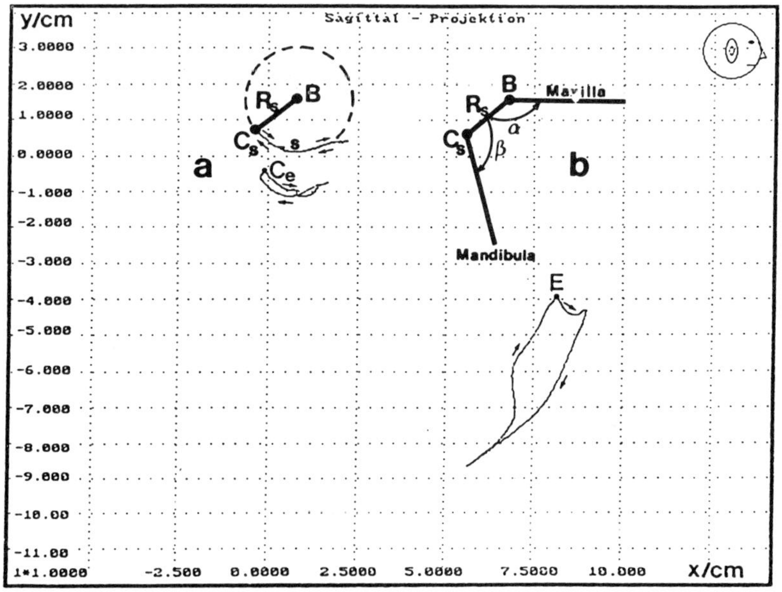

Abb. 4a, b: a: Approximation der Gelenkbewegung in der y-x-Ebene durch eine dimere Gelenkkette. Abstand der Drehachsen C_s und B ist R_s.

b: Bei einer dimeren Gelenkkette ist die Lage der bewegten Ebene (Mandibula) durch die Angabe zweier Koordinaten (Winkel) α und β festgelegt. Dies entspricht den 2 Freiheitsgraden dieser Bewegung.

Man kann jederzeit die Rastpol- und Gangpolkurven der Mandibulabewegungen ermitteln. Das biologische System "stomatognathes System" benutzt also im ungestörten Fall eikonale Bewegungen.

24.4. Das μ-A-Diagramm der Mandibulabewegung von nichtgestörten und gestörten Patienten

Ein konstantes μ-A-Verhältnis von Patienten mit ungestörten Gelenken und ungestörten neuromuskulären Führungen bedeutet, daß die Rast- und Gangpolkurven Kreise sind. Die Zentren dieser beiden Kreise sind jeweils mit den Rotationsachsen der dimeren Gelenke identisch. Somit ist die Bewegung der Mandibula strukturell identisch mit dem Abrollen zweier Kreise ineinander (Abb. 5a, b).

Die verschiedenen Bewegungen zeichnen sich durch unterschiedlich große Kreise aus, wobei jedoch die Radien-Differenz die individuelle Konstante, nämlich die neuromuskuläre dimere Gelenkkette darstellt. Somit ist die sagittale Mandibulabewegung tatsächlich strukturell identisch mit dem Abrollen zweier Zylinder ineinander und die Bewegungsbahnen aller mandibulären Punkte stellen Hypozykloiden dar. Somit unterscheiden sich die einzelnen funktionellen Bewegungen in dem Wert, respektive in der Konstanten ... S durch μ.

Patienten mit funktionellen Störungen zeigen diese Charakteristik nicht oder zumindest nicht in allen Bewegungen. Bei diesen weichen die aufgezeichneten Drehverhältnisse drastisch von geraden Linien ab (Abb. 4b). Die neuromuskuläre Führung ist nicht mehr in der Lage, die Mandibula auf dem kürzesten Weg und somit in der ergonomischsten Weise zu dem vorweg geplanten Ziel zu führen. Vielmehr wird das Ziel hier nur unter
Untersucht man, um Proportionen der Kinematik der dimeren Kette offen zu legen, die Rotationswinkel μ und A dieser dimeren Gelenkkette (Abb. 3a, b), so zeigt sich, daß die verschiedenen Bewegungen bei jedem Individuum durch die zeitabhängigen Funktionen $A = A(t)$ und $\mu = \mu(t)$ definiert sind. Im Koordinationssystem (μ, A) stellen die einzelnen Bewegungen dann praktisch gerade Linien dar (Abb. 4a, b). Dies bedeutet, daß für die gesamten kinematischen Funktionen diese sich durch jeweils konstante Verhältnisse der Winkelgeschwindigkeiten auszeichnen, die

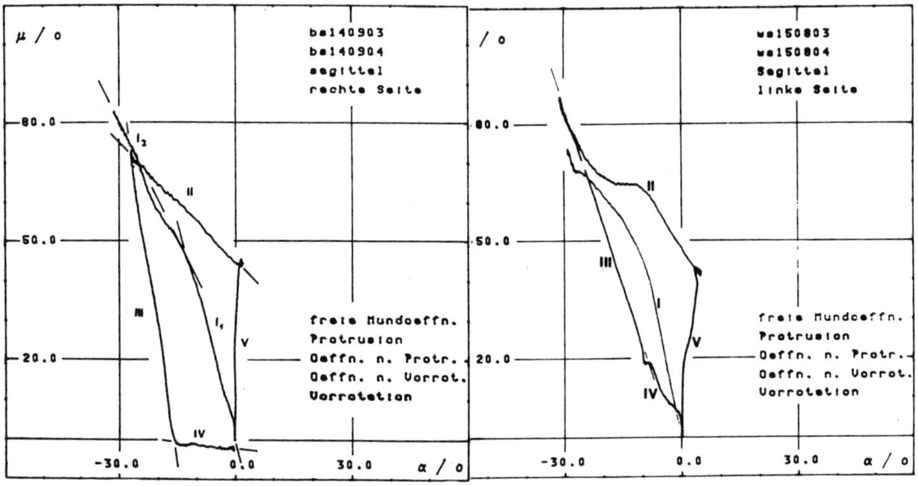

Abb. 5a, b: a: (μ,α) Diagramm der "neuromuskulären Gelenkkette" eines Patienten mit einem störungsfreien Kiefergelenk und neuromuskulärem System. Die einzelnen Bewegungen der Mandibula I, II, II, IV können im Diagramm mit geraden Linien approximiert werden. Die Konstanz der Steigung bedeutet, daß der Quotient der beiden Winkelgeschwindigkeiten mit der sich die maxilläre und die mandibuläre Achse drehen, konstant ist.

b: (μ, α) Diagramm eines Patienten mit stark gestörtem neuromuskulären System. Der Patient kann zumindest in Teilbereichen des Bewegungsspektrums der Mandibula keine konstanten Drehverhältnisse der Achsen der neuromuskulären dimeren Kette mehr abfahren. Das Bewegungsziel der Mandibula ist nicht mehr auf dem physikalisch kürzesten Weg zu erreichen, sondern nur auf "Umwegen" mit mehrfachen Kurskorrekturen.

Mandibula also in ergonomischster Art und Weise auf der physikalisch kürzesten möglichen Bahn bewegt wird. Dieses Wissen ermöglicht dann erheblichen Regelabweichungen vom ergonomisch kürzesten Weg erreicht. Die Amplitude der Regelabweichungen kann als ein quantitatives Maß der Funktionsstörungen angesehen werden. Die Konstanz des Quotienten $\delta\alpha$ durch $\delta\mu$ läßt unterschiedliche Geschwindigkeiten für den Bewegungsvorgang zu, der jedoch entlang einer räumlich konstanten Bewegungsbahn abläuft. Die individuellen Bewegungen können also schnell oder langsam ausgeführt werden, d. h. die Struktur der neuromuskulären Führung ist quasi statistisch und unabhängig von der Zeit.

Literaturverzeichnis

[1] Fanghänel, J., D. Kubein-Meesenburg, H. Nägerl: Steuerzyklen der Mandibulabewegungen als "slow-reflex"-Muster. Dtsch. Stomatol. 41 (1991) 246-248.

[2] Kubein-Meesenburg, D., H. Nägerl, J. Fanghänel et al.: Die allgemeinen ebenen Mandibulabewegungen als Koppelbewegungen in neuromuskulär gesteuerten Getriebesystemen. Dtsch. Stomatol. 41 (1991) 332-336.

[3] Kubein-Meesenburg, D., H. Nägerl, J. Fanghänel: Biomechanik und neuromuskuläre Steuerung des Kiefergelenks. In: K.-U. Benner, J. Fanghänel, R. Kowaleski, D. Kubein-Meesenburg, J. Randzio (Hrsg.): Morphologie, Funktion und Klinik des Kiefergelenkes. S. 61 - 100. Quintessenz Verlag, Berlin-Chicago-London-Moskau-Sao Paulo-Warschau-Tokio 1992.

[4] Nägerl, H., D. Kubein-Meesenburg, J. Fanghänel et al.: Die posteriore Führung der Mandibula als neuromuskulär gegebene Gelenkkette. Dtsch. Stomatol. 41 (1991) 279-283.

[5] Nägerl, H., D. Kubein-Meesenburg, J. Fanghänel et al.: Elements of a General Theory of Joints. 6. General Kinematical Structure of Mandibular Movements. Anat. Anz. 173 (1991) 249-264.

25. Zur Problematik der autosomal-dominanten polyzystischen Nierendegeneration

G. Kraatz, C. Frenzel, P. Stöhlmacher, B. Jäger, J. Spengler, S. Wegener, H. Schüler, D. Patzelt und W. Siegmund

25.1. Einleitung

Die polyzystische Nierendegeneration gehört zu den häufigsten **autosomal-dominant** vererbten Krankheiten (Inzidenz 1:1000). Die klinische Relevanz ergibt sich neben der Häufigkeit aus dem schwerwiegenden Verlauf der Erkrankung bei der derzeitigen Unmöglichkeit der kausalen Therapie. So hat neben der sekundären Prophylaxe der eintretenden Komplikationen (Pyelonephritis, Hypertonus, Nephrolithiasis, Hämaturie, Anämie, Niereninsuffizienz) die familiengenetische Beratung bei diesem Krankheitsbild eine besondere Bedeutung. Wir prüften deshalb bei 20 nichtverwandten Zystennierenpatienten verschiedene genetisch fixierte Parameter hinsichtlich ihrer krankheitsbezogenen Assoziation.

Die N-Azetylierungsleistung ist ein autosomal-rezessiv vererbter Enzymaktivitätspolymorphismus. Es werden Schnell- und Langsamazetylierer unterschieden. In Analogie zu Häufungen eines Azetylierungstyps bei Erkrankungen mit genetischer Komponente in der Pathogenese (Rheumatoidarthritis, Lupus erythematodes visceralis, nichtinsulinabhängiger Diabetes mellitus) bzw. zum Harnblasenkarzinom, bei dem ebenfalls die Kumulation toxischer Umweltprodukte durch die Langsamazetylierung zur Pathogenese beitragen soll, bestimmten wir die N-Azetylierungsleistung anhand der Kinetik des Sulfamethazin.

Zur HLA-Antigenfrequenz bei Zystennierenpatienten gibt es widersprüchliche Mitteilungen. Sowohl über bestimmte Häufungen als auch über Erniedrigungen bzw. über das Fehlen bestimmter HLA-Frequenzen wird berichtet [1, 11, 14, 15). Bisher gibt es besonders bei Autoimmunerkrankungen unklarer Genese (u. a. Juveniler Diabetes mellitus, Multiple Sklerose, Rheumatoidarthritis, IgA-Glomerulonephritis) [27] eine gesicherte HLA-Assoziation, die als Ausdruck der genetischen Komponente im Krankheitsgeschehen angesehen wird. Gleichsinnig erfolgte die Bestimmung von 14 weiteren Blutgruppenmerkmalen. Es waren dies sowohl erythrozytäre, agglutinable Blutgruppeneigenschaften: ABO-, MNS-, P- und Kell-System, erythrozytäre Enzymmerkmale: Saure Erythrozytenphosphatase (SEP), Phosphoglucomutase (PGM), Adenylatkinase (AK), Adenosindesaminase (ADA), Glutamat-Pyruvat-Transaminase (GPT), Esterase D (ESD) und Glyoxalase I (GLO I) als auch Serummerkmale: Haptoglobin-, Km- und Gc-System. Den entscheidenden Aufschwung brachte die Lokalisation des genetischen Defektes der ADPKD auf dem kurzen Arm des Chromosom 16 mittels Demonstration der engen Kopplung mit der 3 HVR, einer zum Alpha-Globulin-Gen-Komplex gehörigen polymorphen Sequenz, durch Reeders et al. [19]. Inzwischen erfolgten Kopplungsuntersuchungen an weiteren DNA-Sequenzen sowie am polymorphen System der erythrozytären Phosphoglykolatphosphatase (PGP). Sie sind in einem Abstand von ca. 2 bis 3 cm um den ADPKD-Gen-Locus (PKD1-Locus) angeordnet [21]. Von besonderer Bedeutung sind insbesondere jene Marker, die den PKD1-Locus in Relation zum DNA-Alpha-Globulin-Gen-Kom-plex auf der gegenüberliegenden Seite flankieren. Die mögliche Rekombination des einen Markers konnte als Fehlerquelle identifiziert und somit die Sicherheit des prädikativen Tests erhöht werden [12].

Reeders et al. [22] sowie Watson et al. [28] haben den Phosphoglykolat-Phosphatase (PGP)-Polymorphismus als potentiell geeigneten genetischen Marker zur indirekten Carrierdiagnostik der ADPKD erscheinen lassen. Insofern möchten wir den Wert dieses Enzympolymorphismus genauer beurteilen.

25.2. Material und Methoden

Die Bestimmung der genetischen Parameter erfolgte bei 15 bzw. 20 nichtverwandten Zystennierenpatienten unterschiedlicher Krankheitsstadien. Die Diagnosesicherung erfolgte durch Anamnese, klinischen Status, mehrmalige Sonographie und in nicht eindeutigen Fällen durch Computertomographie N-Azetylierungsphänotypisierung (n = 15):

Die Typisierung erfolgte durch den Nachweis von Sulfamethazin (SM) und N-Azetylsulfamethazin (AcSM) in Sam-melurin und Serum nach oraler Applikation von 500 mg SM [23]. In gleicher Weise erfolgte die Typisierung von 114 gesunden, freiwilligen Probanden. HLA-Typisierung (n = 20):

Die Bestimmung der HLA-ABS- Antigene erfolgte im Lymphozytotoxizitätstest durch NIH-Technik [26]. Die DR-Antigenbestimmung erfolgte nach Separierung der B-Lymphozyten im verlängerten Lymphozytotoxizitätstest [10]. Die Verteilung der Genfrequenz bei Zystennierenpatienten wurde mit einer Normalpopulation verglichen, die mit den gleichen Seren typisiert worden waren (HLA-ABC-Antigene: n = 1446 [29], HLA-DR-Antigene: n = 148 [10]).

Blutgruppeneigenschaften (n = 20):

Folgende Methoden [5] wurden benutzt: Hämagglutinationstest: ABO-, MNS-P-, Kell-System Agarosegelelektrophorese: SEP. Stärkegelelektrophorese: PGM, AK, ADA, GPT, Haptoglobin Agarosegel-Dünnschichtelektrophorese: ESD, GLO I. Hämagglutinations-Hemmtest: Km-System. Isoelektrofokussierung in Polyacrylamidgel: Gc-System. Es erfolgte der Vergleich der phänotypischen Häu-figkeitsverteilung mit einer Normalpopulation [18].

PGP-Typisierung:

Durch primäre Typisierung des bekannten Zystennierenträgers wurde möglichst die Frage geklärt, ob Heterozygotie (Informativität) vorliegt. Lag Homozygotie beim Zystennierenträger vor, wurde auf die PGP-Bestimmung der Nachkommen verzichtet. Insgesamt wurden 154 Personen typisiert. Probenherstellung, -applikation, Elektrophoresetechnik als auch Zymogrammtechnik erfolgten nach Stöhlmacher [25].

Statistische Verfahren:

Die Häufigkeitsverteilungen wurden im Chi^2-Test bzw. mit der Vierfeldertafel verglichen. Als einheitliches Signifikanz-niveau wurde $p < 0{,}05$ festgestellt.

Die Konstruktion der Stammbäume bildete die Grundlage für weiterführende Untersuchungen im Sinne eines Familienscreenings. Wir nutzten für die Kopplungsanalyse das LIPED-Computer-Programm [16] für 2-Punkt-Kopplung von (PC-Version Oct. 1988). Die Analysen wurden unter Verwendung verschiedener Penetranzdaten durchgeführt.

- Variante 1: eigene Penetranzdaten
- Variante 2: Penetranzdaten nach Bear u. Mitarb. [3]
- Variante 3: eigene Daten kombiniert mit denen von Bear u. Mitarb. [3]

Der Mittelwert der kombinierten Daten wurde als gewichtetes Mittel aus dem Mittelwert der eigenen und dem der Bear-Daten gewonnen.

25.3. Ergebnisse und Diskussion

Im Gegensatz zu Literaturangaben [1, 11, 14, 15] konnten keine signifikant erhöhten oder erniedrigen HLA-Frequenzen festgestellt werden. Die Häufigkeit der Schnell- und Langsamazetylierer und die Phänotypen der Blutgruppenpoly-morphismen folgen der Normalverteilung. Eine signifikante Häufung oder Erniedrigung konnte durch die angegebenen statistischen Verfahren nicht nachgewiesen werden. Von den untersuchten 20 Familien stellten sich 8 als informativ für den PGP-Locus heraus, wovon 6 eindeutig für und 2 beweisend gegen die Kopplung sprechen.

Die Patienten der autosomal-dominant vererbten Zystennierenerkrankung bedürfen auf Grund der Häufigkeit und des schwerwiegenden klinischen Verlaufs bei einer Symptomarmut bis in das Reproduktionsalter hinein einer umfassenden familiengenetischen Beratung. Da auch modernste klinische, laborchemische und apparative Verfahren keine Sicherheit im asymptomatischen Intervall (etwa bis zum 3. - 4. Lebensjahrzehnt) vermitteln, ist eine frühzeitige ja pränatale genetische Diagnostik erstrebenswert. Die N-Azetylierungsphänotyisierung, die HLA- und andere geprüfte Blutgruppenpolymorphismen zeigen bei dieser Erkrankung keine Assoziationen. Vielmehr erscheint auch nach unseren durchgeführten Untersuchungen der erythrozytäre Phosphoglykolat-Phosphatase-Polymorphismus durch die gefundene enge chromosomale Kopplung [12] bis zur allgemeinen Verfügbarkeit des Restriktionsfragmentlängen-polymorphismus auf dem kurzen Arm des Chromosom 16 bedeutsam für die genetische Beratung zu werden. Die Erstbeschreiber der genetischen Kopplung zwischen PGP- und PKD1-Locus [20, 28] ließen das polymorphe Enzymsystem als brauchbaren Marker zur präsymptomatischen Diagnostik (insbesondere auch in Ergänzung anderer, in seltenen Fällen uninformativer DNA-Marker) erscheinen. Der PGP-Polymorphismus hat infolge geringerer Heterozygotenfrequenz gegenüber den Restriktionslängenpolymorphismen vieler DNA-Sequenzen den Nachteil einer geringeren Informativität. Aufgrund der einfachen, vor allem kostengünstigen Isoenzymtypisierung bleibt er interessant. Zum anderen liegt der PGP-Locus neueren Untersuchungen zufolge proximal bezüglich des Alpha-Globin-Gen-Komplexes sehr eng gekoppelt zum PKD1-Locus [8]. Bisher wurde keine Rekombination zwischen beiden Genorten beobachtet [8, 20, 28]. Ideal für Genotypanalysen sind sogenannte "double cross"-Familien, d. h. Heterozygotie des erkrankten, Homozygotie des gesunden Elternteils auf beiden Genloci. Da die Heterozygotenfrequenz des PGP im deutschen Raum etwa 25 % betrug, mußte bei ca. 75 % der Familien mit der Unbrauchbarkeit des Markers gerechnet werden. Von den 20 untersuchten Sippen erwiesen sich immerhin acht als informativ; zwei dieser Sippen fielen durch folgende Besonderheiten auf:

- Die Expressivität war schwächer als bei den übrigen Familien, da die Ausprägung der Nierenzysten auch noch im 3. und 4. Dezennium äußerst gering war.
- Die ESRD entwickelte sich zu einem späteren Zeitpunkt.

Unter Berücksichtigung dieser Besonderheiten wurde die Kopplungsanalyse, wie bereits erwähnt, in 3 "Varianten" vorgenommen. Bei 6 Stammbäumen wurden bei einer Rekombinationsfraktion (RF) von 0 % folgende maximal Lod scores ermittelt: 3.22 (Variante 1), 2.77 (Variante 2) und 2.98 (Variante 3). Dabei wird ein maximaler Lod score von größer als 3 als hinreichend für Kopplung gewertet, weil die Wahrscheinlichkeit für die Kopplung mehr als 1000mal größer ist als die für Nichtkopplung. Die Kopplung für eine RF von 0 % wird akzeptiert. Kompliziert dagegen ist die Ergebnisinterpretation an den 2 übrigen Familien. Die großen Unterschiede der Lod scores unter Verwendung unterschiedlicher Penetranzdaten (Varianten) resultieren daraus, daß 2 Nachkommen der Familie 7 aufgrund der PGP-Konstellation ADPKD-Genträger sein müßten, sonographisch und auch computertomographisch morphologische Nierenveränderungen nicht nachgewiesen werden konnten. Die Lod scores betragen in dieser Familie bei einer RF von 0,1 % -2.6365 (Variante 1), -0.422 (Variante 2) und -0.517 (Variante 3). Die Chance der Nichterkennung mit sonographischen Methoden beträgt in diesen Altersklassen bis zu 17 % im 2. und 9 % im 3. Dezennium [3, 6, 7, 8]. An diesem Beispiel ist am ehesten von einer unvollständigen Petranz auszugehen. In der Familie 8 dagegen sind bei beiden Nachkommen sonographisch als auch computertomographisch definitive ADPKD nachgewiesen. Es ergeben sich eine RF von 0 % folgende Kopplungsdaten: Lod score - 2.25 (Variante 1), 2.0 (Variante 2) und 2.1 (Variante 3). Folgende Ursachen kämen dafür in Frage: Heterogenität, Homozygotie des erkrannkten Elternteils auf dem PKD1-Locus, Illegitimität, Rekombination durch "Crossing over" und fehlerhafte Bestimmung der Phänotypen. Letzteres ist durch Mehrfachbestimmungen, insbesondere der heterozygoten Phänotypen in einem gemeinsamen Lauf sowie nicht beschriebener Auftrennungsprobleme [25] für diese Phänotypen (2-2, 2-1), nahezu ausgeschlossen. Die Häufigkeit des Auftretens einer Homozygotie ist nach dem Hardy-Weinberg-Gesetz 1 : 1 000 000. Die Paternität ist durch ein entsprechendes Gutachten für beide Nachkommen erwiesen. Eine Rekombination ist aufgrund der engen Kopplung [8, 20, 28] wenig wahrscheinlich. Eher häufen sich jedoch die Berichte einer möglichen Heterogenität [2, 4, 9, 12, 13, 22] der ADPKD, so daß die Annahme einer solchen berechtigt ist. Der Anteil der Familien, deren Defekt nicht auf dem Chromosom 16 (PKD1), sondern auf einem zweiten Genort (PKD2) lokalisiert ist, dürfte nach Parfrey et al. [17] über 4 %, etwa zwischen 5 und 10 % liegen [12, 24]. Nach Elles et al. (1990) ergibt sich eine praktische Fehlerquote von 5 - 10 % bei Benutzung eines Markers ohne Heterogenitätsausschluß. Mit Markern,die den Genort zu beiden Seiten flankieren, läßt sich dieses Problem vereinfachen. Die Wahrscheinlichkeit, daß eine Familie nicht gekoppelt ist, kann kalkuliert werden, womit die Sicherheit erhöht wird. Keine prädiktive Aussage hinsichtlich einer Vererbung kann bei einer Marker-Marker-Rekombination erfolgen. Eine alleinige Nutzung des PGP-Polymorphismus wird problematisch. Doch dürfte seine Bedeutung in Ergänzung bildgebender Verfahren (Sonographie und Computertomographie) zu sehen sein und wird eine Hilfe bei der genetischen Beratung darstellen. Doch setzen die Befunde eine sachliche, individuelle Interpretation voraus. Die Überwindung elektrophoretischer Auftrennungsprobleme, beispielsweise durch Fluoreszenztechnik, würden den PGP-Polymorphismus an Bedeutung gewinnen lassen. Die klinische Nutzung der genetischen Marker ist an entsprechende Rahmenbedingungen gebunden und sollte behutsam erfolgen.

25.4. Zusammenfassung

Es wurden bei 20 nichtverwandten Patienten mit autosomaldominanter polyzystischer Nierendegeneration genetische Parameter hinsichtlich ihrer krankheitsbezogenen Assoziation untersucht. Obwohl die N-Azetylierung ein genetisch fixierter autosomal-rezessiv vererbter Enzymaktivitätspolymorphismus ist, konnte keine sichere Zuordnung zu einem Azetylierungstyp gefunden werden. Auch bei Untersuchung von 14 verschiedenen Blutgruppenmerkmalen fanden wir keine signifikanten Häufungen. Die 20 Patienten wurden weiterhin HLA-A, -B, -C sowie -DR typisiert und die HLA-Antigenfrequenzen mit einer Normalpopulation verglichen. Die Typisierung erfolgte im Lymphozytotoxizitätstest mit ca. 180 gut charakterisierten Testseren. Im Gegensatz zu Literaturangaben wurden keine signifikant erhöhten bzw. erniedrigten HLA-Frequenzen nachgewiesen.

Wegen der engen Kopplung zwischen dem ADPKD-Gen-Locus und dem PGP-Locus auf dem kurzen Arm des Chromosom 16 erschien es sinnvoll, den Wert der PGP-Phänotypisierung für die Frühdiagnostik der ADPKD zu untersuchen. Die PGP-Typisierung erfolgte bei 154 Personen, die 20 ADPKD-Familien entstammten, durch Stärkegelelektrophorese und Zymogrammtechnik.

8 Familien stellten sich als informativ heraus. Während die Sensitivität der Sonografie sich bei den ADPKD-Gen-Trägern als deutlich altersabhängig erwies, handelt es sich bei der PGP-Typisierung um eine altersunabhängige Methode. Nachteil ist die relativ niedrige Heterozygotenfrequenz von etwa 25 % im deutschsprachigen Raum, Vorteil die verhältnismäßig einfache Methodik. Die Kopplung konnte mit einem maximalen Lod score von 3,2 bei einer Rekombinationsfraktion von 0 % statistisch gesichert werden. In einem Fall liegt bei erwiesener Legitimität der Nachkommen der Verdacht auf Heterogenität vor. Die Durchführung einer DNA-Diagnostik ist bei fehlender PGP-Informativität wertvoll.

Literaturverzeichnis

[1] Adorno, D., F. Papola, M. Valeri et al.: HLA-B 14 and the choice of polycystic patient's siblings as kidney donors. Transplant. Proc. 16 (1984) 23-24.

[2] Bachner, L., M. L. Vinet, R. Lacave et al.: Linkage study of large family with autosomal dominant polycystic kidney disease with reduced exression. Hum. Genet. 85 (1990) 221-227.

[3] Bear, J. C., P. McManamon, J. Morgan et al.: Age at clinical onset and at ultrasonographic detection of adult polycystic kidney disease: Data for genetic counseling. Am. J. Med. Genet. 18 (1984) 45-53.

[4] Bear, J. C., P. S. Parfrey, J. Morgan et al.: Autosomal dominant polycystic kidney disease: ultrasonographic detection and prognosis of PKD1 and PKD2 forms. Am. J. Hum. Genet. 45 (1989) 39-41.

[5] Beleites, B., S. Wegener, R. Nowak et al.: HLA-Antigene bei Patienten mit Larynxkarzinom. Laryng. Rhinol. Otol. 67 (1988) 543-544.

[6] Breuning, M. H., S. T. Reeders, N. Goor et al.: Lokalisatie von het gen voor de adulte vorm van cystennieren-op de korte arm von chromosome 16. Ned. Tijdschr. Geneeskd. 130 (1986) 689-692.

[7] Breuning, M. H., K. Madan, M. Verjaal et al.: Human alpha-globin maps to pter-p13.3. in chromosome 16 distal to PGP. Hum. Genet. 76 (1987) 287-289.

[8] Breuning, M. H., F. G.M . Snijdewint, H. Brunner et al.: Map of 16 polymorphic loci on the short arm of chromosome 16 close to the polycystic kidney disease gene (PKD1).

[9] Brissenden, J. E., J. M. Roscoe, M. Silverman: Adult polycystic kidney disease: report of an unusual family. Am. J. Hum. Genet. 43 (1988) A78-A79.

[10] Danilivs, J. A., G. Ayab, P. I. Terasaki: B lymphozyte isolation by thrombin wool. In: P. I. Tarasaki (Hrsg.) Histo compatibility Testing 1980, S. 287-288. UCLA Tissue Typing Lab., Los Angeles, 1989.

[11] Dausset, J., J. Hors: Some Contributions of the Genetics of Human Disease. Transplant. Rev. 22 (1975) 44-73.

[12] Elles, R. G., A. P. Read, K. A. Hodgkinson et al.: Recombination or heterogeneity: is there a second locus for adult polycystic kidney disease? J. Med. Genet. 27 (1990) 413-417.

[13] Kimberling, W. J., P. R. Fain, J. B. Kennyon et al.: Linkage heterogeneity of autosomal dominant polycystic kidney disease. N. Eng. J. Med. 319 (1988) 913-918.

[14] Macurova, H., V. Prat, E. Ivashova: HLA-Antigeny u Polycystickych Ledvin. Cas. Lek. Ces. 118 (1979) 1296-1298.

[15] Mitcherson, H. D., G. Williams, J. E. Castro: Clinical aspects of polycystic disease of the kidney Br. Med. J. (1977) 1196-1199.

[16] Ott, J.: A computer program for linkage analysis of general human pedigrees. Am. J. Hum. Gent. 28 (1976) 528-529.

[17] Parfrey, P. S., J. C. Bear, J. Morgan et al.: The diagnosis and prognosis of autosomal dominant polycystic kidney disease. N. Engl. J. Med. 323 (1990) 1085-1090.

[18] Prokop, O., W. Göhler: Die menschlichen Blutgruppen. 5. Aufl. G. Fischer, Jena 1986.

[19] Reeders, S. T., M. H. Breuning, K. E. Davies: A highly polymorphic DNA marker linked to adult polycystic kidney disease on chromosome 16. Nature 317 (1985) 542-544.

[20] Reeders, S. T., M. M. Breuning, G. Corney et al.: Two genetic markers closely linked to adult polycystic kidney disease on chromosome 16. Br. med. J. 292 (1986) 851-853.

[21] Reeders, S. T., G. G. Germino, G. A. J. Gillespie: Mapping the locis of autosomal dominant polycystic kidney disease: diagnostic application. Clin. Chem. 35 (1989), B13-B16.

[22] Romeo, G., M. Devoto, G. Costa et al.: A second genetic locus for autosomal dominant polycystic kidney disease. Lancet II (1988) 8 - 10.

[23] Sommer, F.: Klinische Untersuchungen über Beziehungen zwischen Periodontalerkrankungen und N-Azetylierungspolymorphismus, Med. Diss. Greifswald 1988.

[24] Spengler, J.: Zur Problematik der autosomal-dominanten polyzystischen Nierendegeneration (Potter III). Med. Diss., Greifswald 1989.

[25] Stöhlmacher, P.: Anwendbarkeit und Nutzeffekt ausgewählter Enzymsysteme in der forensischen Medizin - Untersuchungen in der horizontalen Stärkegelelektrophorese. - 178 S. Rostock, Univ., Med. Diss., 1987.

[26] Terasaki, P. I., J. D. Mc Cleland: Microdroplet assay of human serum cytotoxines. Nature 204 (1964) 998-1000.

[27] Tiwara, J. I., P. I. Terasaki: HLA and disease associations. Springer Verlag, Berlin-Heidelberg-New York-Tokyo 1985, 345.

[28] Watson, M. L., A. F. Wright, A. M. Macnicol et al.: A closely linked genetic marker for polycystic kidney disease and three markers on chromosome 16. J. Med. Genet. 24 (1987) 457-461.

[29] Wegener R., S. Wegener: HLA-A, -B, -C -Gen-, Antigen- und Haptotypenfrequenzen aus dem Norden der DDR. Folia haematol. 110 (1983) 126-132.

Sachwortverzeichnis